カラー最新図解

悪玉コレステロールを下げて善玉コレステロールを上げる本

監修 石川俊次
たまち徳栄ビルクリニック内科

主婦の友社

はじめに

コレステロールに悪玉と善玉があることはよく知られるようになりました。

健診を受けると教えてもらえるコレステロール値にはＬＤＬ値とＨＤＬ値があること、そして、悪玉といわれるのがＬＤＬで、そのＬＤＬの数値は低いほうがよく、一方、善玉といわれるＨＤＬの数値は高いほうがよいことをご存知の人もいるかもしれません。

では、果たしてコレステロールそのものには、ほんとうに悪玉と善玉の２つの種類があるのでしょうか？　そもそもＬＤＬやＨＤＬって何なのでしょうか？　なぜＬＤＬ値は低いほうがよく、ＨＤＬ値は高いほうがよいのでしょうか？　同じ脂質の検査値に中性脂肪値がありますが、コレステロール値と中性脂肪値の関係は？

そうしたさまざまな疑問にやさしくこたえたのが本書です。

実は、コレステロール値が問題なのは、恐ろしい動脈硬化と関係があるからです。

では、動脈硬化とコレステロールはどのような関係があるのでしょうか？　悪玉のＬＤＬとの関係は？　善玉のＨＤＬとの関係は？　そもそも動脈硬化はなぜ恐ろしい？

本書はそうした疑問にも、わかりやすい説明でこたえるように努めました。

そのうえで、悪玉のＬＤＬ値が上がる理由、善玉のＨＤＬ値が下がる理由を解説し、まさに本題の〝悪玉コレステロールを下げ、善玉コレステロールを上げる〟コツを詳しく紹介してあります。

コレステロール値について不安がある人、心配な人にとって、本書がそうした不安や心配の解消に役立つ手引きとなることを心から願っています。

主婦の友社

カラー最新図解
悪玉コレステロールを下げて善玉コレステロールを上げる本

目次

Part 4

装丁／野村高志 +KACHIDOKI
本文デザイン・図版／HBスタジオ
本文写真／主婦の友社写真室・赤坂光雄
本文イラスト／荒井孝昌・深川行敏
編集担当／八丹陽子
編集デスク／田川哲史（主婦の友社）

Part 1

コレステロール値をコントロールするために、体内の脂質については、これだけ知っておけば万全です

血液に含まれるコレステロールや中性脂肪の量がバランスをくずすことは病気です

私たちの体内には、たくさんの**脂質**（脂肪の仲間の総称）が存在しています。なかでも主なものとしては、コレステロール、中性脂肪、遊離脂肪酸、リン脂質の4つがあげられます。これらは血液中（正確には血液の液体部分である血清中）にも含まれており、それぞれ体を健康に保つために重要な役割を果たしています。

ところが、血液中の脂質のうち、**コレステロール**と**中性脂肪**の量が必要以上にふえすぎたり、減りすぎたりしてバランスをくずすと、**動脈硬化**を起こす要因になり、**心筋梗塞**や**脳梗塞**などの病気の引き金になることがあります。このような血液中の脂質バランスのくずれた状態そのものを、**脂質異常症**といいます（詳しくは28〜29ページ参照）。

◆脂質は血液の血清中に含まれています

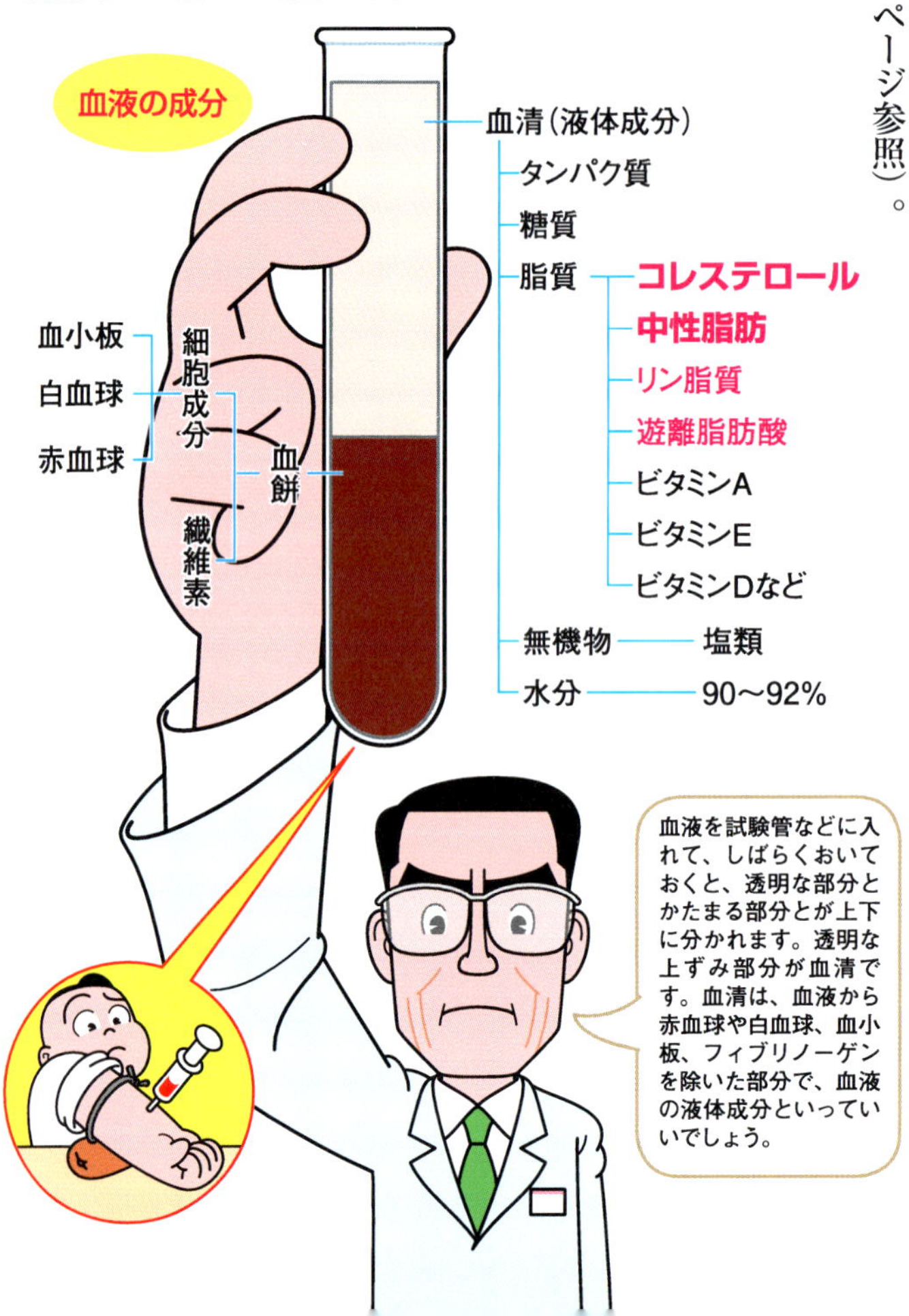
血液の成分
血清（液体成分）
タンパク質
糖質
脂質
コレステロール
中性脂肪
リン脂質
遊離脂肪酸
ビタミンA
ビタミンE
ビタミンDなど
無機物
塩類
水分
90〜92%
血小板
白血球
赤血球
細胞成分
血餅
繊維素
血液を試験管などに入れて、しばらくおいておくと、透明な部分とかたまる部分とが上下に分かれます。透明な上ずみ部分が血清です。血清は、血液から赤血球や白血球、血小板、フィブリノーゲンを除いた部分で、血液の液体成分といっていいでしょう。

コレステロールは体にとってなくてはならないものです

コレステロールは、血液によって体じゅうに運ばれ、体のすみずみで私たちの生命を保つのに欠かせないたいせつなものの材料として利用されます。

そのたいせつなもののひとつが**細胞膜**です。

私たちの体を形づくる骨、筋肉、内臓、神経、皮膚などは何十兆個もの細胞によってつくられています。コレステロールは、それらすべての細胞ひとつひとつの細胞膜の材料になるのです。コレステロールは、いわば人間の体の〝建築材料〟だともいえるでしょう。

また、コレステロールは、体の働きを微調整する**ホルモン**が体内でつくられるときの骨組みになります。男

◆細胞を建築物にたとえると、コレステロールは鉄骨(支柱)にあたります

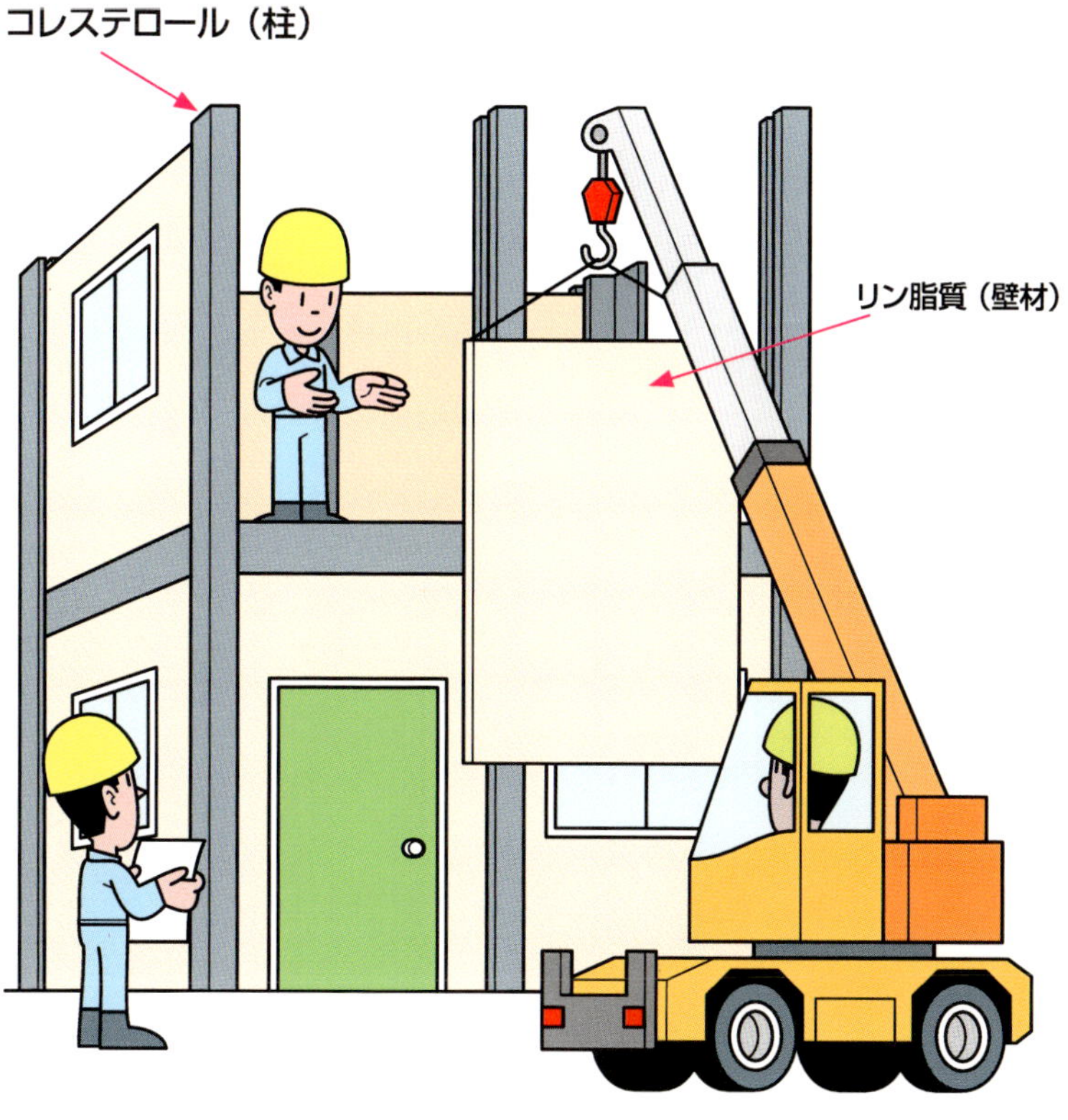

性ホルモンや女性ホルモン、副腎皮質ホルモンといったように、ホルモンは実にさまざまに私たちの生命活動にかかわっており、重要な働きをしています。

ほかにもコレステロールは胆汁酸の材料として使われます。**胆汁酸**は、食べた油脂の消化や吸収を助ける胆汁（消化液の一種）の主成分ですから、私たちの生命活動を支える働き手のひとつといってよいでしょう。

このようにコレステロールは、人間の体をつくる材料のひとつであり、体が正常に働くうえでなくてはならない成分です。とはいうものの、血液中にコレステロールが多すぎる場合は注意が必要です。

コレステロールは、全身に存在しています。体全体のコレステロール量はおよそ100gで、そのうち脳と筋肉に25gずつ、副腎（臓器の一種）や肝臓、肺、皮膚、動脈壁などの組織に約40gあります。血液中にはおよそ10g含まれています。

◆これらの臓器ではコレステロールを原料にさまざまなホルモンがつくられています

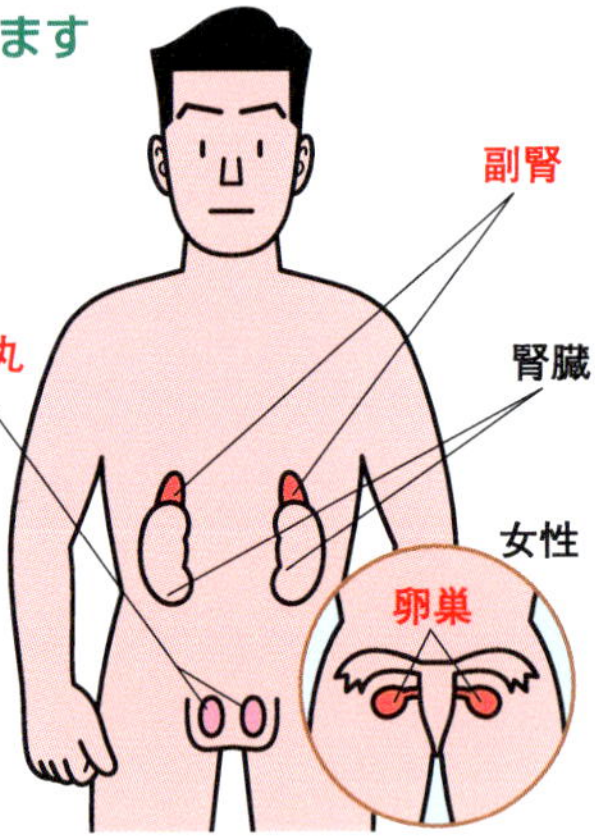

◆コレステロールは体内のこんな場所に存在します

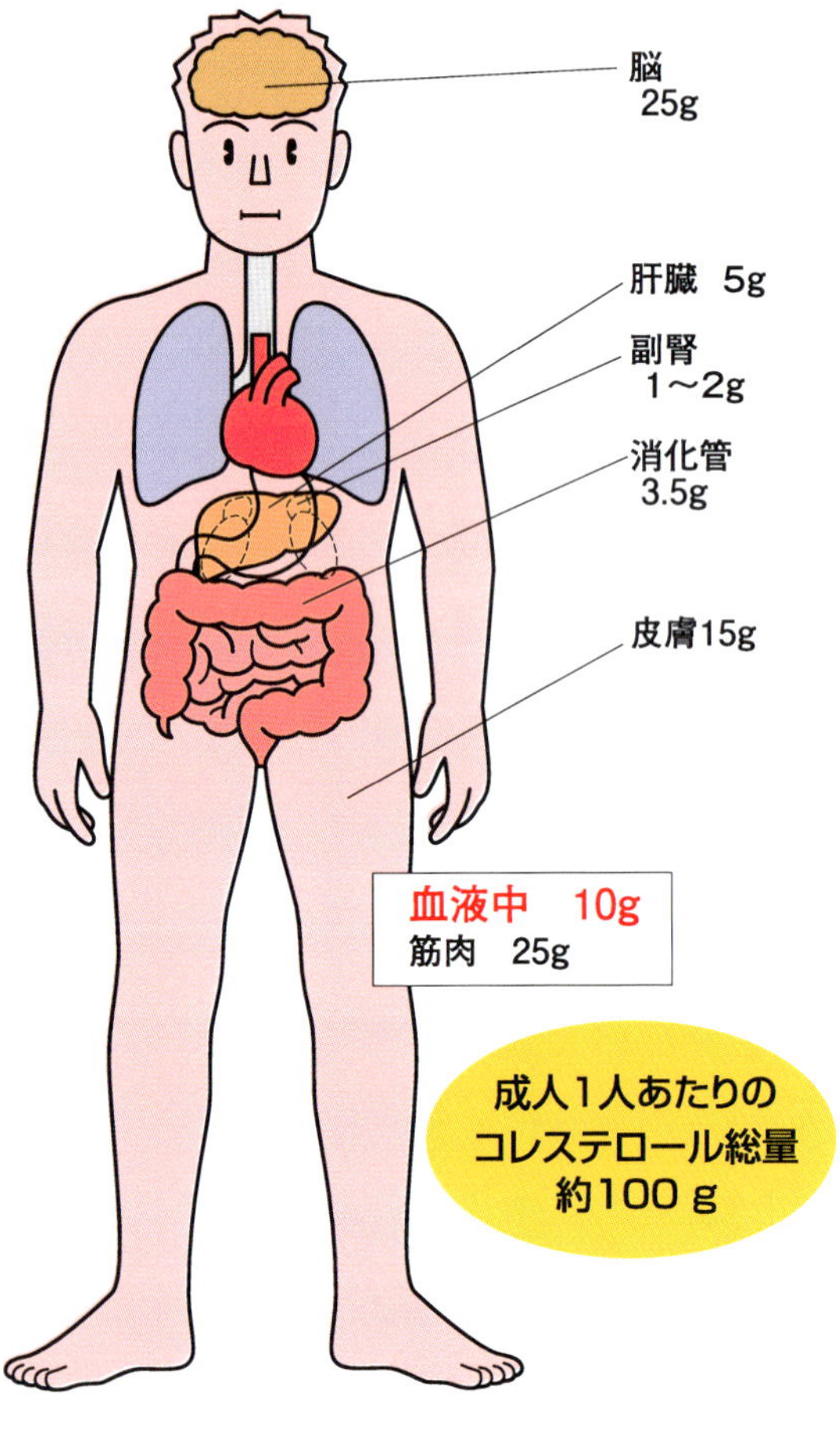

中性脂肪は活動のエネルギー源。必要に応じて分解され、利用されます

中性脂肪も、体にとって大切な脂質で、生命維持活動に必要なエネルギーとして利用されます。すぐに使われなかった分は、皮下脂肪など体脂肪として蓄えられます。予備のエネルギー源として、一定量を体内に蓄えておく必要があるのです。

エネルギーとして放出されるときに、**遊離脂肪酸**に分解されます。

体内に蓄えられた中性脂肪は、寒いときは体の熱の放散を防いで

◆中性脂肪は効率のよいエネルギーの貯蔵庫です

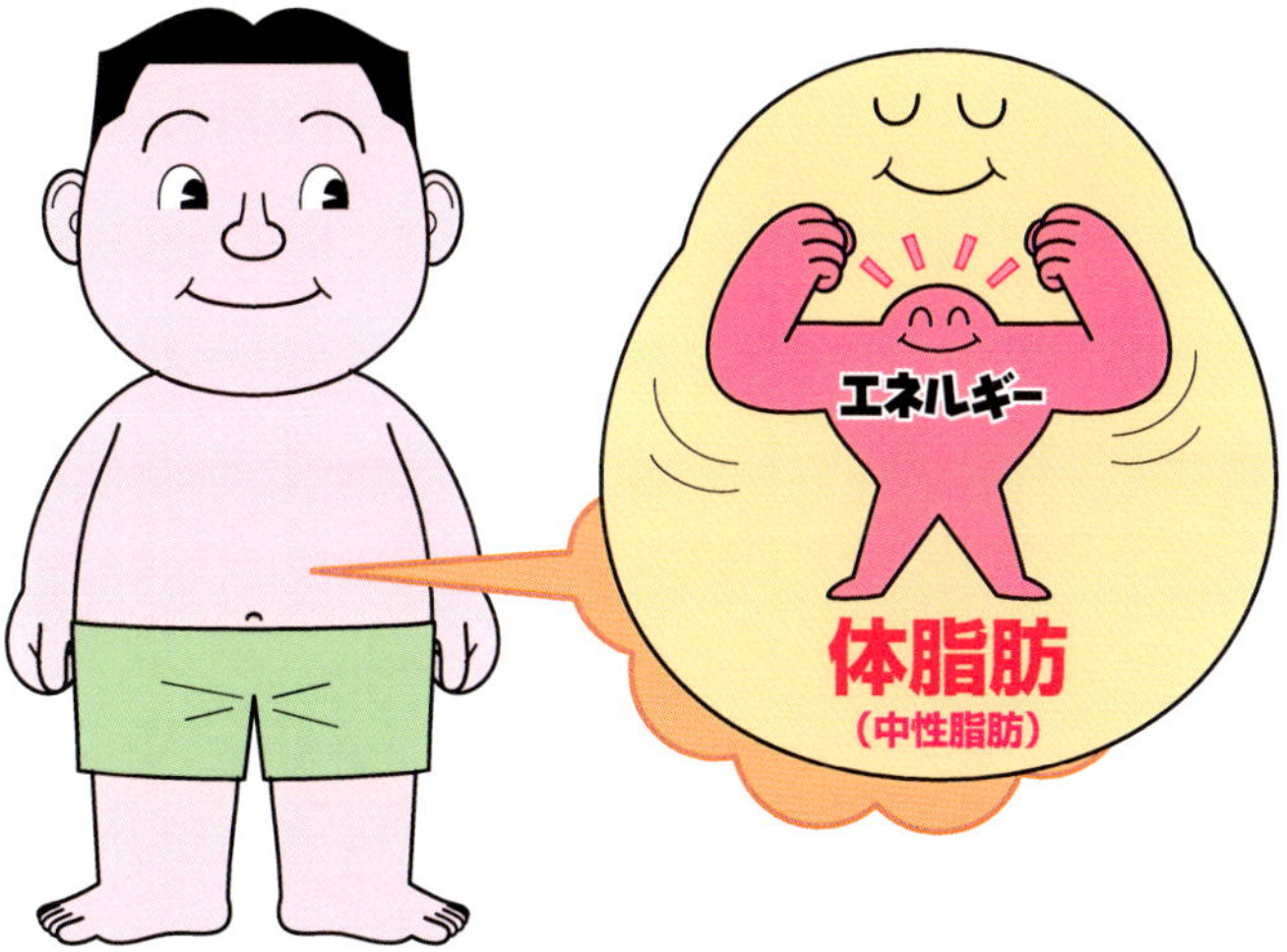

◆中性脂肪は、いわば車のガソリンタンクです

人間の体を車にたとえると、中性脂肪は、いわばガソリンタンクです。そこに詰まっているガソリンが遊離脂肪酸です

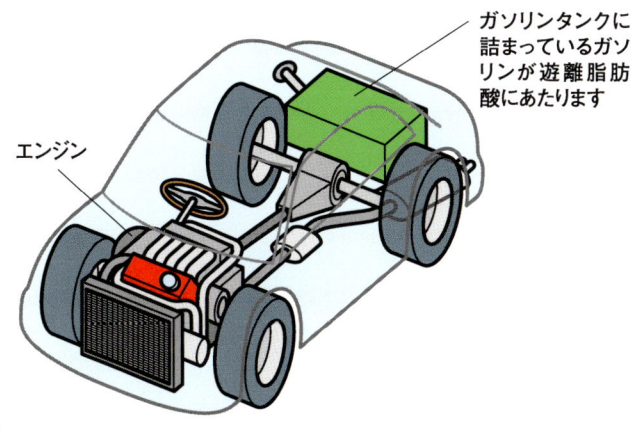

体温を一定に保つ働きをしたり、外部からの衝撃から内臓を守る働きをしたりしてくれます。

　中性脂肪は、食べ物に含まれる脂肪からだけではなく、肝臓で糖質からも合成されます。また、アルコールは肝臓での中性脂肪の合成を高める働きがあります。

　中性脂肪が正常値の範囲で血液中に含まれている分には、何も問題はありません。しかし、血液中に量がふえすぎると、生活習慣病を招く要因になります。実際、心筋梗塞や脳梗塞を起こした人には、コレステロール値だけでなく中性脂肪値も高い場合が多いのです。

◆皮下脂肪としての中性脂肪の役割

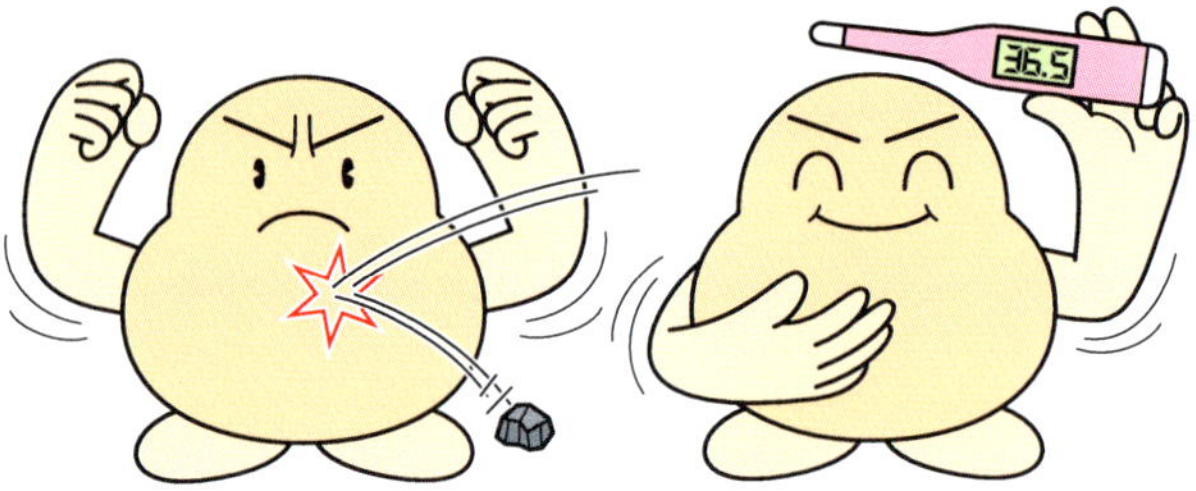

皮下に蓄えられた中性脂肪（皮下脂肪）は、体から体温が失われないようにする断熱材としての働きや、体をケガなどから守るクッションとしての役割も果たしています

◆中性脂肪の合成に関わりがあるのは、脂肪・糖質・アルコールです

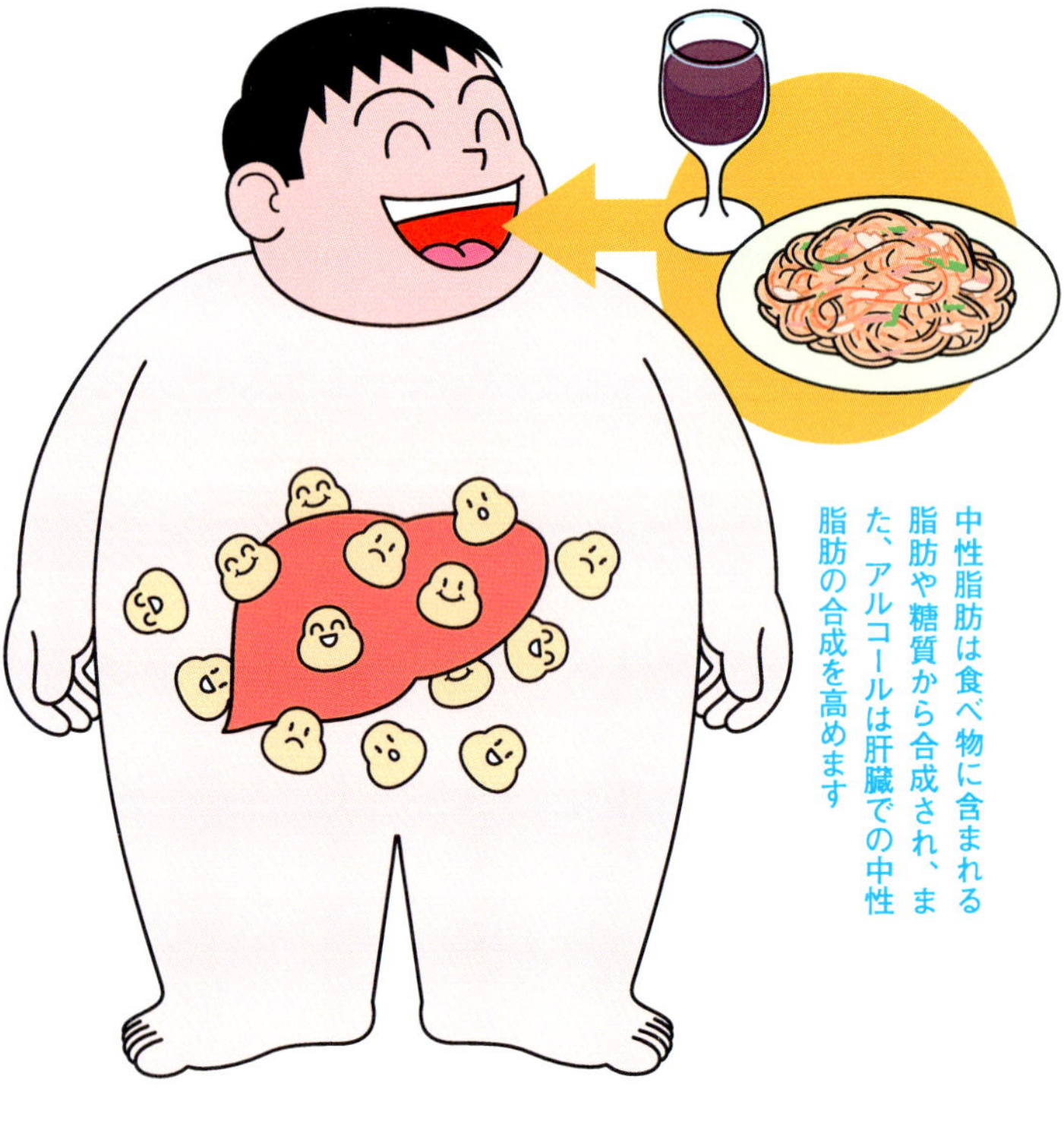

中性脂肪は食べ物に含まれる脂肪や糖質から合成され、また、アルコールは肝臓での中性脂肪の合成を高めます

コレステロールや中性脂肪は、リポタンパクの形で血液中を流れていきます

コレステロールや中性脂肪が、体の各組織で利用されるためには、血液にのって運ばれる必要があります。しかし、コレステロールや中性脂肪は〝あぶら〟ですから、水が主成分である血清には溶けません。そこで、血液中では水分になじみやすいように、アポタンパクと呼ばれるタンパク質やリン脂質に包まれた小さな粒子の形で流れています。この粒子を**リポタンパク**といいます。コレステロールと中性脂肪が血液中にあるときは、いつもリポタンパクの姿をしています。リポタンパクは、いわばコレステロールと中性脂肪を積み込んだ運搬船といえます。

リポタンパクは、粒子の中の脂質と

◆リポタンパクの仕組み

中心の部分は、水に溶けないエステル型コレステロールと中性脂肪からできていて、その周りをアポタンパク、リン脂質、遊離型コレステロールからなる膜がおおっています。

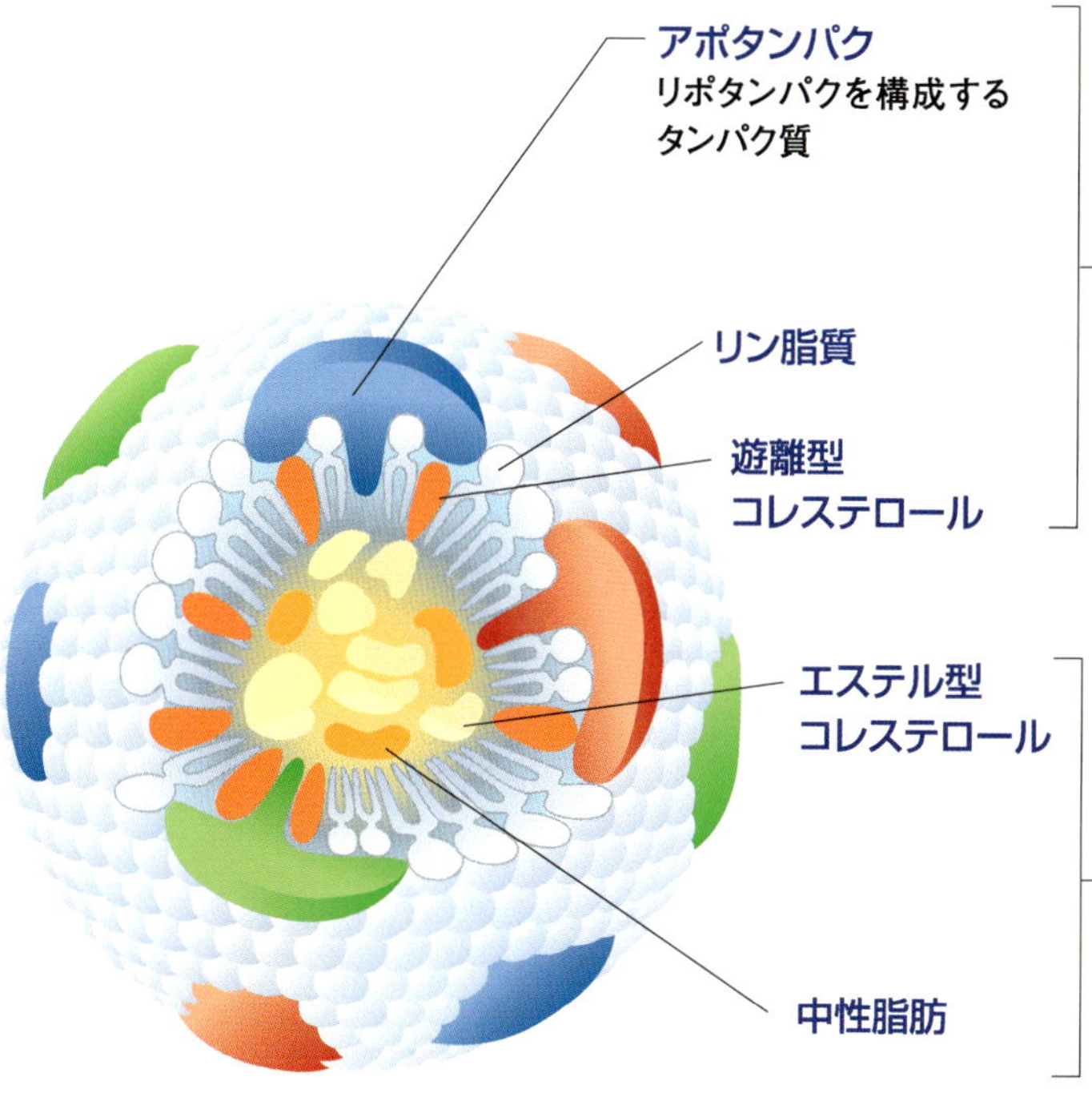

アポタンパクで決まる重さ（つまり比重）や大きさによって主に4種類に大別されます。それぞれに含まれるアポタンパクの種類や構成は異なり、その働きも違います。

そのリポタンパクの4種類とは、**カイロミクロン、VLDL**（超低比重リポタンパク）、**LDL**（低比重リポタンパク）、**HDL**（高比重リポタンパク）です。

このうち、主に中性脂肪を運ぶ役割をするのがカイロミクロンとVLDLで、主にコレステロールを運ぶ役割をするのがLDLとHDLです。

LDLはコレステロールの比率が高く、HDLはタンパク質やリン脂質の割合が高くなっています。

◆リポタンパクは、いわば血液の運河を航行する脂質の運搬船です

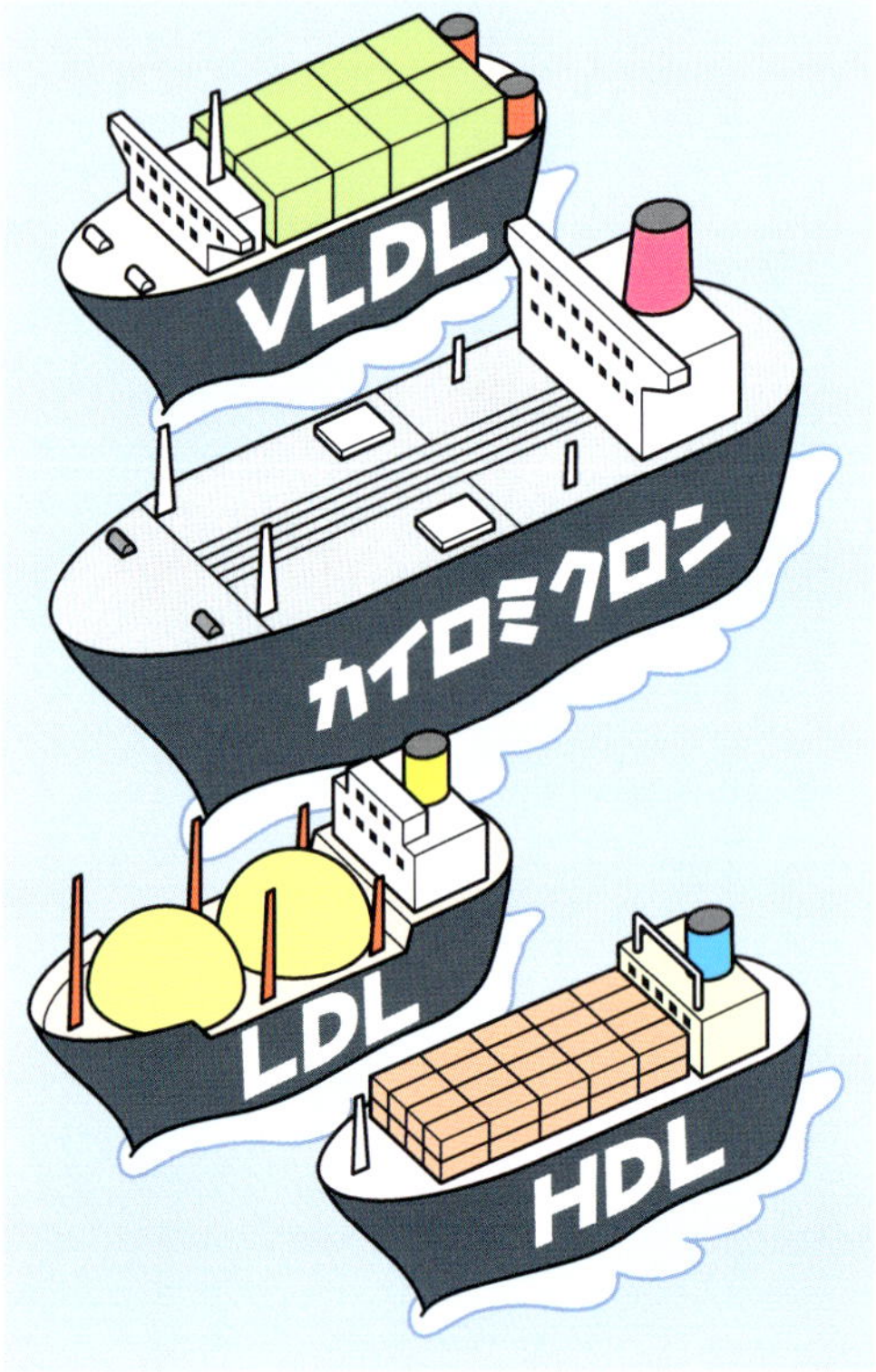

VLDL
カイロミクロン
LDL
HDL

◆４種類のリポタンパクの大きさと密度をくらべてみると

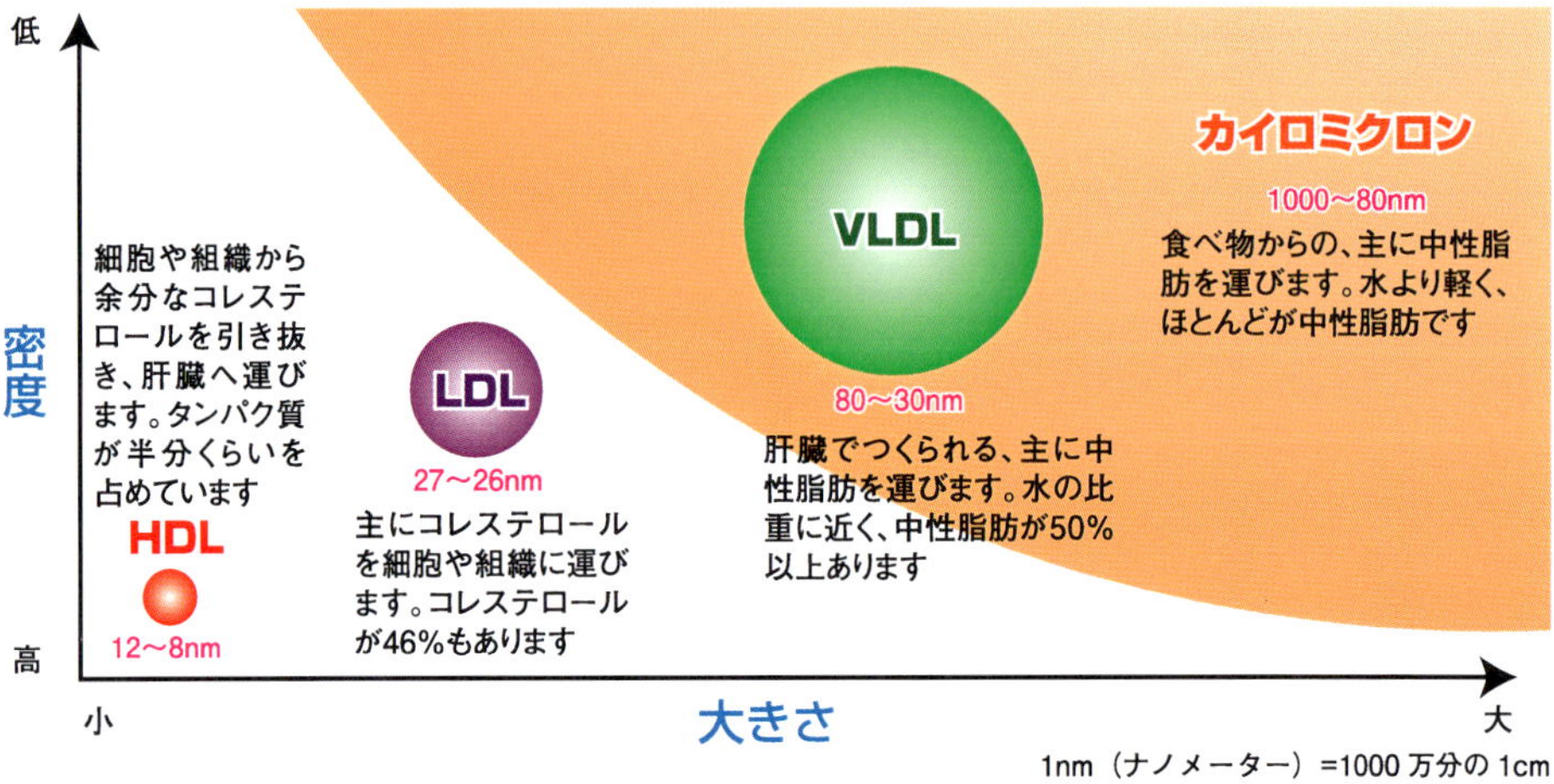

密度
低
高
大きさ
小
大
細胞や組織から余分なコレステロールを引き抜き、肝臓へ運びます。タンパク質が半分くらいを占めています
HDL
12〜8nm
LDL
27〜26nm
主にコレステロールを細胞や組織に運びます。コレステロールが46%もあります
VLDL
80〜30nm
肝臓でつくられる、主に中性脂肪を運びます。水の比重に近く、中性脂肪が50%以上あります
カイロミクロン
1000〜80nm
食べ物からの、主に中性脂肪を運びます。水より軽く、ほとんどが中性脂肪です

1nm（ナノメーター）=1000万分の1cm

リポタンパクは脂質が体内を移動するうえで、それぞれ役割を持ち変化していきます

中性脂肪を運ぶリポタンパクは体内を移動しながら変化していきます

私たちが食事でとった脂肪（中性脂肪）はまず小腸で消化・吸収され、小腸で**カイロミクロン**につくりかえられて血液に入ります。

このカイロミクロンは血流にのってエネルギーが必要な全身の筋肉や脂肪組織（脂肪を蓄える組織で、脂肪細胞が集まってできている）へと送られます。

カイロミクロンはこれらの各組織に中性脂肪を渡しますが、渡し終えたあとは**カイロミクロンレムナント**という小さな粒子になります。レムナントとは「残り物」という意味で、使われなかった中性脂肪やコレステロールがまだ含まれています。このカイロミクロンレムナントは肝臓に運ばれ、肝臓にとり込まれます。

カイロミクロンレムナントの脂質と、肝臓で合成された中性脂肪とコレステロールは、アポタンパクと結合して**ＶＬＤＬ**に合成され、血液中に放出されます。

この**ＶＬＤＬ**も血流にのって全身をめぐり、中性脂肪を筋肉や脂肪組織へ運びます。その後、徐々に分解されていき、**ＩＤＬ**という中間型リポタンパクをへて、残った中性脂肪を失いながら一部は**ＬＤＬ**まで変化していきます。

コレステロールを全身に運び、余ったら回収して肝臓に運ぶリポタンパク

こうしてできたＬＤＬは、血流にのって体内をめぐり、末梢の組織（細胞）に、細胞膜の材料としてのコレステロールを運ぶというたいへん重要な役割を担っています。このＬＤＬに含まれるコレステロールが、血液中の**ＬＤＬコレステロール**です。

細胞の表面にはＬＤＬの受け口である受容体(レセプター)があり、ＬＤＬはこの受容体と結合することで丸ごと細胞の中に入っていき、細胞はＬＤＬの中のコレステロールを利用します。細胞が必要な分だけコレステロー

ル量をとり込むために、細胞の受容体の数は適正になるようにたえず調節されています。と同時に、細胞が使い切れなかったコレステロールは細胞膜の表面に出てきます。

一方、ＨＤＬも全身をめぐり、末梢組織（細胞）の余ったコレステロールを細胞膜の表面から引き抜いて回収し、肝臓まで運び去る役割をしています。いわば、コレステロールの掃除屋さんのような働きをしているのです。

こうして細胞内には一定以上のコレステロールがたまらない仕組みになっています。

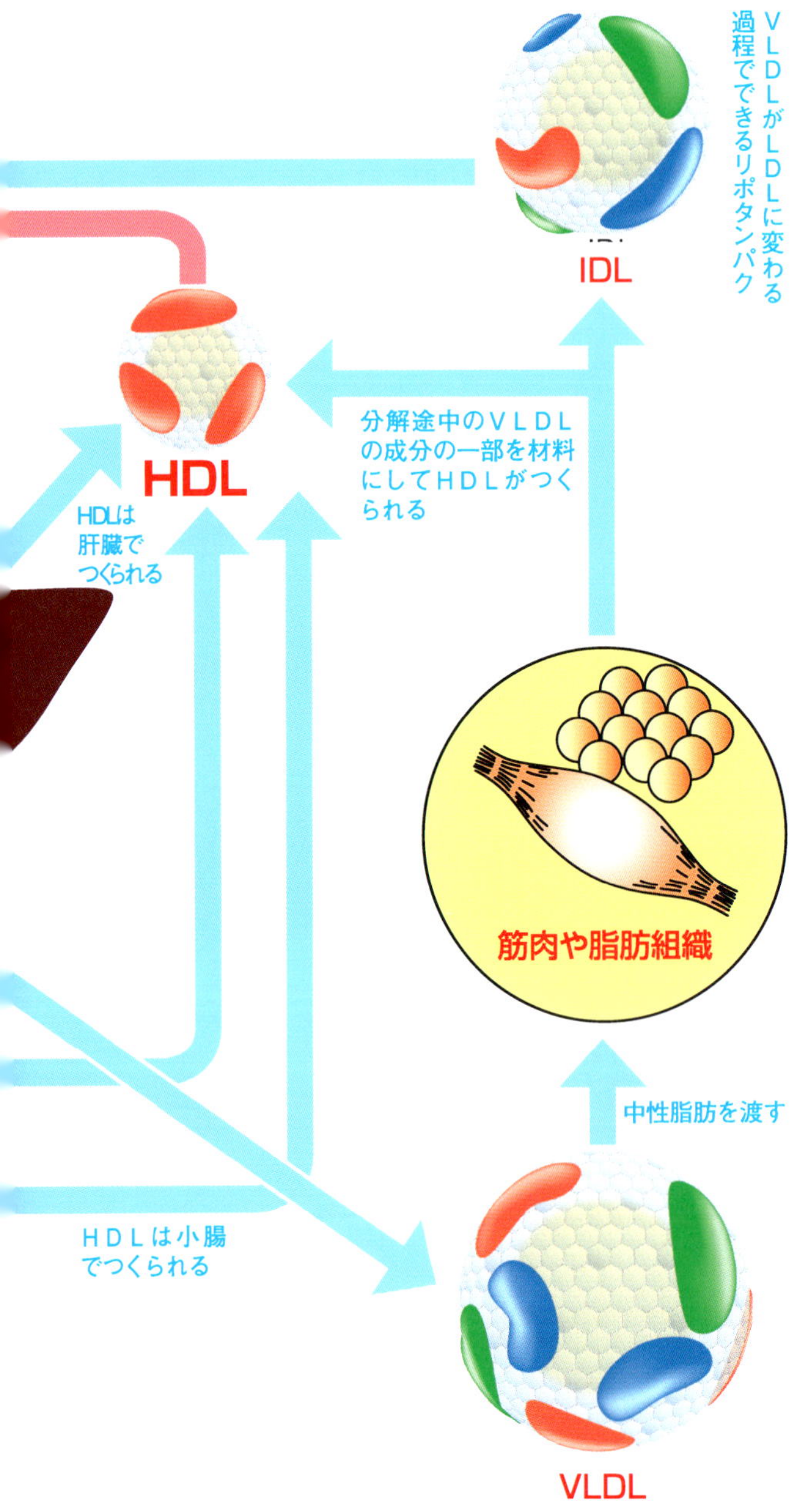
ＶＬＤＬがＬＤＬに変わる過程でできるリポタンパク
IDL
HDL
分解途中のＶＬＤＬの成分の一部を材料にしてＨＤＬがつくられる
HDLは肝臓でつくられる
筋肉や脂肪組織
中性脂肪を渡す
ＨＤＬは小腸でつくられる
VLDL

この図でわかるように、ＨＤＬは肝臓や小腸、もしくは血液中でつくられます

◆体の中のリポタンパクの動き

リポタンパクは、血流にのって体内を移動しながら、それぞれの役割を果たし、それを終えると別の働きを持つリポタンパクに変わっていきます。赤い線はLDL（悪玉）とHDL（善玉）の動きを示しています

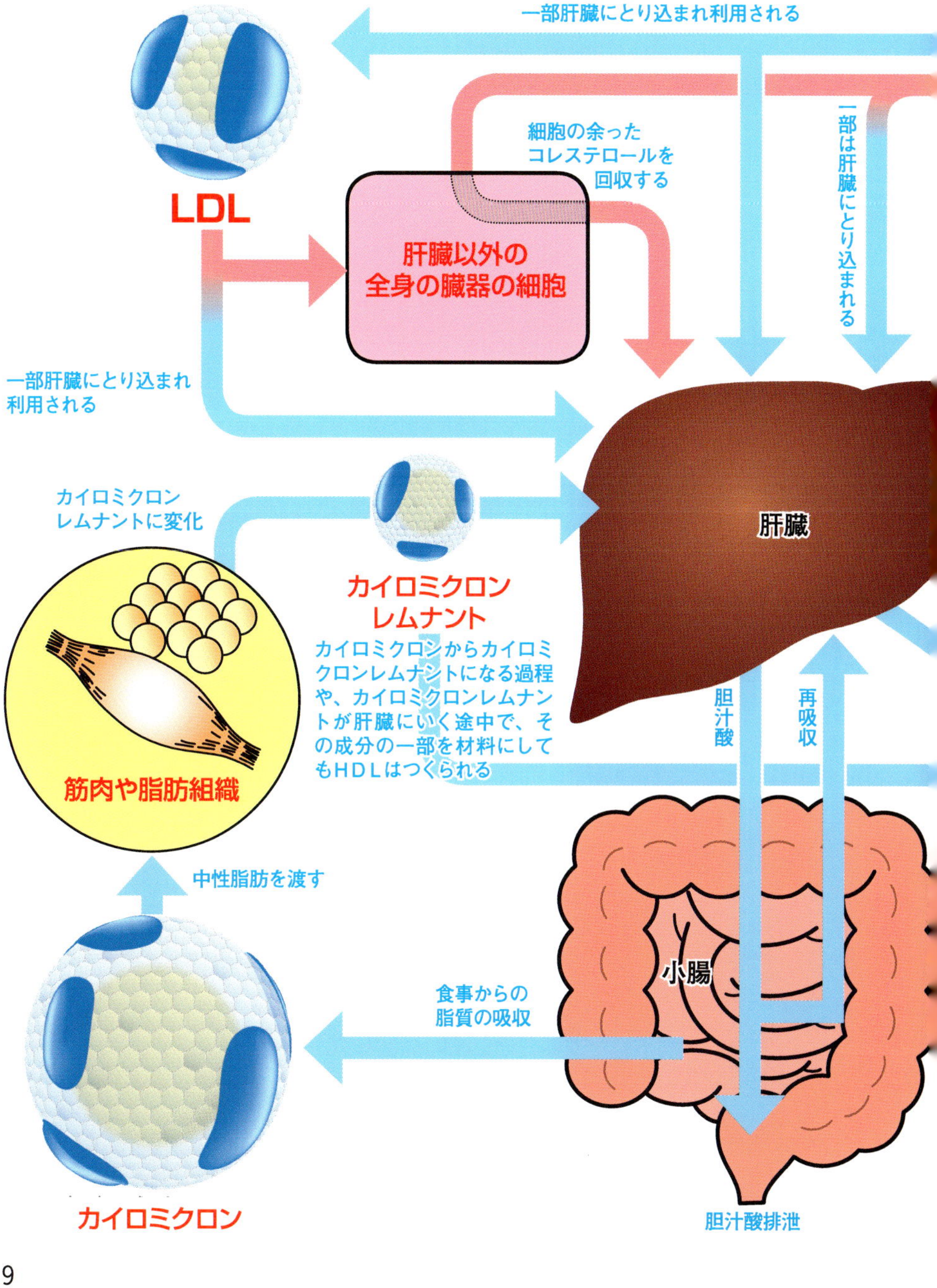
一部肝臓にとり込まれ利用される
LDL
細胞の余った
コレステロールを
回収する
一部は肝臓にとり込まれる
肝臓以外の
全身の臓器の細胞
一部肝臓にとり込まれ
利用される
カイロミクロン
レムナントに変化
肝臓
カイロミクロン
レムナント
カイロミクロンからカイロミクロンレムナントになる過程や、カイロミクロンレムナントが肝臓にいく途中で、その成分の一部を材料にしてもＨＤＬはつくられる
胆汁酸
再吸収
筋肉や脂肪組織
中性脂肪を渡す
小腸
食事からの
脂質の吸収
カイロミクロン
胆汁酸排泄

コレステロールを善玉と悪玉に分けるのは、リポタンパクの役割の違いによります

一般にコレステロールには、LDLに含まれる**悪玉コレステロール**と、HDLに含まれる**善玉コレステロール**があるといわれます。しかし、どちらも同じコレステロールです。本来コレステロールそのものにはよいも悪いもなく、コレステロールを運ぶリポタンパクの種類の違いで区別しているにすぎません。

では、なぜLDLは悪玉、HDLは善玉と呼ばれるのでしょうか。

LDLそのものはけっして悪いものではありません。悪いどころか、必要とする組織にコレステロールを運ぶたいせつな役割を果たしています。ただ、細胞が必要とするコレステロール量は限られているため、余ったLDLが血液中にふえすぎると血管壁の中にしみ込んでいき、そのコレステロールが血管の内壁にたまって、結果的に動脈硬化を進めてしまうのです。つまり、動脈硬化の原因となるコレステロールの主なものは、LDLによって運ばれたものなのです。

逆にHDLは、血流にのり全身をめぐって、細胞の余分なコレステロールを回収する役割を果たしています。HDLは、そうして回収したコレステロールを再利用や分解・排泄のため肝臓に送り届け、結果的に動脈壁にコレステロールがしみこむのを防ぎ、動脈硬化の進行を抑えるのです。

こうした体内での役割、作用の違いや影響の与え方から、わかりやすくLDLの中のコレステロールを悪玉コレステロール、HDLの中のものを善玉コレステロールと呼ぶのです。

なお、主に食事からの中性脂肪を運ぶ役割をするカイロミクロンや、VLDLが代謝されてできるIDLも悪玉になる可能性があります。

カイロミクロンは、通常、食後3～6時間で分解されて消えてしまいます。ところが、人によっては、それ以上時間がたっても、血液中に残っていることがあるのです。場合によっては、中性脂肪値が1000mg／dℓ以上になることがあり、急性膵炎を起こすことがあります。また、動脈硬化の要因になりうることも明らかにされています。

◆悪玉のＬＤＬと善玉のＨＤＬの役割

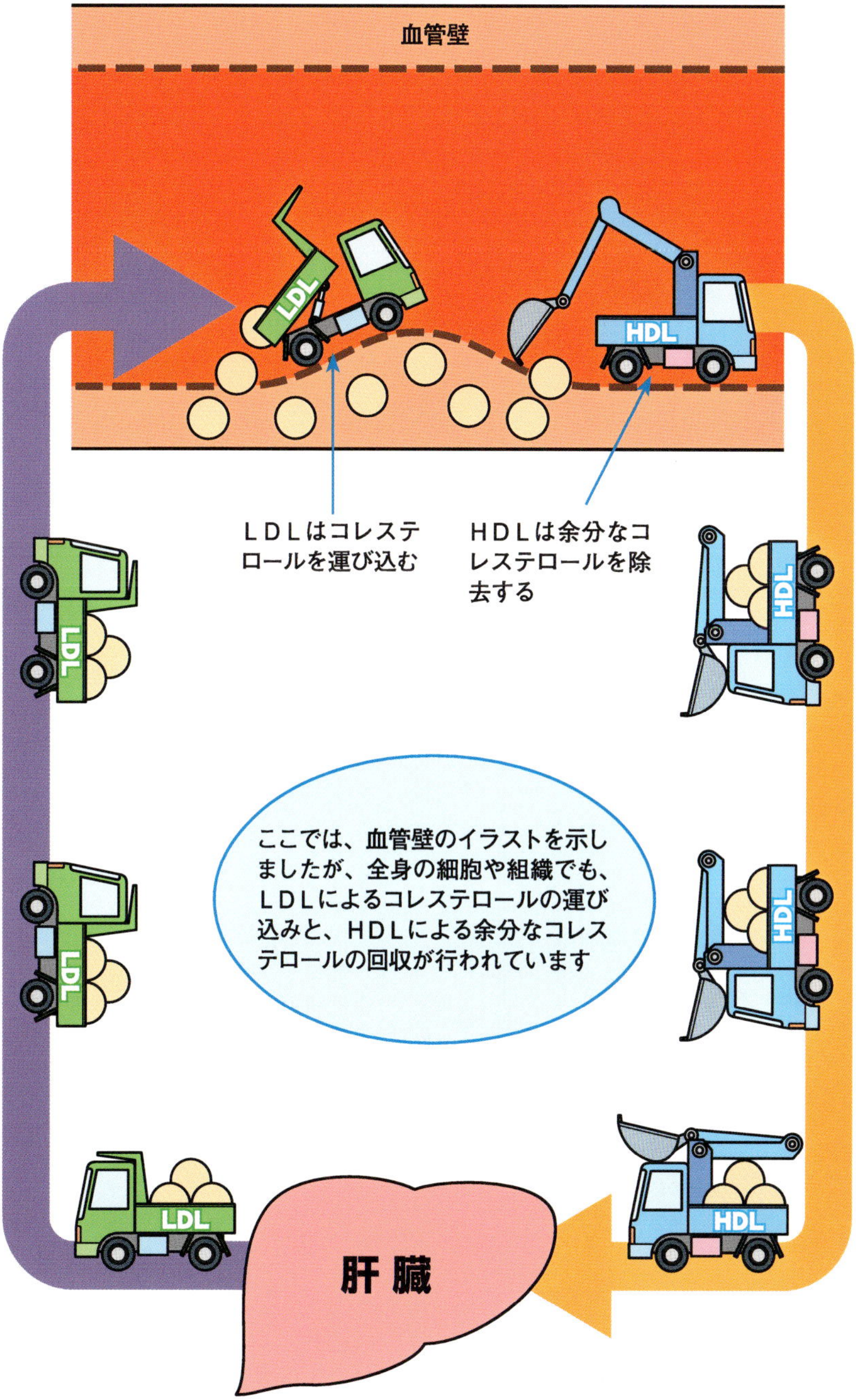
血管壁
LDL
HDL
ＬＤＬはコレステロールを運び込む
ＨＤＬは余分なコレステロールを除去する
ここでは、血管壁のイラストを示しましたが、全身の細胞や組織でも、ＬＤＬによるコレステロールの運び込みと、ＨＤＬによる余分なコレステロールの回収が行われています
肝臓

ＩＤＬは、本来はＬＤＬに変わり細胞にとり込まれます。しかし、ＩＤＬを代謝する働きに障害があると、ＩＤＬのまま血液中にとどまって動脈硬化を進行させやすくします。

〝超悪玉〟や〝新悪玉〟のリポタンパクの存在も明らかになっています

LDLの中には粒子が小さい〝超悪玉〟の種類が存在します

最近の研究で、LDLの中には、特に動脈硬化を進めやすいタイプがあることがわかっています。いわば〝超悪玉〟ともいうべきLDLです。

実は、LDLの粒子の大きさは一様ではありません。分析方法の進歩によって、LDLには、●粒が大きいもの、●粒が小さいものの2種類があることが判明しています。粒が小さく比重が重いものを**小型LDL**、あるいはスモールデンスLDLといい、これが超悪玉のLDLです。

小型LDLが血液中にふえると動脈硬化を起こしやすくなる理由は、❶粒が小さいために血管の内壁にしみ込みやすく、**血管壁にたまりやすい**こと、❷本来LDLの核の部分にはβ-カロチンが、表層部分にはビタミンEが存在し、それらが血液中のビタミンCと協力し合って酸化を防いでいるのですが、小型LDLは小粒なことから、これらの抗酸化作用を持つ物質を少ししか含んでおらず、**普通のLDLよりも酸化されやすい**こと、そして、❸**血液中にとどまっている時間が長い**ことがあげられます。

また、小型LDLがふえるようなときに血栓(血のかたまり)ができやすくなることもわかっています。

小型LDLは、動脈硬化の独立した危険因子とされます。LDLコレステロール値が高くなくても、血液中の小型LDLの値が高ければ動脈硬化が進行してしまうのです。

この小型LDLは、●**中性脂肪値が高く、●HDL（善玉）コレステロール値が低い状態のときにふえていきます。**

〝新悪玉〟としての注目のカイロミクロンレムナント

カイロミクロンレムナントも、血液中にふえると動脈硬化を促進するため、新しい悪玉として注目されています。

17ページで説明したように、カイロ

ミクロンの中性脂肪が末梢の組織で利用されたあとの残り物がカイロミクロンレムナントで、粒子が小さく、含まれるコレステロールの割合が高くなっています。

カイロミクロンレムナントが血液中に長くとどまっていると、それが動脈壁にしみ込んで、やはり動脈硬化を促進させることがわかっています。

肥満したり、糖尿病や慢性腎炎、腎不全などの病気になったりすると、カイロミクロンレムナントが多くつくられたり、また、本来、カイロミクロンレムナントは最終的に肝臓にとり込まれて処理されるのに、その処理が進まなくなったりするのです。

◆超悪玉の小型ＬＤＬは粒子が小さいため、
血管壁にしみこみやすいという特徴があります

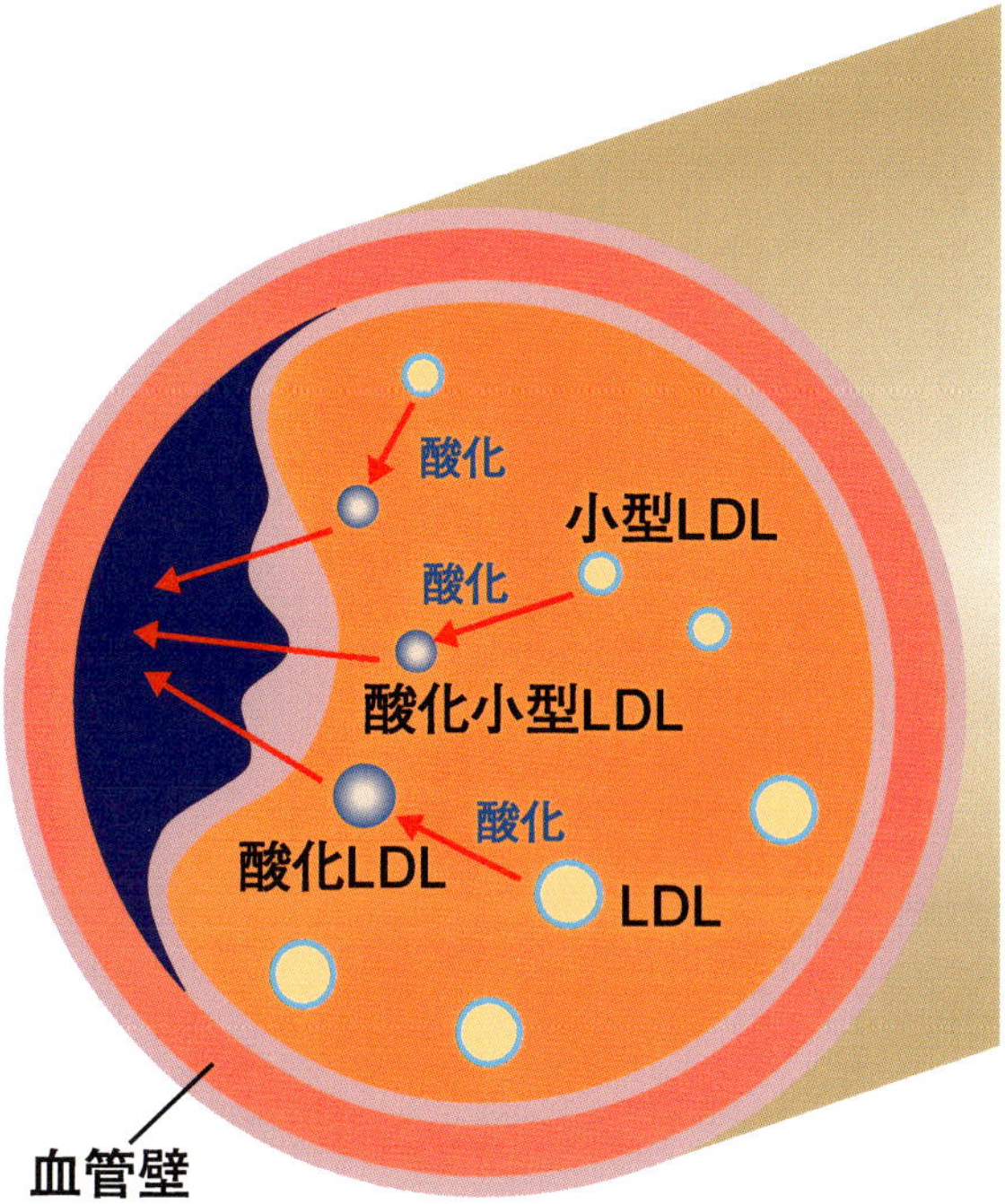

ふつうのＬＤＬの大きさが直径26〜27nm（nm＝ナノメートル）なのに対し、超悪玉の小型ＬＤＬは直径約25.5nm未満と小型です。なお、1nmは1000万分の1cmです

小型ＬＤＬを調べる検査

小型ＬＤＬを調べるには、血液検査でＬＤＬのサイズ判定検査を受けます。脂質異常症の専門医のいる病院で、「小型ＬＤＬ（あるいはスモールデンスＬＤＬ）の検査をお願いします」と依頼すれば受けることができます。保険がきき、費用は医療機関によって違いはありますが数千円程度です。肥満や糖尿病などがあってＬＤＬコレステロール値が高いと指摘された人は、受けてみるのもいいでしょう。

コレステロールの多くは体内でつくられ、その量は肝臓が調節しています

もともと、人間の体内にあるコレステロールのうち70～80％は肝臓など体内でつくられ、食事からとり入れる割合は約30～20％にすぎません。

また、**体内をめぐるコレステロールの量は、一定に保たれるよう肝臓で自動的に調節されています**。食事でコレステロールをたくさんとったときには肝臓でつくられる量が減り、コレステロールの少ない食事をした場合は、肝臓で必要な量をつくり出すのです。

しかも、実は、体内で必要なコレステロールのほとんどは、食物からとった糖質、脂肪、タンパク質の**代謝**（栄養素を体内で分解して、それで新たな物質を合成するなどの働き）によってできた酢酸を原料として肝臓で合成されています（左ページ上の図参照）。食物に含まれているコレステロールは、体で必要なコレステロールの一部をになっているにすぎません。

ちなみに、中性脂肪も、食事でとったものだけでなく、肝臓でつくられるものもあります。肝臓で合成されるときの材料は、食物からの脂肪が分

◆体内で合成されるコレステロールと食物からとり入れるコレステロール

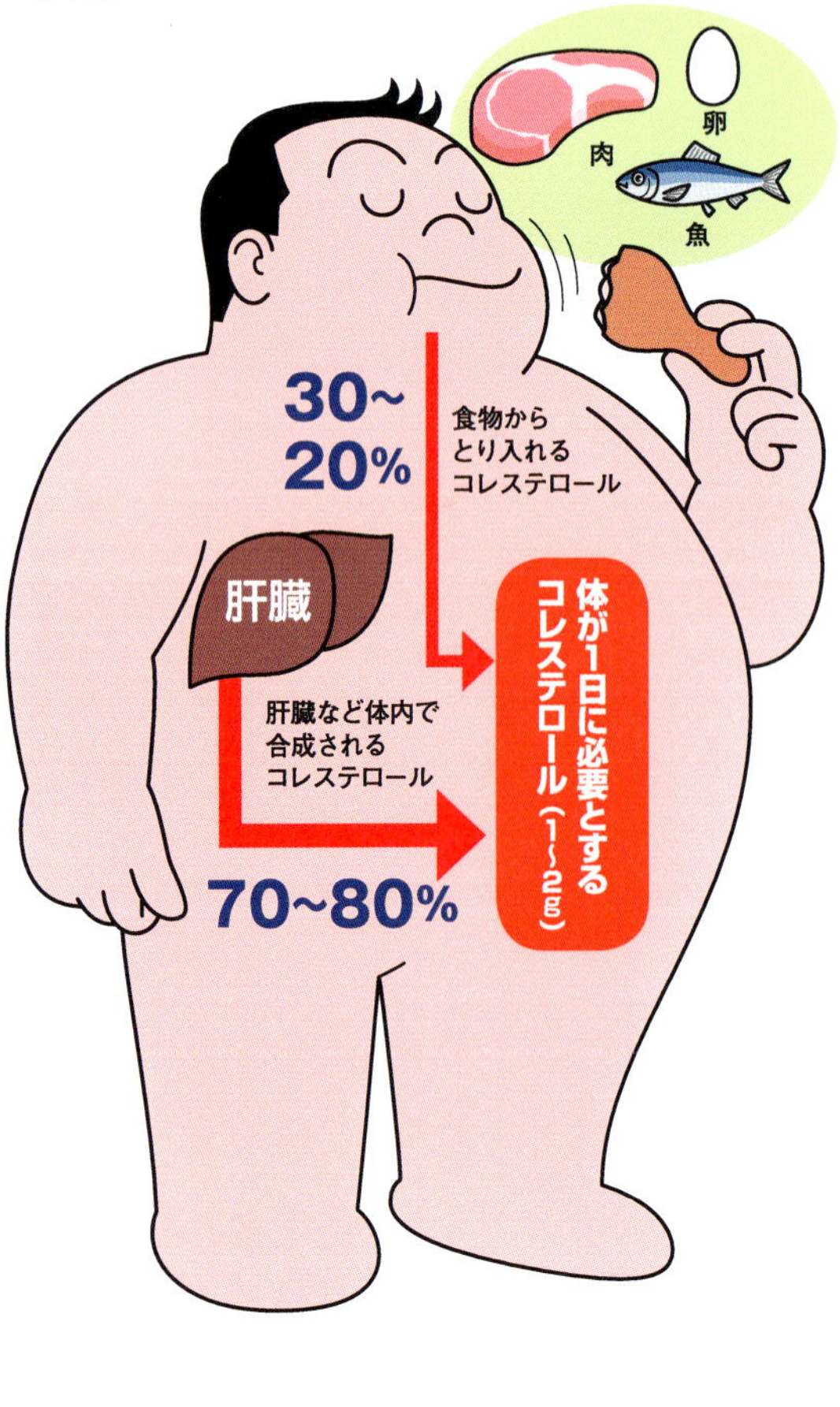

解された脂肪酸と、ご飯やパンなどの主食や砂糖などに含まれる糖質です。

ところで、肝臓で合成されたコレステロールの多く（普通1日に約700mg）は、肝臓で**胆汁酸**につくり変えられます。食べすぎなどで血液中のコレステロール量がふえると、肝臓で胆汁酸につくり変えられる量もふえます。

胆汁酸は消化液である**胆汁**の主成分になり、十二指腸に分泌されて小腸で食物の脂肪分の消化を助けます。消化の役割を終えた胆汁酸は、腸壁から吸収されて再び肝臓に戻って再利用されます。胆汁酸は、このように腸と肝臓の間を循環しており、これを**腸肝循環**と呼びます。なお、胆汁酸の一部は、便とともに体外に排出されます。

◆コレステロールは3大栄養素から複雑なプロセスをへて合成されます

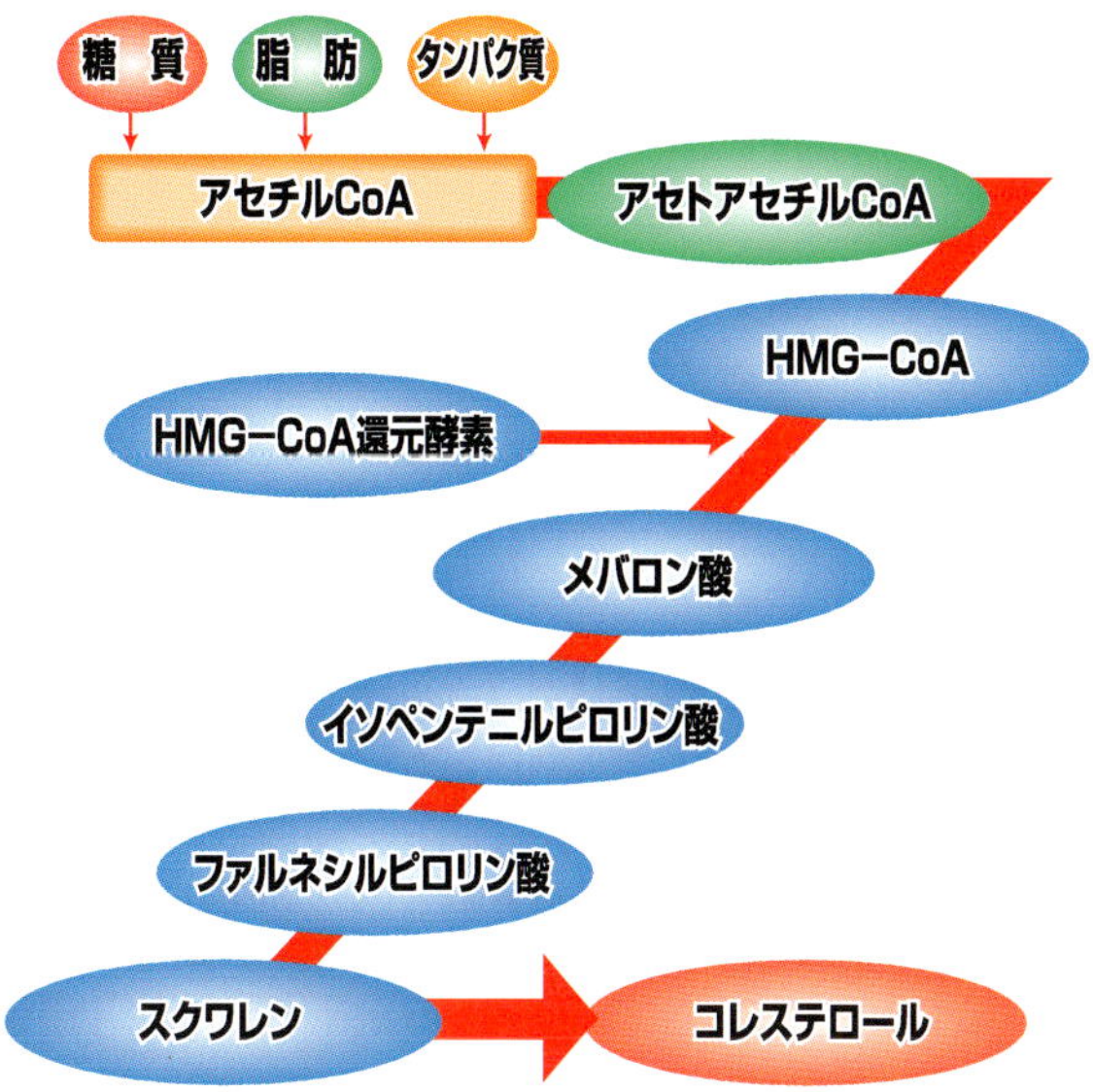

◆コレステロールを材料にしてつくられた胆汁酸は、肝臓と腸の間を循環しています

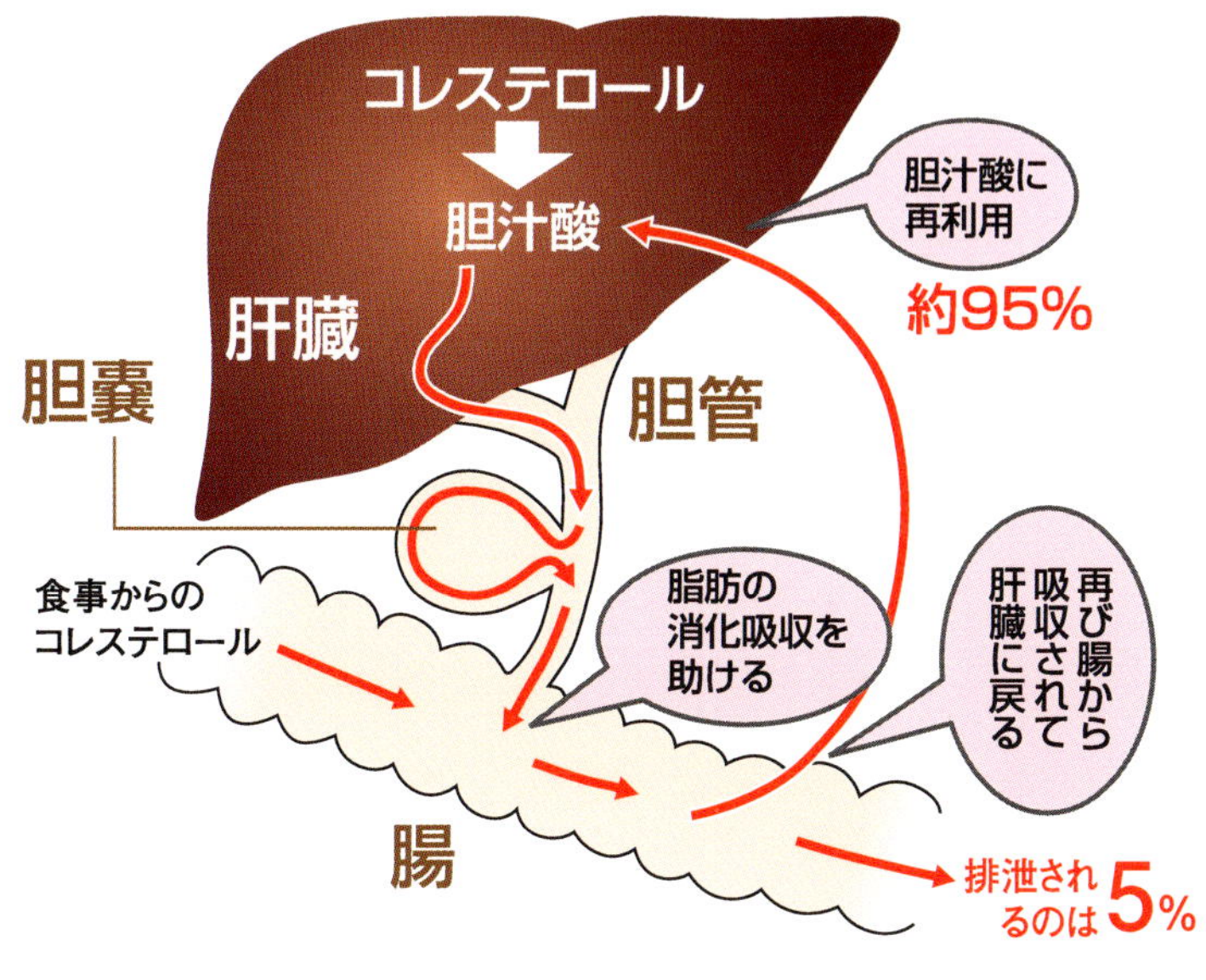

LDLコレステロールや中性脂肪が高めといわれたとき体内で起きていること

LDLコレステロール値が高めは動脈硬化の危険信号

血液中のコレステロールの量は、肝臓の自動調節作用によって適正にコントロールされ、細胞には一定以上のコレステロールがたまらない仕組みになっています。

しかし、さまざまな理由によって（詳しくはパート3参照）血液中にLDL（悪玉）がふえすぎたり、HDL（善玉）が減って動脈壁の余分なコレステロールの回収量が少なくなったりすると、LDLコレステロールが動脈の内側の壁にしみ込み、動脈壁の内部にたまって動脈硬化を起こしやすくなります。

また、LDLコレステロールがふえすぎると、動脈硬化が進み、血管内に血栓（血のかたまり）ができやすくなります。血栓が脳や心臓などの血管にできると、脳梗塞や心筋梗塞など、生死にかかわる発作の原因になります。

中性脂肪が高めだと間接的に動脈硬化を進めます

中性脂肪も、血液中にふえすぎると動脈硬化の原因になります。ただし、正確にいえば、中性脂肪は、直接に動脈硬化を促進させるわけではありません。

◆中性脂肪値とHDLコレステロール値の上昇と下降はシーソー関係

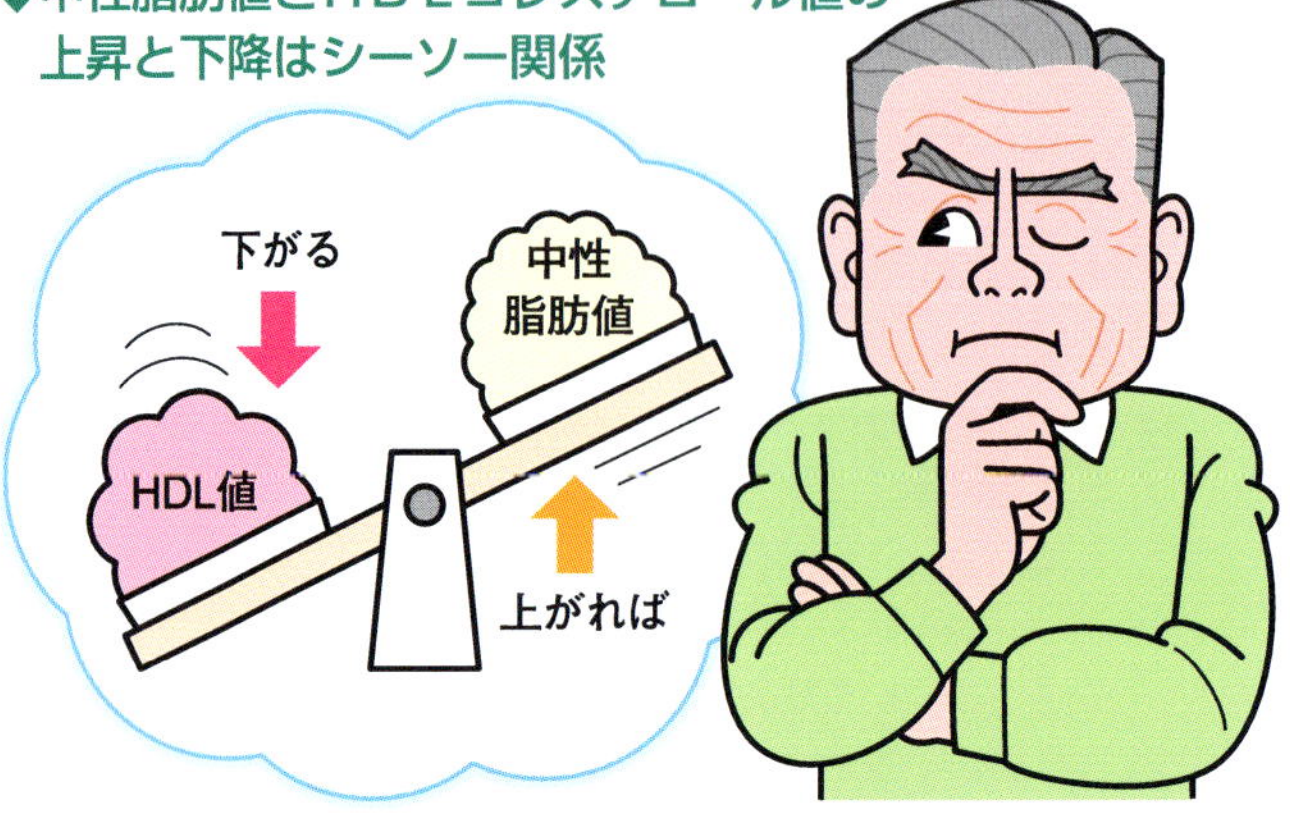

すでに説明したように、中性脂肪が血流にのって体じゅうに運搬されるルートは2つあります。ひとつはカイロミクロンによるもので、食物からの中性脂肪を運搬します。もうひとつは、VLDLによるもので、肝臓で合成されてできる中性脂肪を運びます。多くの場合、**血液中の中性脂肪がふえるというのは、VLDLが増加することを**意味します。カイロミクロンは、食後一時的にふえるだけだからです（ただし、なかにはカイロミクロンの代謝が悪く、空腹時にも血液中に残るために中性脂肪値が高い人もいます）。

VLDLは、中性脂肪を運び終えたあとは、コレステロールを運ぶLDL（悪玉）に変わります。ですから、VLDLの合成が多いと、LDLが多くできることになり、その結果、動脈硬化を進めることも考えられます。

血液中に中性脂肪がふえると、一般に善玉のHDLコレステロールが減ります。HDLの減少は動脈硬化の原因になります。また、中性脂肪がふえすぎると、血栓を溶かす働きが妨げられ血栓をできやすくします。さらに、血液中の中性脂肪の増加は、LDLの小型化を促進して超悪玉の小型LDLをできやすくすることもわかっています。

◆血液中の脂質値が高いことは、こんな一連の代謝異常が生じていることを意味します

食べすぎなどで、肝臓での中性脂肪やコレステロールの合成がふえると……

↓

血液中のVLDLがふえます
（中性脂肪値が高くなります）

↓

悪玉のLDLの合成がふえます
（LDLコレステロール値が高くなります）

↓

超悪玉の小型LDLがふえます

↓

善玉のHDLが減ります
（HDLコレステロール値が低くなります）

↓

血栓ができやすくなります

血液中のコレステロールや中性脂肪の量が増加、または減少する病気が脂質異常症です

脂質異常症は3タイプあり、その診断基準が決められています

血液中のコレステロールまたは中性脂肪の量がふえすぎたり、減りすぎたりする状態はれっきとした病気で、**脂質異常症**と呼びます。この病気になると、動脈硬化が進み、心筋梗塞や脳卒中などの動脈硬化性の病気を起こしやすくなります。

ただ、はっきりした自覚症状がないため、この病気であるかどうかは定期健康診断などで受ける血液検査で知ることになります。

コレステロールや中性脂肪は、血液中ではリポタンパクの形になっているため、脂質異常症はリポタンパクが増加、または減少するという形をとります。

そこで、調べる脂質量は、LDL（悪玉）に含まれるコレステロール量、HDL（善玉）に含まれるコレステロール量、それに主にVLDLに含まれる中性脂肪の量の3つです。

脂質異常症には、主に次の3つのタイプがあります。

❶LDLコレステロールが多すぎる場合（**高LDLコレステロール血症**）

❷HDLコレステロールが少なすぎる場合（**低HDLコレステロール血症**）

❸中性脂肪（**トリグリセライド**）が多すぎる場合（**高中性脂肪血症**）

脂質異常症かどうかは、血液検査を行って、血液の液体部分である血清1dℓ（100mℓ）中にコレステロールや中性脂肪が何mgあるかを測定し、30ページの表に示された基準値にあてはまるかどうかで診断します。

どのタイプも動脈硬化を促進しますが、特に問題なのはLDLコレステロール値が高い場合です。実際は**LDLコレステロール値と中性脂肪値の両方ともが高い**患者さんもおり、その場合はさらに動脈硬化が早く進みます。

総コレステロール値は診断基準からはずされました

ところで、これまでは診断の基準に

◆脂質異常症にはいくつかのタイプがあります

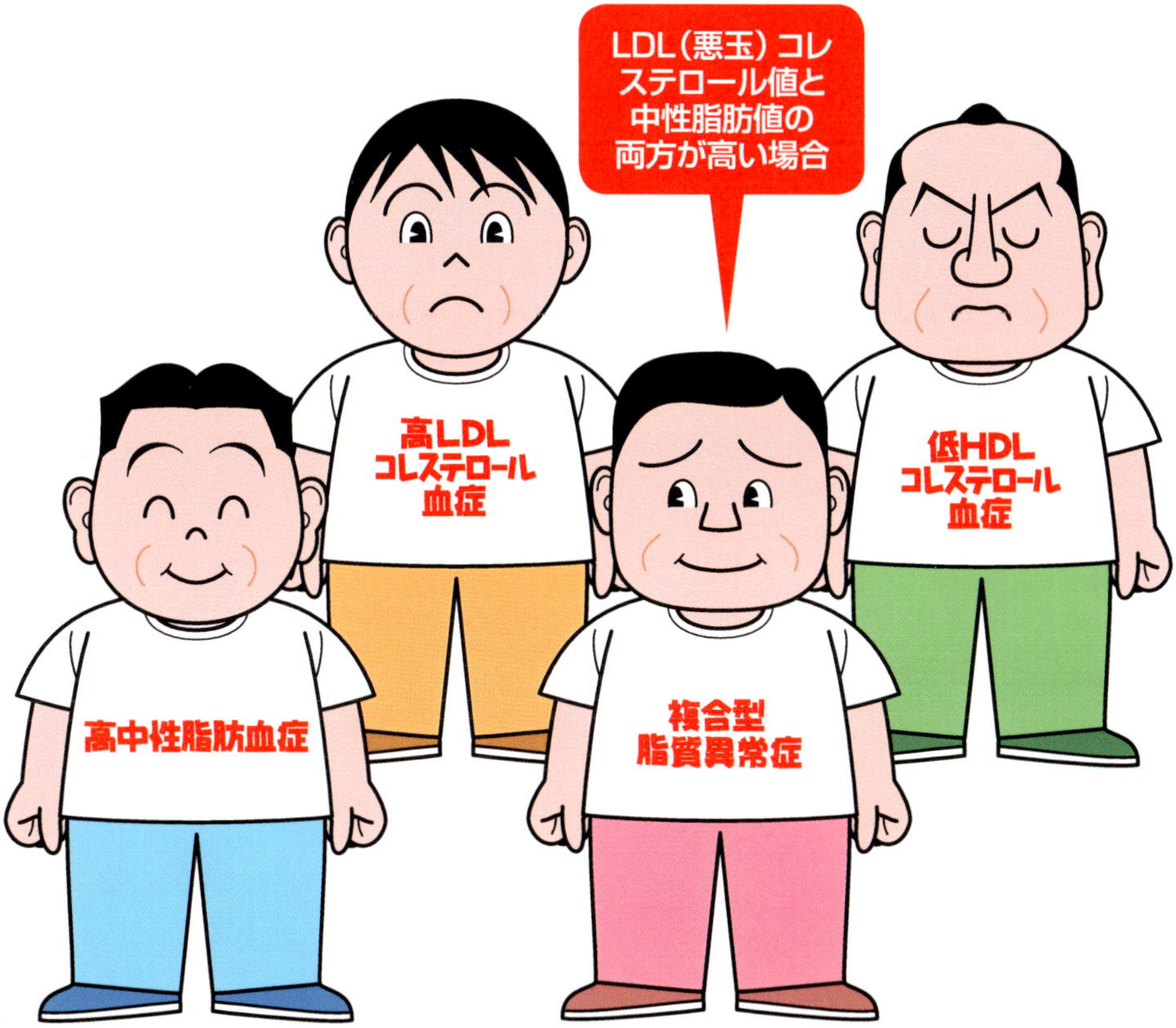
LDL(悪玉)コレステロール値と中性脂肪値の両方が高い場合
高LDLコレステロール血症
低HDLコレステロール血症
高中性脂肪血症
複合型脂質異常症

総コレステロール値も使われていました。しかし、総コレステロール値が基準値以下なのにLDLコレステロール値が高かったり、あるいは、HDLコレステロール値だけが高いために総コレステロール値が基準値以上になったりと、動脈硬化の危険性について必ずしも正確な判断ができない面があったのです。そこで、日本動脈硬化学会による「動脈硬化性疾患予防ガイドライン 2012年版」では、診断の基準から総コレステロール値をはずし、LDLコレステロール値、HDLコレステロール値、中性脂肪値が使われています。

ただし、一般の健診では、総コレステロール値、HDLコレステロール値、中性脂肪値を測定するのが現状で、LDLコレステロール値を測定しないことも多いようです。そうした場合は、次ページに示した計算式で算出できるので、参考にしてください。

なお、病名も、従来使われてきた高脂血症から脂質異常症に変更されました。これは、低HDLコレステロール血症を高脂血症と呼ぶのは適当でないことによります。

このことでもわかるように、一般にHDLコレステロール値は高いほうがよく、80㎎／dℓ以上では心筋梗塞などの動脈硬化による病気が少ないとされています。

◆脂質異常症の診断基準

※空腹時に採血した血清中1dℓあたりに含まれる脂質の量

	※空腹時血清脂質値	
高LDLコレステロール血症	LDLコレステロール	140㎎/dℓ以上
境界域高LDLコレステロール血症	LDLコレステロール	120～139㎎/dℓ
低HDLコレステロール血症	HDLコレステロール	40㎎/dℓ未満
高中性脂肪（トリグリセライド）血症	中性脂肪（トリグリセライド）	150㎎/dℓ以上

- ●この診断基準は、薬を使う治療の開始基準を示すものではありません。
- ●治療に薬を使うかどうかは、他の危険因子も勘案して決める必要があります。
- ●中性脂肪が400㎎/dℓ以上や食後採血の場合にはnonHDLコレステロール（総コレステロール-HDLコレステロール）を使用し、その基準はLDLコレステロール+30㎎/dℓとします。

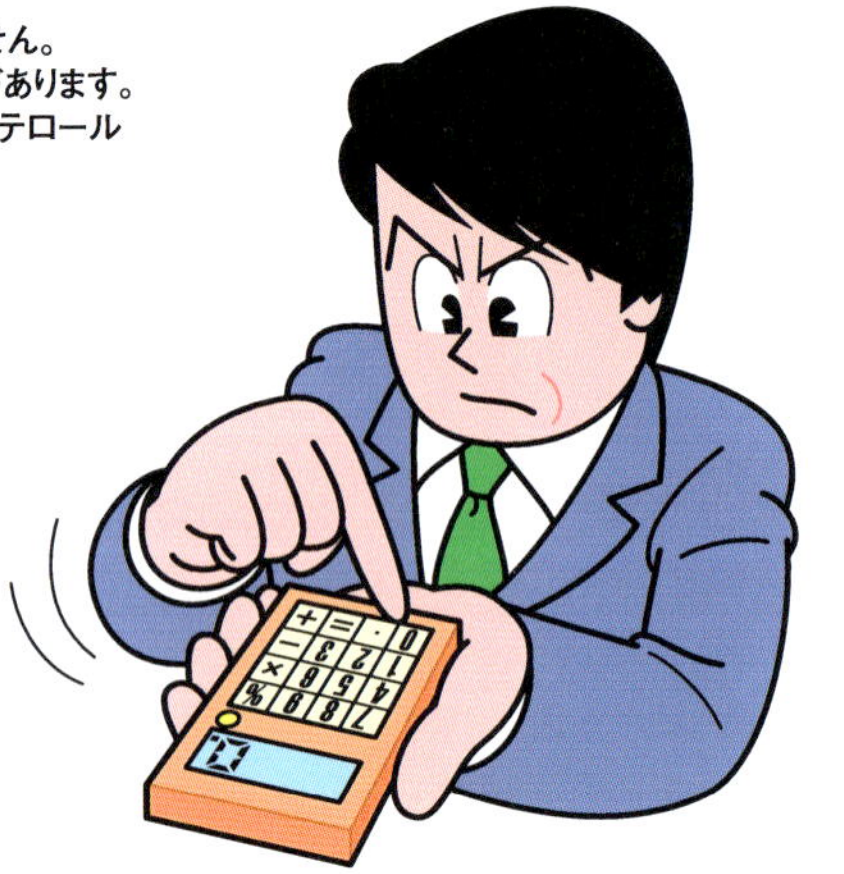

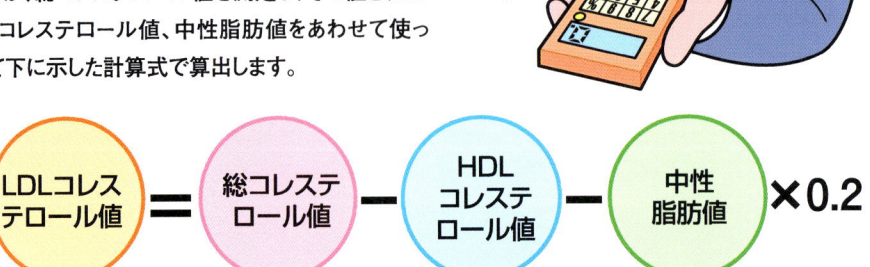

◆LDL（悪玉）コレステロール値の求め方

LDLコレステロール値は、血液から直接測定するか、総コレステロール値を測定し、その値と、HDLコレステロール値、中性脂肪値をあわせて使って下に示した計算式で算出します。

LDLコレステロール値 ＝ 総コレステロール値 － HDLコレステロール値 － 中性脂肪値×0.2

※ただし、この計算式は中性脂肪値が400㎎/dℓ未満、空腹時採血の場合に限ります。

日本動脈硬化学会「動脈硬化性疾患予防ガイドライン 2012年版」

Part 2

悪玉コレステロール値が高く、善玉コレステロール値が低いことは、命にかかわる病気の要因になる動脈硬化を招きます

LDLコレステロール値が高いと、動脈硬化を進めます

厚生労働省の『人口動態統計』によると、日本人の死亡理由の第1位はガンで、2位は**心血管疾患**（心臓病）、4位は**脳血管疾患**（いわゆる脳卒中）となっています。

近年ふえつつあるのが第2位の心血管疾患で、これは、ほとんどの場合、**心筋梗塞**や**狭心症**などを指します。心臓の筋肉に酸素や栄養素を送り込んでいる冠動脈という血管の血流が悪くなったり、詰まったりして起こる病気です。

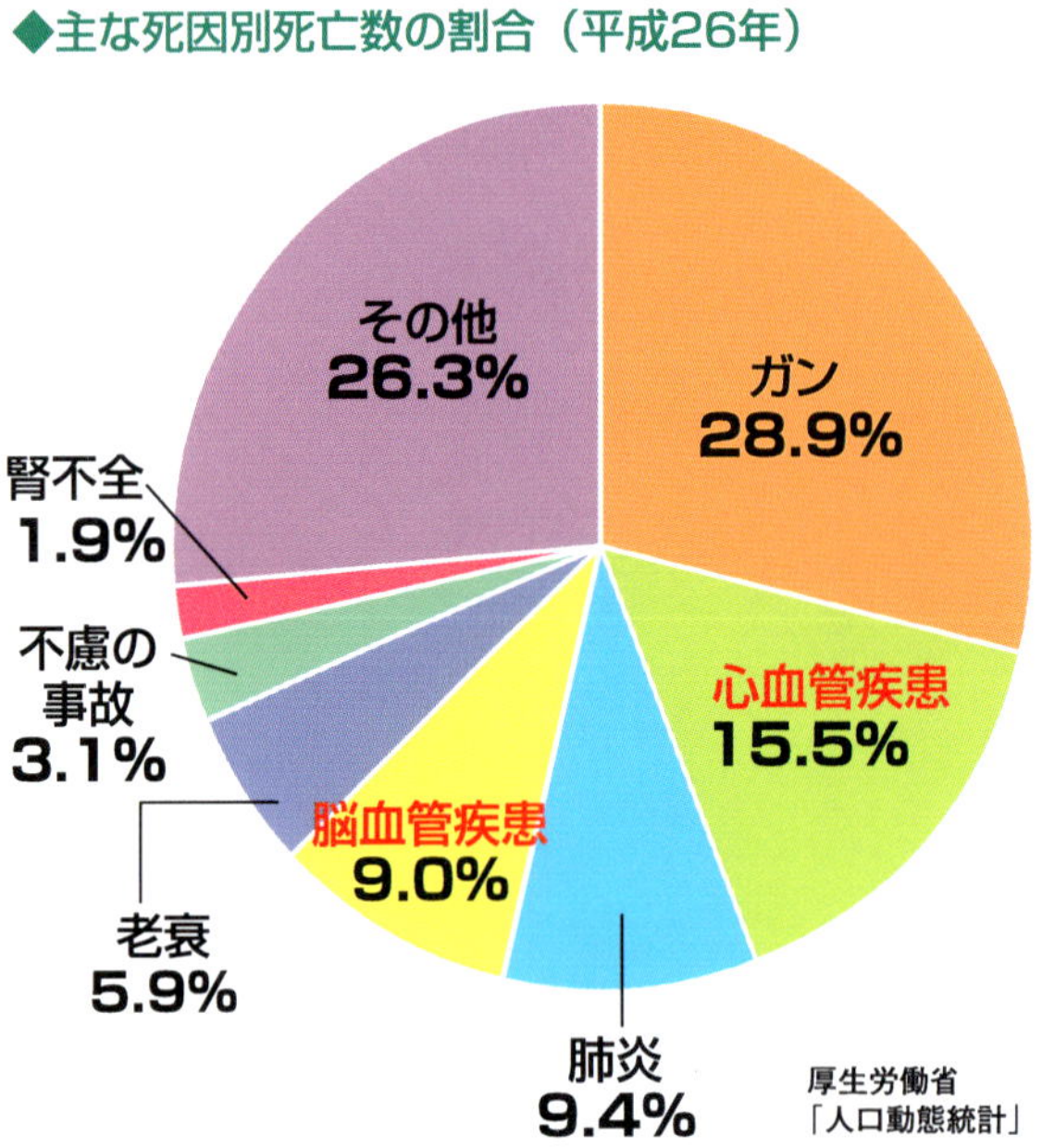

ここで注目したいのは、血管に関係する病気が2位と4位を占めている点です。この2つの死亡理由の合計は、第1位のガンに迫る勢いを示しています。ガンと並んで、死に至る恐ろしい病気として警戒を忘れないのは、血管による病気なのです。

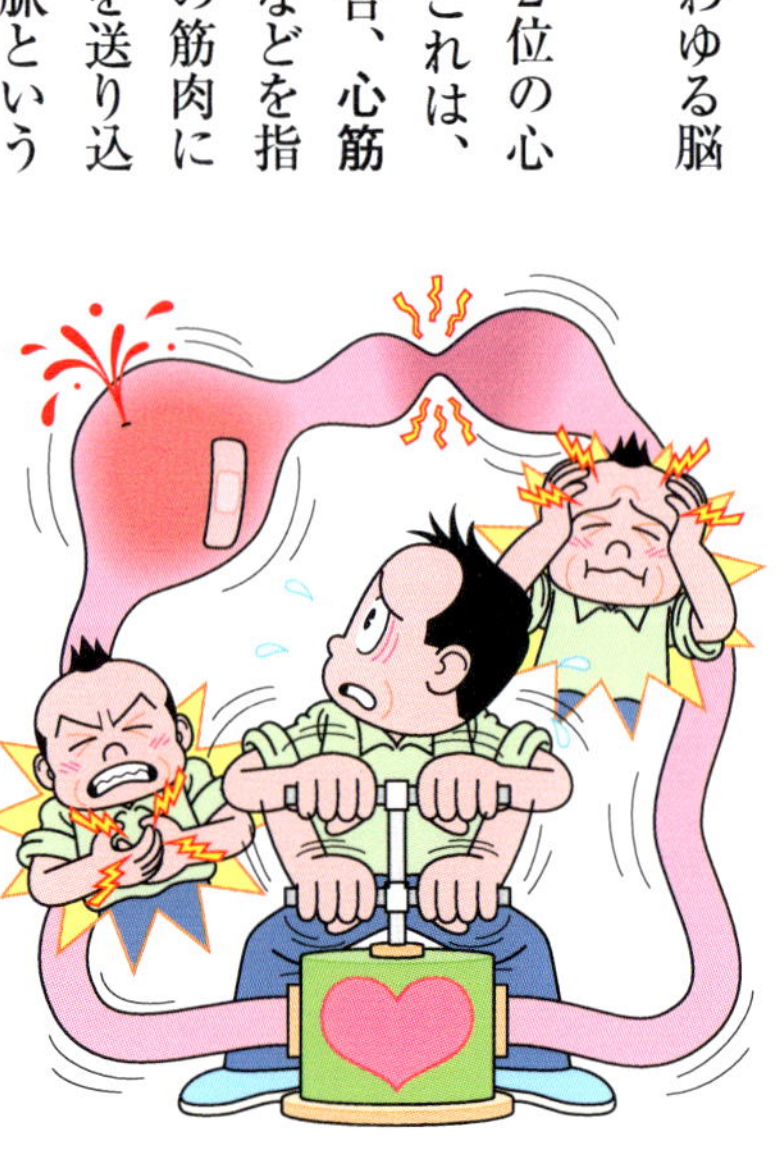

こうした心血管疾患や脳血管疾患などの血管系の病気を引き起こすのが**動脈硬化**です。特に血液中に余分なLDL（悪玉）コレステロールがふえる

動脈硬化の起こりやすい動脈と動脈硬化によって引き起こされる病気

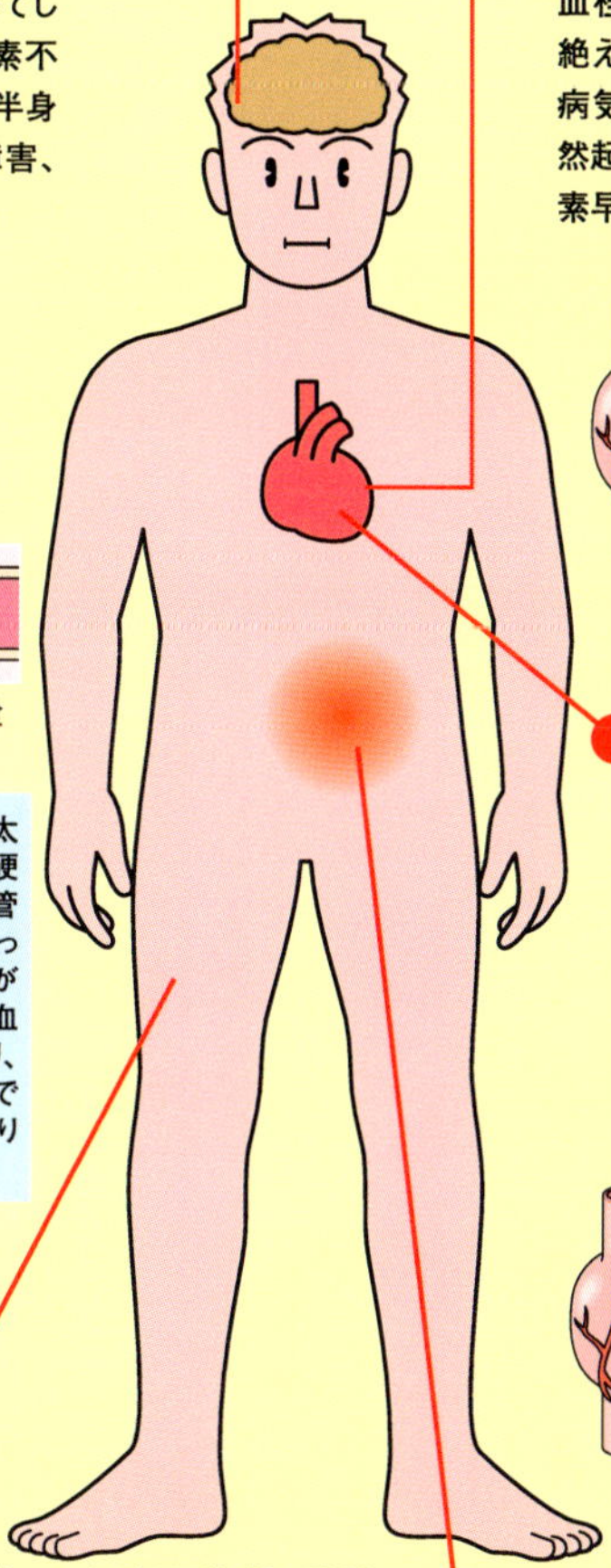

●脳梗塞

脳の動脈に血栓（血のかたまり）が詰まって血流が止まってしまう病気です。脳細胞が酸素不足に陥って壊死してしまい、半身のマヒや感覚障害、言語障害、視野障害などが生じます。

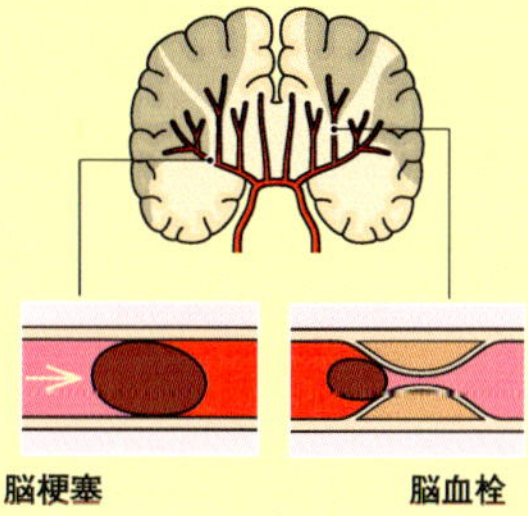

心臓などでできた血液のかたまり(血栓)が血流に乗って脳へと運ばれて、脳の血管で詰まったもの

脳内の比較的太い血管が動脈硬化を起こして血管の内側が狭くなったところに血栓ができて詰まり、血流が悪くなったり、血管をふさいで血流が止まったりしたもの

●心筋梗塞

心臓への血流が極端に減少したり、血栓が詰まることで血流が完全に途絶え、心臓の筋肉の一部が壊死する病気です。胸全体に激しい痛みが突然起こり、長時間続きます。医師による素早い手当が必要です。

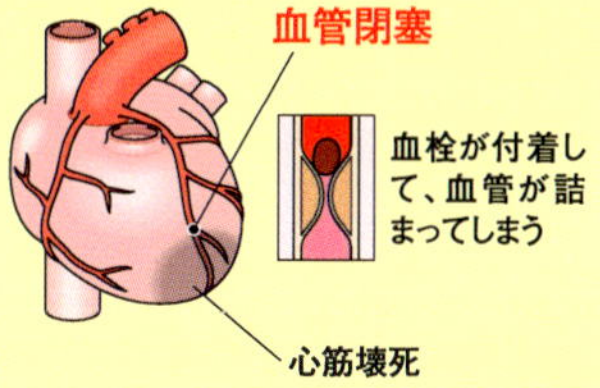

●狭心症

心臓への血流が一時的に滞り、心臓の筋肉が酸素不足に陥って起こる病気です。急に胸に締めつけられるような痛みが出ます。このような発作は、急に走ったり、階段を上ったりしたときに、よく起こります。

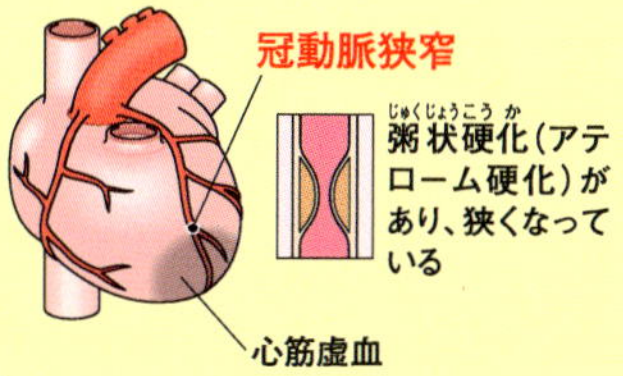

●閉塞性動脈硬化症

太ももの動脈、あるいは太ももへつながる下腹部の動脈などに血栓が詰まって起こる病気です。初期症状として、足に冷えやしびれを感じ、やがて筋肉が痛むようになり、休み休みでないと歩けなくなります。

放置すると壊疽を起こし、足を切断せざるをえなくなることもあります。ほとんどの場合、全身的に動脈硬化を起こしているので、その他の動脈硬化性の病気の発見と治療も同時に進めなければなりません。

●大動脈瘤

次ページ参照

大動脈の位置と大動脈瘤ができやすい場所

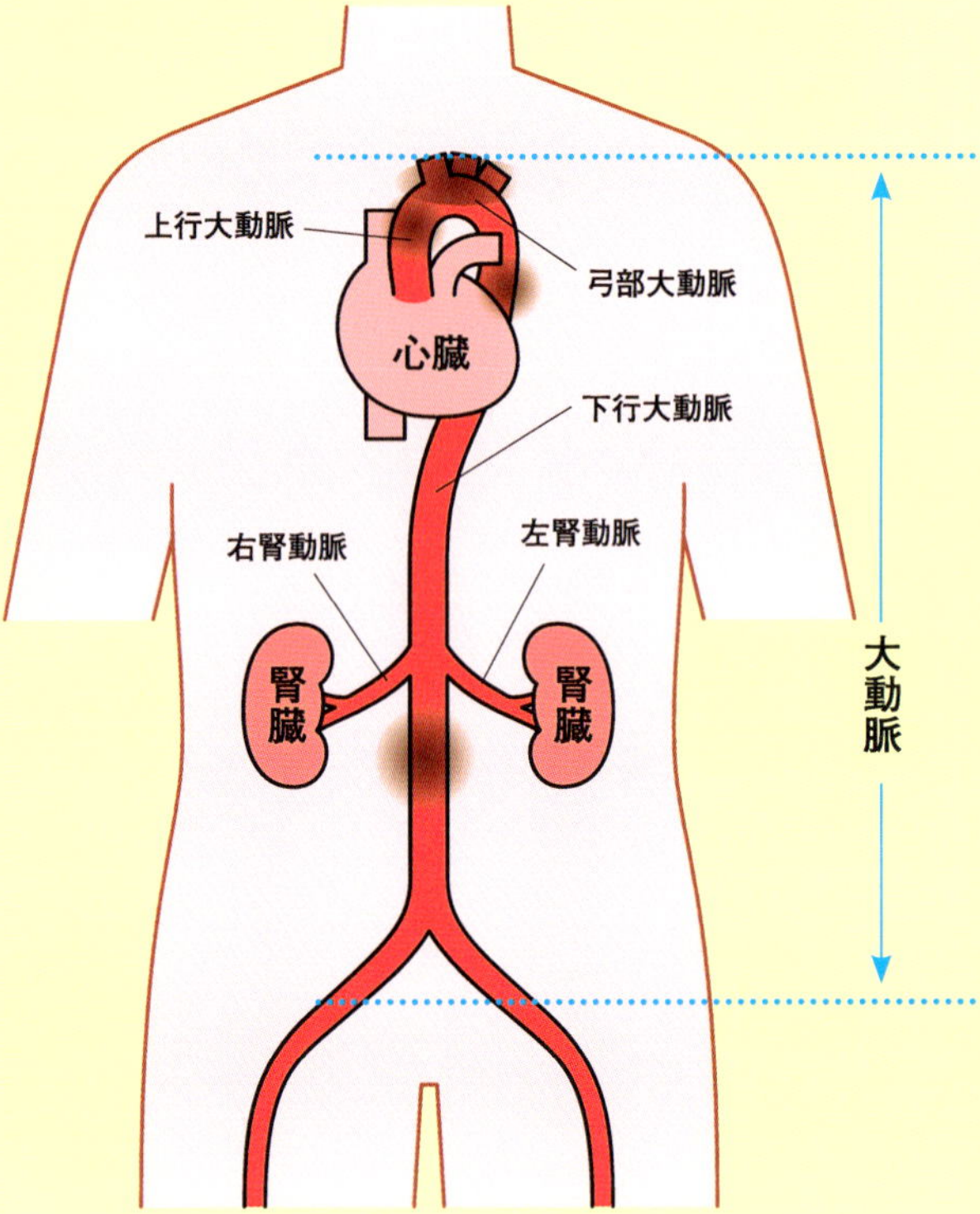

●大動脈瘤

大動脈とは、心臓から送り出された血液を全身へ送る太い血管のことです。ここに動脈硬化が起こると、動脈壁が瘤（こぶ）のようにふくらみます。これが大動脈瘤です。お腹にできることが多く、胸にできる場合もあります。

瘤がふくらみすぎて破裂すると、体内に大出血を起こして死を招きます。このため、早期発見が非常に重要です。手術で瘤をとり去り、人工血管を使って修復することもあります。

と動脈硬化を促進し、これら血管系の病気の発症の危険性を高めます。

動脈は、心臓から勢いよく送り出される血液を全身に運ぶ役割を持った血管で、もともとはとても弾力性に富んでいます。ところが、長い間使われつづけているうちに老化し、しだいに弾力性がなくなって、かたくもろくなっていきます。これが動脈硬化です。

動脈硬化には、**アテローム硬化**、細動脈硬化、中膜硬化の３つの種類があります。ＬＤＬコレステロールが関係するのは、粥状硬化ともいわれるアテローム硬化で、比較的太い動脈に起こりやすいとされます。通常、単に動脈硬化といったときは、このタイプをさすことがほとんどです。

ちなみに、細動脈硬化とは、細い動脈に起きやすい高血圧による病変、中膜硬化とは、動脈を構成する中膜という層にカルシウムがたまってかたくなるもので、老化現象のひとつです。

LDLコレステロールのふえすぎが動脈硬化を起こす仕組みと進行の仕方

LDLコレステロールのふえすぎが、どのように動脈硬化（アテローム硬化）を進めるのか、そのプロセスのあらましを見てみましょう。

動脈の壁の中に変性LDLがたまっていきます

まず、動脈の内側の壁をおおう内皮（内皮細胞）が高血圧や喫煙、ストレスなどのせいで傷つき、ひび割れが生じます。

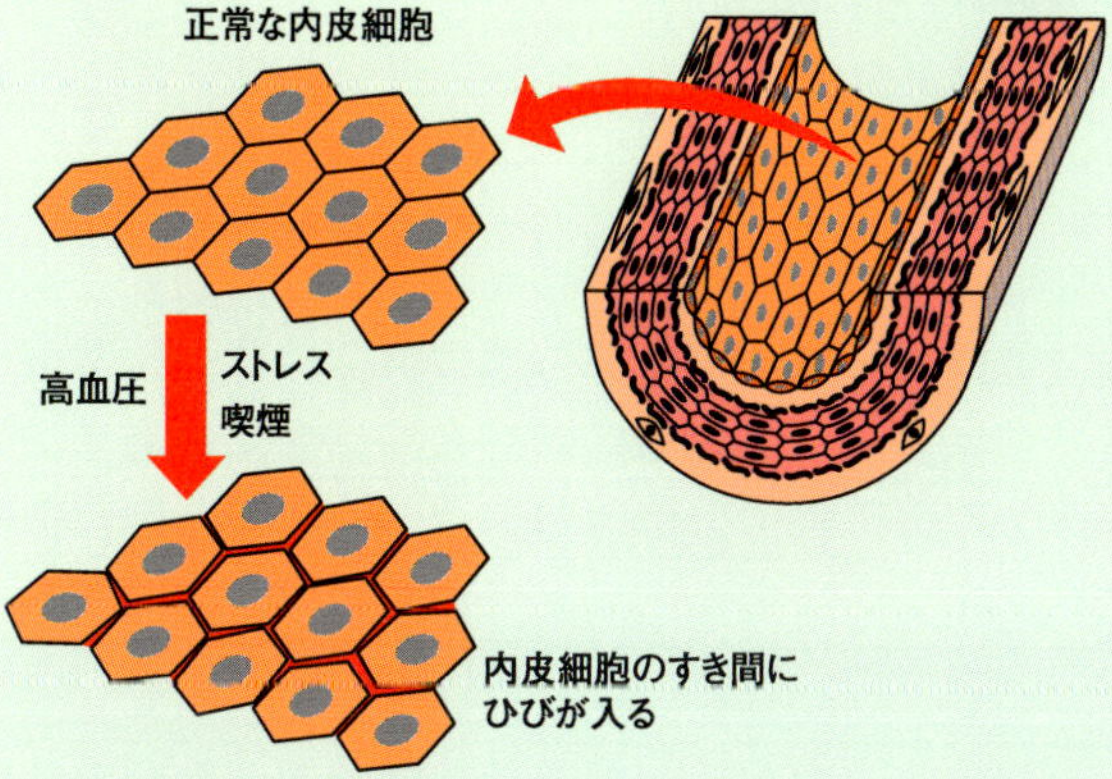

血液中のLDLが多すぎると、内皮細胞のひび割れのすき間にLDLや変性LDLが入り込みます。余ったLDLはいつまでも血液中を回りつづけるため、なかには活性酸素によって酸化された変性LDLもあるのです。こうして入り込んだLDLや変性LDLは、内皮の下の内膜にたまっていき、酸化されていないLDLも酸化されて変性LDLに変わっていきます。

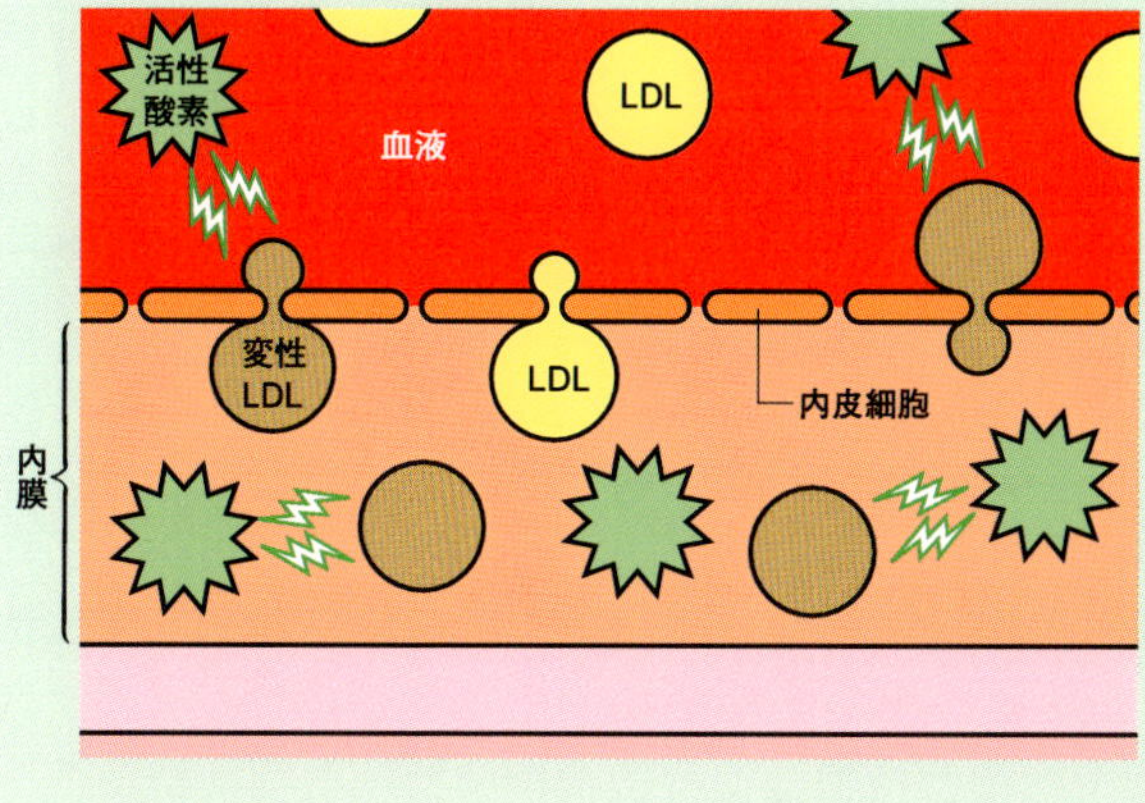

マクロファージが変性LDLを食べて泡沫細胞になります

体には、変性LDLを異物として認識し、排除しようとする働きがあります。白血球の一種である単球が集まってくるのです。単球は血管壁の内膜にもぐり込むと、マクロファージという大型の細胞に変身します。マクロファージは、異物を補食する働きを持っており、変性LDLを包み込んで食べてしまいます。マクロファージは変性LDLを食べつづけますが、分解することができないため自らの中に変性LDLに含まれていたコレステロールをため込む一方でしだいに大きくなり、脂質の滴が泡のように見える泡沫細胞となります。

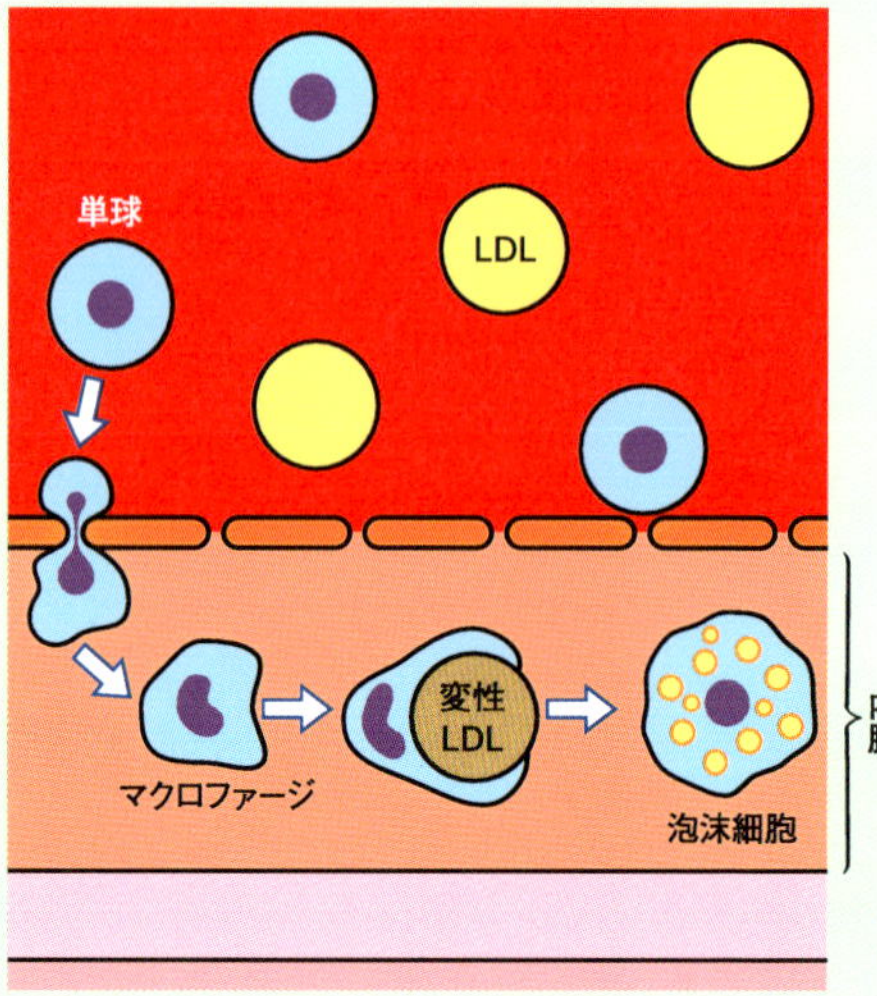

動脈壁の中にドロドロとしたプラークができます

やがて泡沫細胞はコレステロールをため込みすぎで破裂します。すると内膜には、コレステロールや泡沫細胞の残骸によるお粥状（アテローム性）のドロドロとしたかたまり(プラーク)ができます。これが動脈硬化の病巣で、粥腫(アテローム性プラーク)と呼んでいます。

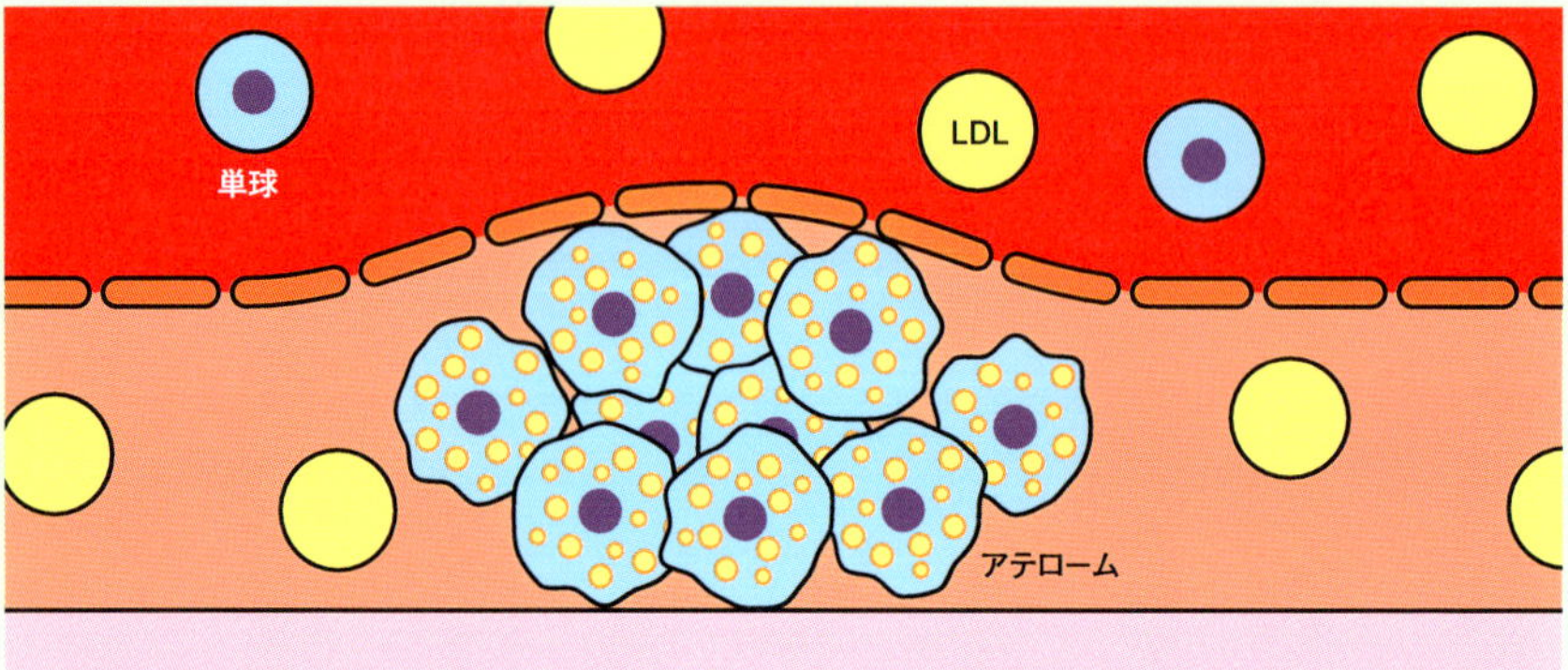

動脈の内側の壁がコブのように盛り上がってきます

プラークがしだいに大きくなっていくと、動脈の内側の壁の一部がしだいにコブのように盛り上がり、血液の通り道である血管の内腔（血管の内側の空洞部分のこと）を狭くすると同時に、血管はますます弾力性を失ってかたく、もろくなります。これがアテローム硬化です。

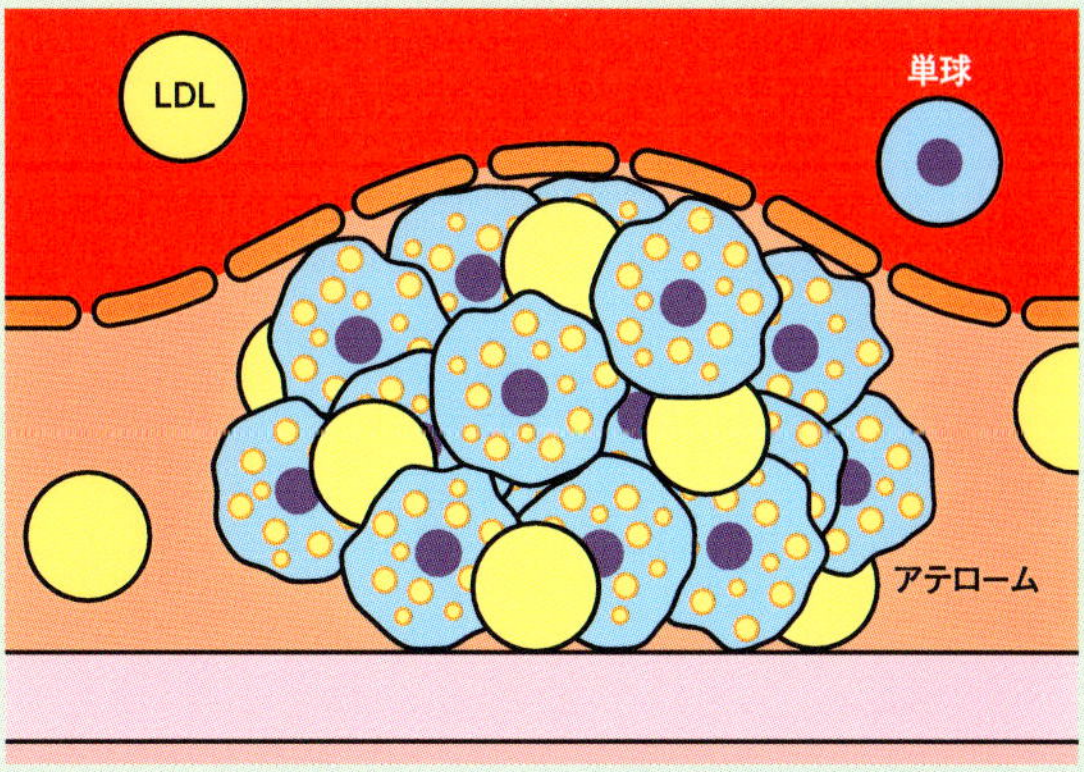

血流が滞りやすくなり、血栓もできやすくなります

この動脈硬化が起きてくると血液の流れが滞りがちになるだけでなく、血栓をつくる要因になります。血栓とは、血管を流れる血液が固まってできる、かさぶたのようなものです。血管の内側にできたコブ（脂質プラーク）の表面は薄く、ちょっとした刺激で傷つき破れると、その傷口を治そうと血小板が集まり、血栓ができやすくなるのです。

さて、そうしてできた血栓が狭くなった血管の内腔に引っかかって動脈を詰まらせることがあります。すると血流が途絶え、血液によって運ばれる酸素や栄養が臓器に送られずに、その先の組織が壊死します。脳の動脈が詰まって引き起こされるのが脳梗塞で、心臓への血液の通り道が詰まって起こるのが心筋梗塞です。こうした死に至る病気の大きな要因が、LDLコレステロールのふえすぎというわけです。

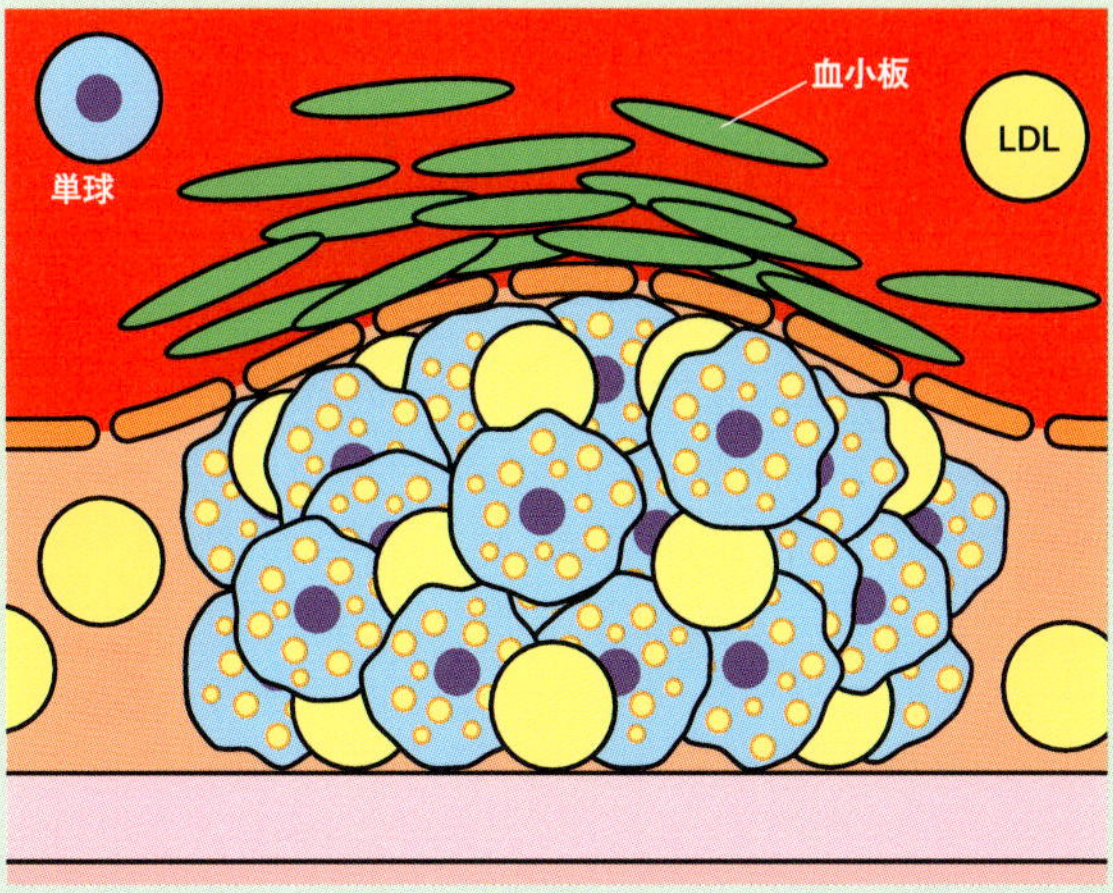

活性酸素で酸化された変性ＬＤＬも動脈硬化の進行を促進する要因です

◆動脈硬化を起こすのは酸化したＬＤＬ

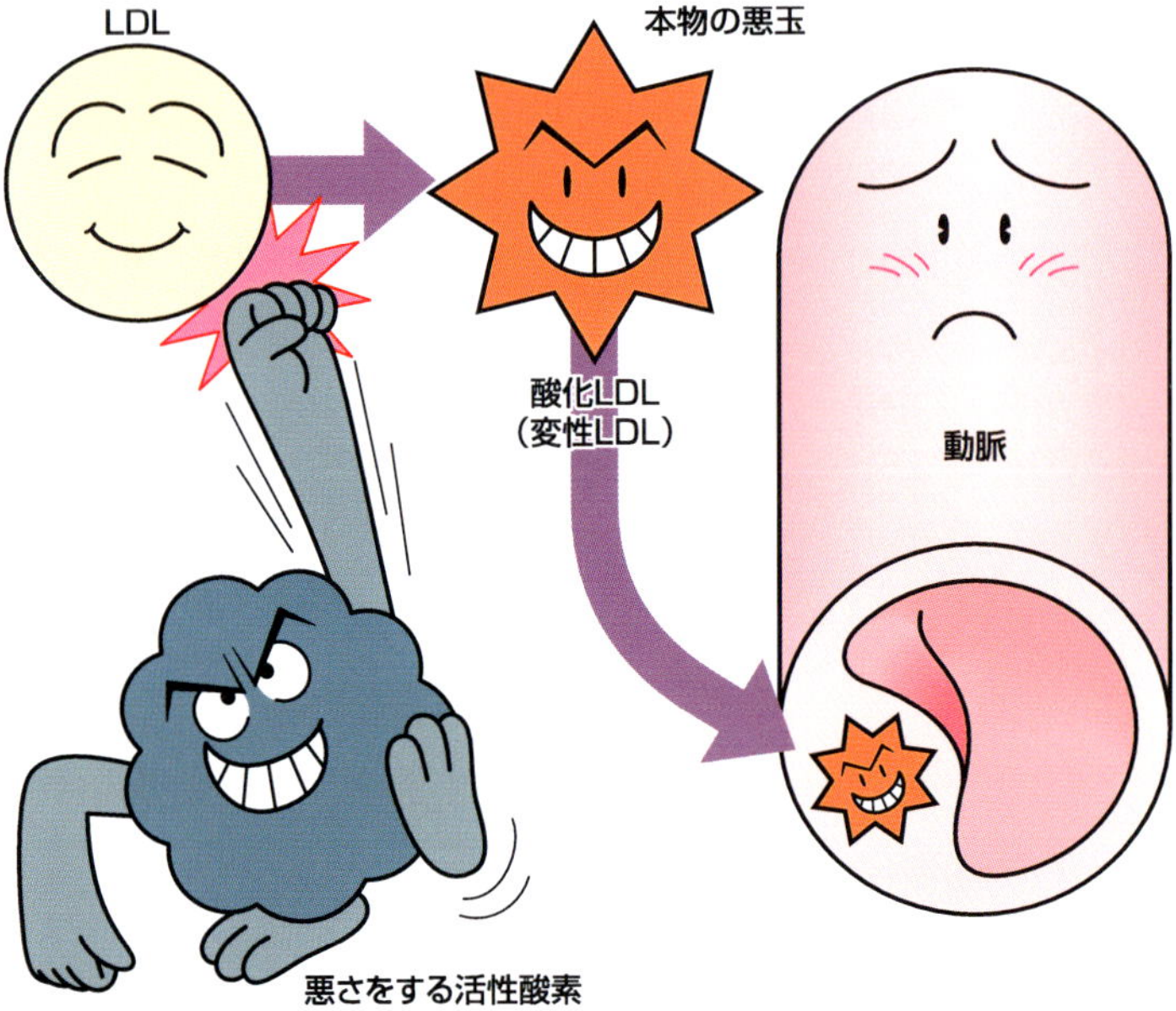

動脈硬化を進める大きな要因のひとつがＬＤＬが多すぎることですが、35ページでふれたように、実はそのＬＤＬが**酸化**（酸素と結合すること）することも要因です。

　ＬＤＬは細胞にコレステロールを運ぶ役割を担ってはいるものの、血液中のＬＤＬのすべてが細胞にとり込まれるわけではありません。細胞はその表面にある受容体の数を調節することによって必要な分だけＬＤＬコレステロールをとり込んでいるのです。このため、ＬＤＬがふえすぎると、細胞内にとり込まれないで余ったＬＤＬが血液中を浮遊するようになります。

　そうしたＬＤＬが酸化すること、つまり**変性ＬＤＬ**も問題なのです。

　ＬＤＬを酸化させるのは、実は、活性酸素という物質です。

　活性酸素とは、体を酸化させる攻撃性の強い酸素です。本来、活性酸素は、呼吸によって人間の体内に自然に発生するもので、侵入してくる菌や異物を溶かすために必要な体を守る機能です。しかし、活性酸素がふえすぎ

◆体内の活性酸素をふやすファクター

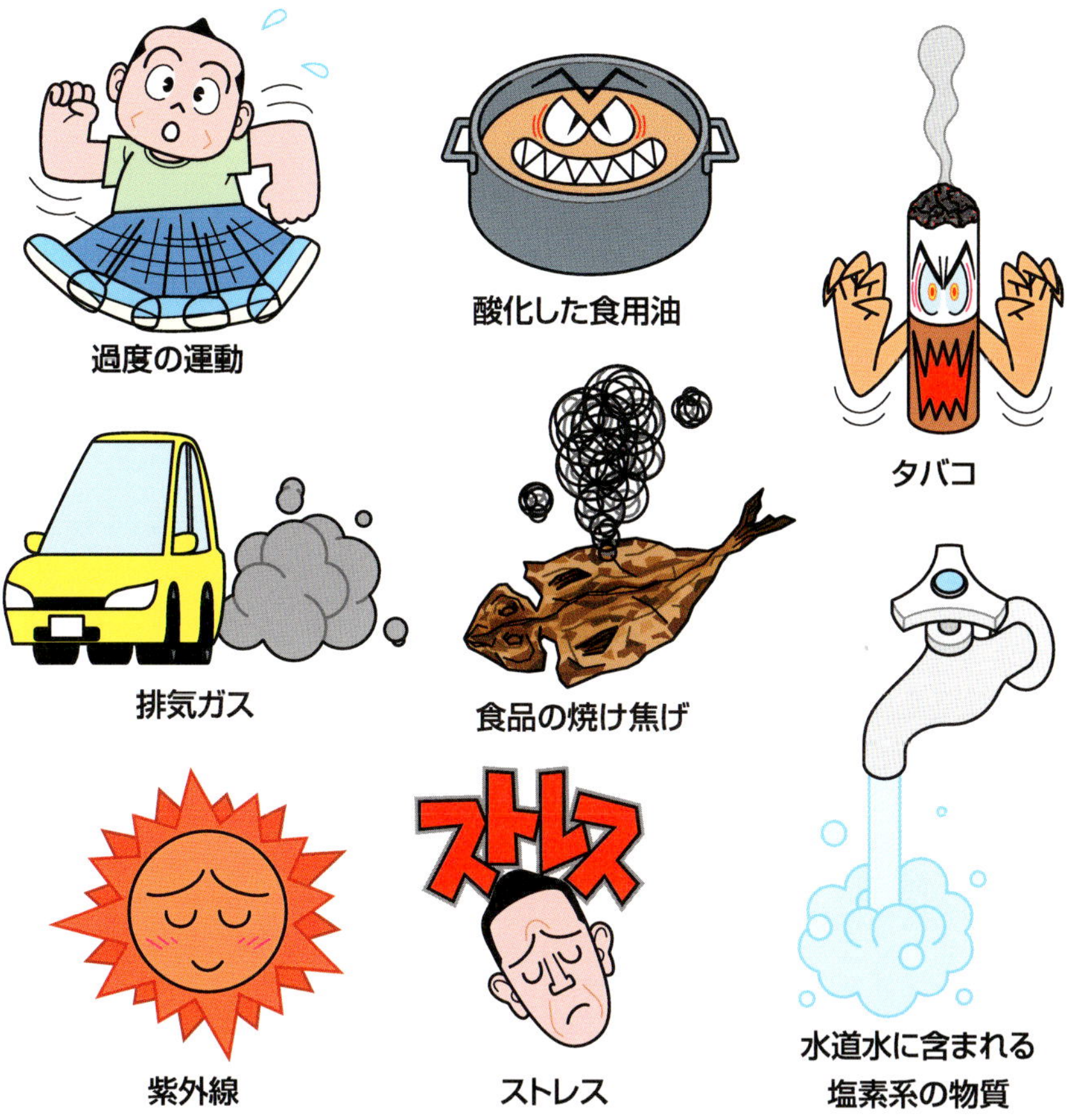
過度の運動
酸化した食用油
タバコ
排気ガス
食品の焼け焦げ
ストレス
紫外線
ストレス
水道水に含まれる
塩素系の物質

ると、体内の組織や細胞なども攻撃し傷つけます。ＬＤＬもその攻撃を受けて酸化し、その酸化したＬＤＬが、動脈硬化の進行を促進する要因になるのです。

実は、活性酸素は血管壁の細胞そのものをも傷つけます。

活性酸素は細胞膜の脂質（不飽和脂肪酸）を酸化させて**過酸化脂質**という有毒物質をつくり、その過酸化脂質は周囲の細胞を連鎖反応で次々と酸化して、過酸化脂質はどんどんふえていきます。こうして過酸化脂質がたくさん生じ、血管壁は傷つくのです。その傷からもＬＤＬや酸化ＬＤＬがしみ込みますし、傷ついた部分には止血のため血小板が集まって凝固し、血栓をつくることにもつながります。

活性酸素がふえすぎる原因としては、**紫外線**や**タバコ**、**排気ガス**、**大気汚染**、**農薬**、**食品添加物**、**酸化した食用油**、漂白剤などが考えられます。また、**強いストレス**を感じたり、**はげしい運動**をしても活性酸素はふえます。

血栓ができやすい状態では動脈硬化性疾患が起こりやすくなります

血栓は、血液中の血小板という成分が凝集する(＝集まりくっついてかたまりになる)作用が引きがねとなって生じます。心筋梗塞や脳梗塞は、動脈硬化で狭くなった血管にこの血栓が詰まって起こるため**血栓症**と呼ばれます。

しかし、この血小板が凝集する作用のおかげで、たとえばケガをしたりして皮膚から出血しても、その傷口をふさごうと血のかたまり（かさぶた）をつくることで多くの血を失わずにすみますし、破れた血管なども補修されます。

一方、私たちの体内には、不要な血栓を溶かしてくれる**プラスミン**という酵素が存在し、血液の循環をスムーズにしています。このプラスミンをつくるのが**TPA**という酵素です。

TPAは、血管の内側の壁をおおっている内皮細胞でつくられ分泌されますが、動脈硬化などで血管自体が弱り血管の内側の壁がボロボロになると、つくられるTPAの量が減ってきます。また、メタボリックシンドローム（43～45ページ参照）を起こすと血液中にふえてくるPAI-1と呼ばれる生理活性物質（46ページ参照）が、TPAの働きを抑えて血栓を溶けにくくします。

こうした状態が動脈硬化性疾患を起こしやすくするのです。

◆血栓を溶かすメカニズム

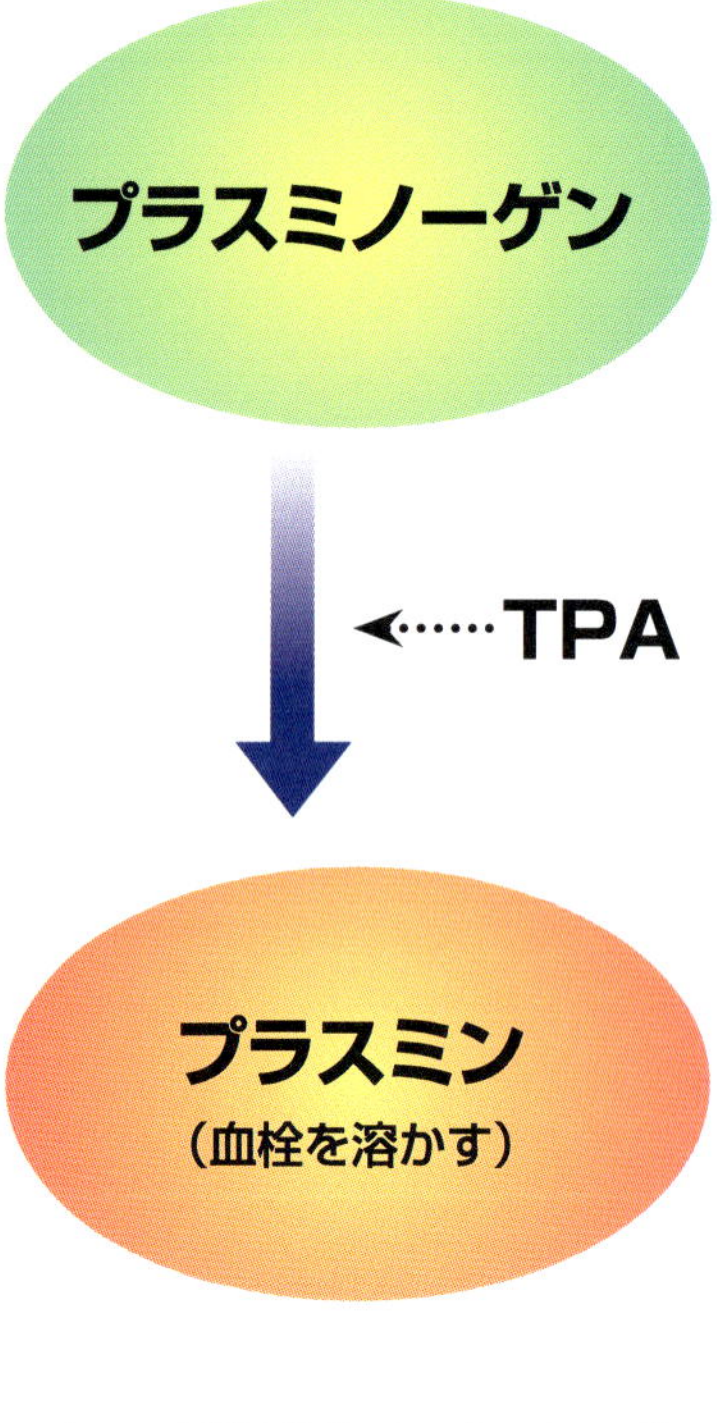

ふだんは不活性な物質であるプラスミノーゲンは、TPAによって、血栓を溶かす作用のあるプラスミンに変わります。ところが、動脈硬化で血管が弱るとTPAの量が減って、結果、プラスミンも減り、血栓が溶けにくくなります

脂質異常症のほかにも動脈硬化を引き起こす危険因子はあります

糖尿病と高血圧、それに喫煙が加わると最悪です

動脈硬化の**危険因子**（病気を引き起こしたり、悪化、進行させる要因）で最も問題となるのが、LDLコレステロール値が高くなるなどの脂質異常症ですが、それだけではありません。高血圧や喫煙、糖尿病、ストレスなども動脈硬化の危険因子です。

なかでも**糖尿病**（糖代謝異常）は、脂質異常症と並ぶ重大な危険因子で、この二つが重なると、動脈硬化の進行にいっそう拍車がかかります。

この二つに、さらに**高血圧**を加えたものを動脈硬化の**三大危険因子**といってもいいでしょう。

高血圧とは、心臓から送り出された血流が血管壁にかける圧力が強すぎる状態です。その高い圧力によって、すでに説明したように動脈の内側が傷つきます。

高血圧に脂質異常が重なると、この傷に血液中にだぶついたLDLなどがしみ込みやすくなり、動脈硬化のきっかけになります。そこへ、さらに高い圧力がかかると、LDLが血管壁にすり込まれ、いっそう動脈硬化を悪化させます。

ここに、**喫煙**が加われば、最悪です。

心筋梗塞などの心臓病による突然死の割合をみると、喫煙者は非喫煙者にくらべて4倍も高いことがわかっています。タバコには血圧を上昇させ、血液を固まりやすくする作用があるのです。

しかも、喫煙者や高血圧の人、それに糖尿病の人や閉経後の女性はLDLが活性酸素によって酸化されやすいといわれ、動脈硬化もふえる傾向にあります。

脂質異常症の治療目標は、コレステロールなどの脂質値を改善することにあります。しかし、目的はあくまでも動脈硬化を起こしたり進行したりするのを防ぐことです。その目的を達成するには、脂質異常症の改善だけでなく、高血圧や糖代謝異常の改善や禁煙も欠かせません。

◆動脈硬化と動脈硬化のせいで起きる病気の危険因子

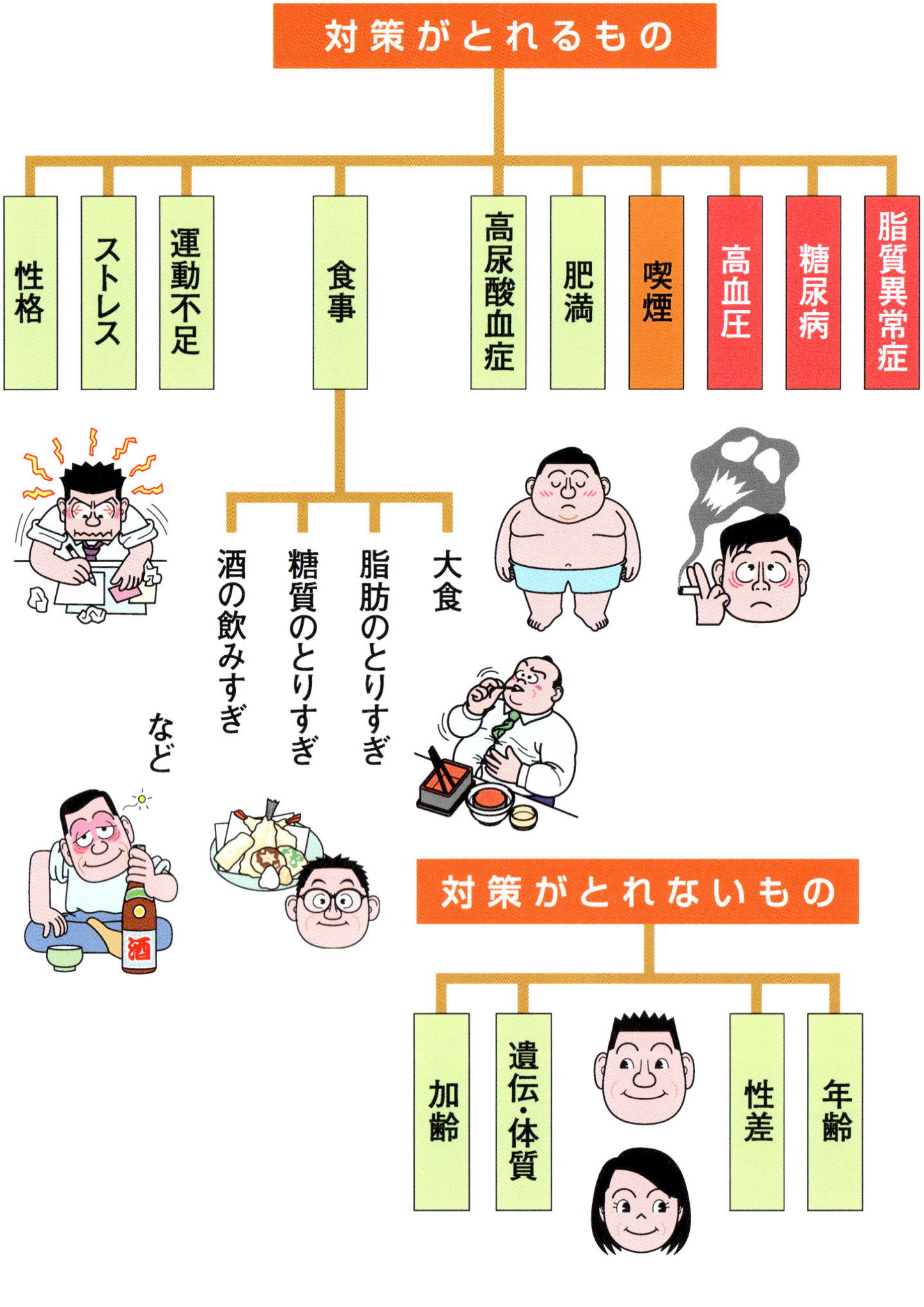

メタボリックシンドロームも動脈硬化の大きな危険因子として注意が欠かせません

内臓脂肪型肥満をベースにした動脈硬化が進みやすい状態

中性脂肪は筋肉など全身の組織に運ばれ、活動に必要なエネルギーとして利用されます。すぐに使われない余った分は、体脂肪として蓄えられます。

小腸を包んで支えている膜を腸間膜といいますが、主にこの腸間膜にくっついてたまった体脂肪が**内臓脂肪**です。この内臓脂肪がふえすぎた状態を、**内臓脂肪型肥満**と呼びます。

内臓脂肪型肥満であることに加えて、中性脂肪値が高め、またはＨＤＬ（善玉）コレステロール値が低めであること、血圧が高めであること、血糖値が高めであることなどが2つ以上重なると、**メタボリックシンドローム**（内臓脂肪症候群）と呼ばれる状態を招きます。動脈硬化がぐんと進みやすく、心筋梗塞や脳梗塞などの動脈硬

◆お腹に脂肪がどうついているのか　ＣＴスキャンで見てみると（模式図）

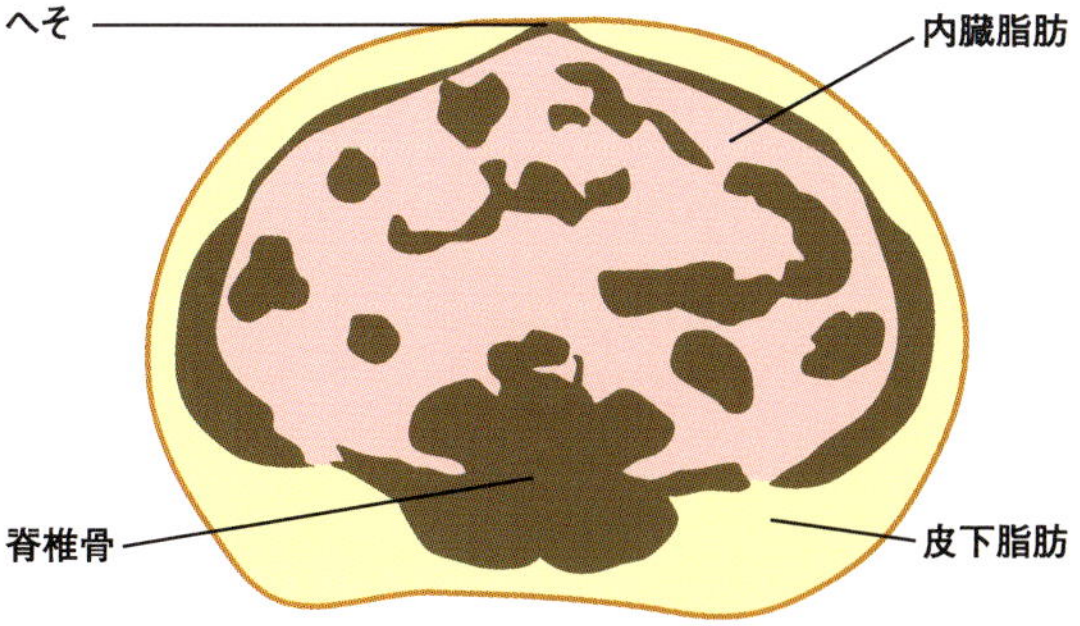

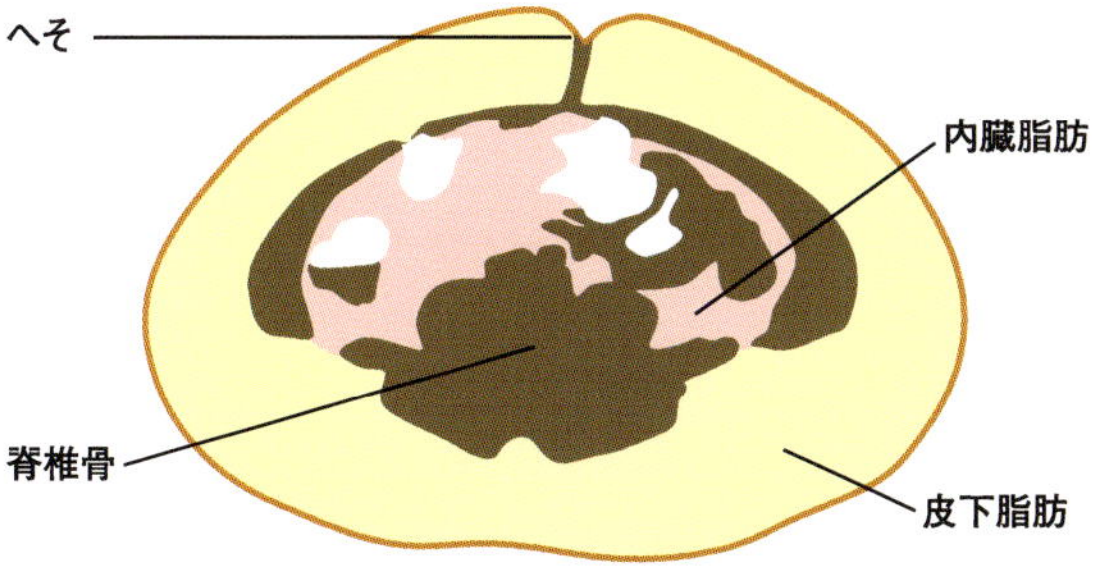

CTスキャンとは、いわば胴体の輪切り写真で行う検査方法のこと。胴回りのサイズが同じでも、人によって中身が異なります。上は内臓脂肪型肥満の人の場合で、臓器と臓器のすき間などに内臓脂肪が蓄積しています。下は、皮下脂肪型肥満の人の場合で、腰の周りやおへその周辺に皮下脂肪がついていることがわかります

化性疾患を引き起こす確率が非常に高くなるのです。

LDLコレステロール値が高くなることとは別個の動脈硬化の危険因子です

実は、メタボリックシンドロームの診断基準には、LDL（悪玉）コレステロールの増加が入っていません。これは、メタボリックシンドロームが、LDLコレステロール値が高くなること（高LDLコレステロール血症）とは別個の、独立した動脈硬化を進める危険性の高い状態だからです。

血糖値や血圧値が高いこともメタボリックシンドロームの条件ですが、糖尿病や高血圧の診断基準より少し低めの血糖値や血圧値が基準値になっています。すなわち、血圧値の上昇については正常高値と呼ばれる範囲が、また、血糖値の上昇については糖尿病の疑いのある段階の数値が採用されています。

つまり、メタボリックシンドロームでは、**脂質値、血糖値、血圧値のひとつひとつについて、少しずつ悪い状態が集まっていることが問題**なのです。

高LDLコレステロール血症とメタボリックシンドロームが重なると、動脈硬

◆メタボリックシンドロームの診断基準

この診断基準は、2005年4月にメタボリックシンドローム診断基準検討委員会が発表したものです

❶内臓脂肪の蓄積がある

おへその位置でのお腹まわりサイズ（腹囲）が
- ●男性 85cm以上
- ●女性 90cm以上

である

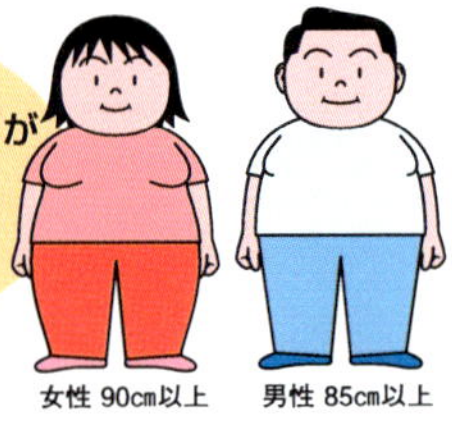

↓ はい

以下の3項目に、あてはまる項目がある

❷血中脂質値の異常

血中脂質値について
- ●中性脂肪値が150mg/dℓ以上
- ●HDL（善玉）コレステロール値が40mg/dℓ未満

この2つのどちらか一方、または両方があてはまる

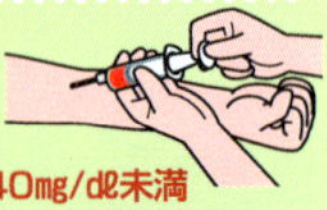

❸血圧高値

血圧値について
- ●収縮期血圧（上）が130mmHg以上
- ●拡張期血圧（下）が85mmHg以上

この2つのどちらか一方、または両方があてはまる

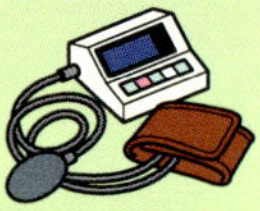

❹高血糖

血糖値について
- ●空腹時血糖値が110mg/dℓ以上

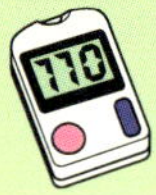

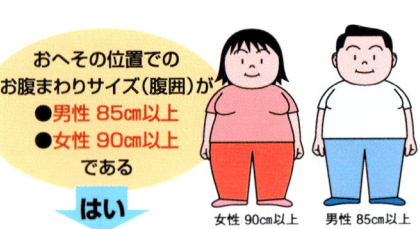

2項目以上あてはまる → **あなたはメタボリックシンドローム該当者です！**

化がいっそう進みやすくなるため、両方に対して治療を行わなければなりません。

脂肪細胞から動脈硬化を進める物質が分泌されます

最近の研究で、内臓脂肪など体脂肪がたまってくると、その脂肪細胞から、さまざまな種類の**生理活性物質**が血液中に分泌されることがわかってきました。動脈硬化を進めるＰＡＩ－1や、血圧を上げるアンジオテンシノーゲン、免疫機能に関わるアディプシンなどの物質が分泌されるのです。

ただ、こうした有害な働きをするものがある一方、体に蓄えられる脂肪が適量であれば、傷ついた血管の壁を修復するなどの働きを持つアディポネクチンのような善玉の生理活性物質が分泌されます。

◆お腹まわりサイズ（腹囲）の正しいはかり方

腹囲は通常、ズボンやスカートのウエストサイズをはかるときの位置よりやや下のおへその高さで水平にはかります

一般的な測り方

❶リラックスした立ち姿勢で、両腕は自然に下げる

❷おへその高さにメジャー（巻き尺）を合わせる

❸メジャーが床と平行になるように、お腹まわりをグルッと一周させる。メジャーが斜めにならないように注意

❹軽く息を吸ってから吐き出したときにはかる。お腹に力が入らないように注意

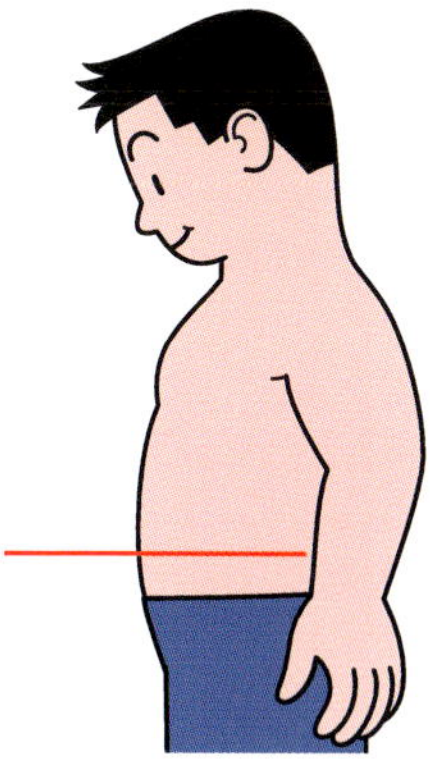

お腹の脂肪が多く、おへその位置が下がっている場合

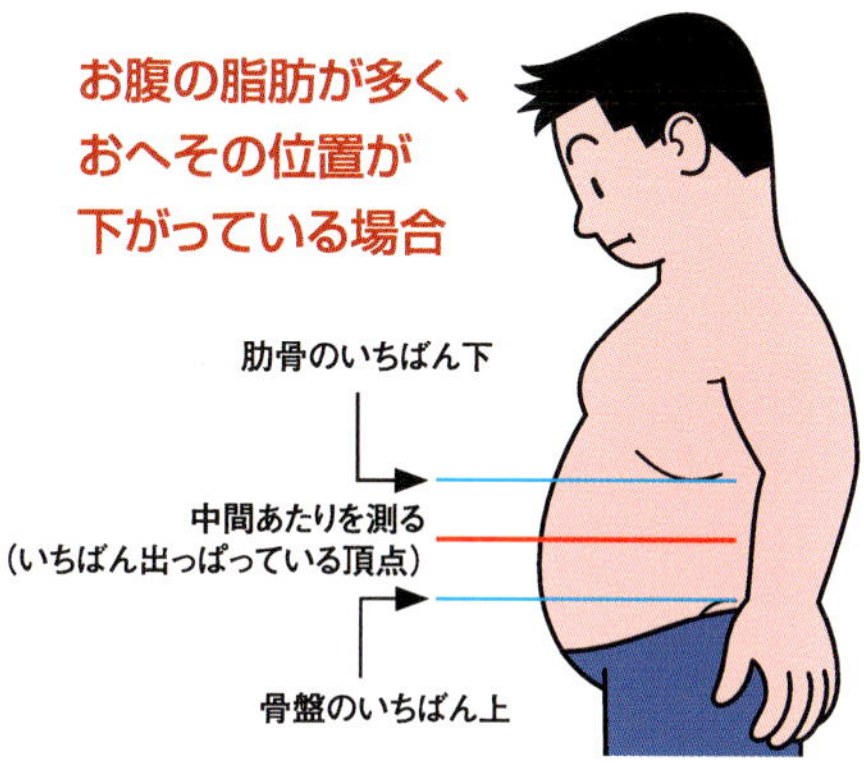

◆内臓脂肪型肥満の可能性の高い人

一般的に、次のような人は内臓脂肪型肥満の可能性があります。

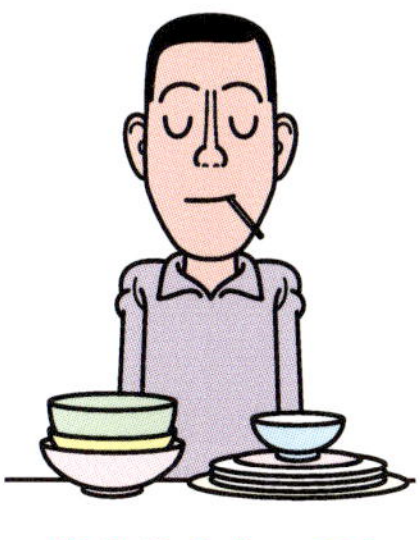

やせの大食いの人

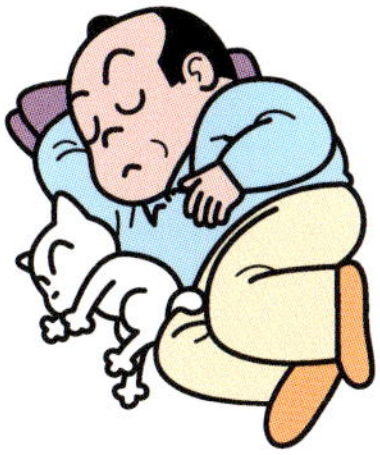

運動不足の人

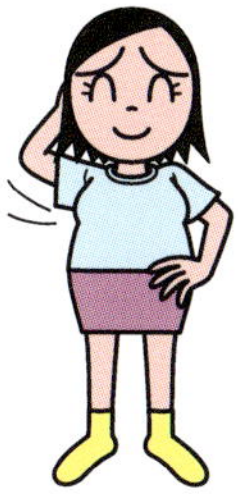

手足に対してウエストが太い人

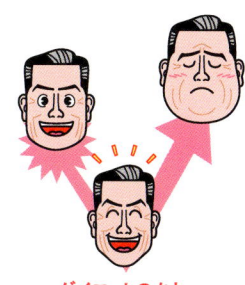

ダイエットのあと、リバウンド(反動で太ること)したことがある人

◆脂肪細胞からは、さまざまな生理活性物質が分泌されます

生理活性物質には、動脈硬化や高血圧を進行させたり、糖や脂質の代謝に異常を引き起こしたり、また免疫機能に異常を引き起こしたりといった作用を持つものがある一方、体脂肪が適量であれば、傷ついた血管の壁を修復するなどの働きを持つものもあります

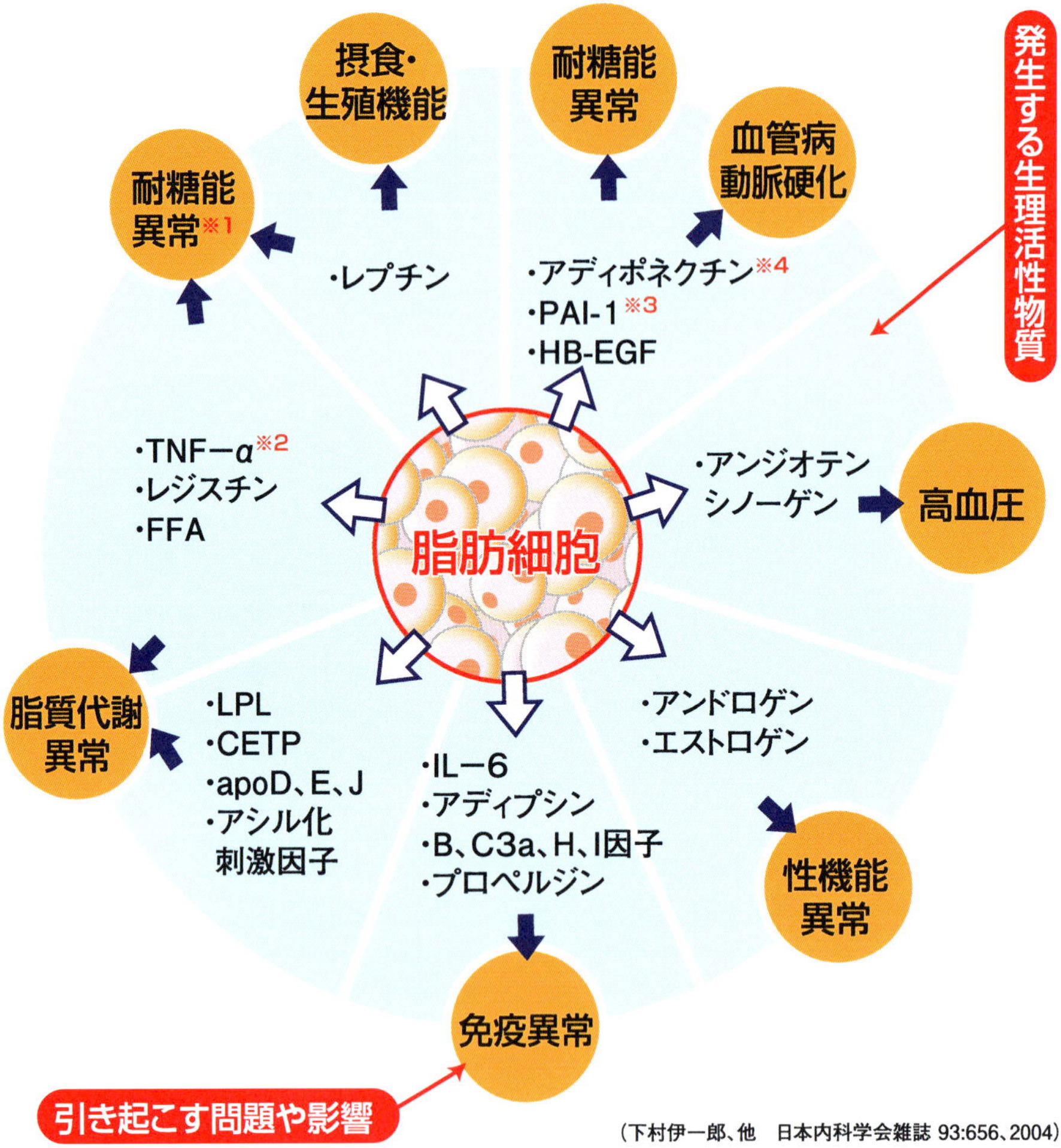

（下村伊一郎、他　日本内科学会雑誌 93:656、2004）

※1 耐糖能異常
耐糖能とは、上昇した血糖値を正常に戻す働きのことで、これは、膵臓から分泌され血糖値を下げる働きをするインスリンの分泌反応や分泌量、作用によって決まります。耐糖能異常とは、この働きが不調になり、血糖値が下がりにくくなった状態です。

※2 TNF−α
TNF−αは本来は腫瘍壊死因子、つまり、腫瘍をやっつけてくれる物質です。ガンの末期などにも体の組織からたくさん分泌され、ガン細胞を攻撃することでも知られています。ただ、このTNF−αが分泌されると、筋肉や脂肪組織でのインスリンの働きが悪くなります（52〜53ページ参照）。

※3 PAI−1
PAI−1（パイワン）には、血栓（血のかたまり）をつくりやすくする働きがあります。血栓ができやすければ、当然、動脈硬化を進めやすくします。

※4 アディポネクチン
アディポネクチンは、脂肪組織でつくられて血中を流れており、傷ついた血管の壁を修復するなど動脈硬化を防いだり、インスリンの働きをよくするといった善玉的な性質を持っています。しかし、内臓脂肪がたまると分泌が悪くなり、血中濃度が下がります。

Part3

これらの理由で、悪玉コレステロール値は上がり、善玉コレステロール値は下がります

食べすぎなどエネルギーのとりすぎがLDLコレステロール値を上げる理由です

必ずしもコレステロールの多い食べ物のとりすぎが理由ではありません

血液中のLDLコレステロールの量は、自動調節作用によって適正にコントロールされ、それほど変動しません。にもかかわらずLDLコレステロール値が高い人、高くなる人がいるのは、さまざまな理由があります。

その主な理由は、問題のある食生活です。

一般には、コレステロールが多く含まれる食べ物のとりすぎが、その理由と思われがちです。しかし、それだけでは、私たちの体内のコレステロール量にはあまり影響がないと考えられます。なぜなら、コレステロールの70～80％は体内でつくられていて、このコレステロールの合成は、食事からのコレステロールの増加で抑制されるような調整が働くからです。

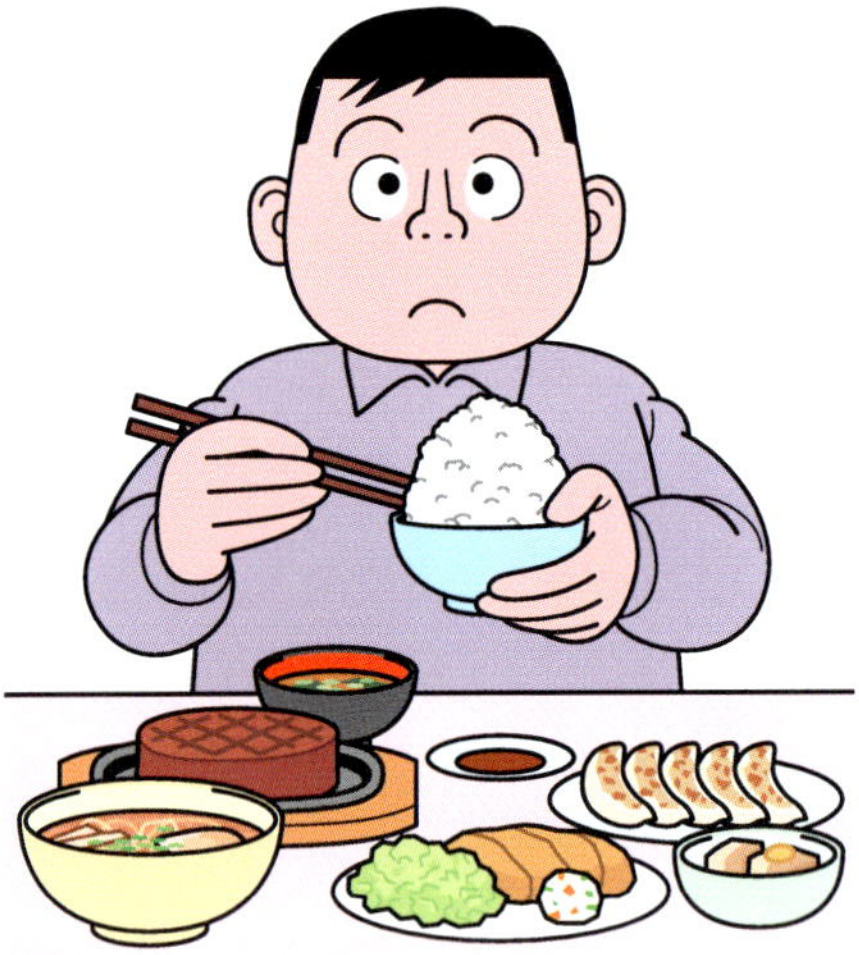

実は、むしろ**食べすぎなどエネルギーをとりすぎることが、LDLコレステロールがふえる理由です。**

食べすぎによるVLDLの合成が、結果的にLDLコレステロール値を上げます

エネルギー源になるのは、食物に含まれる3大栄養素の、糖質（炭水化物）、タンパク質、脂肪です。タンパク質は、私たちの体を形づくるだけでなく、エネルギー源にもなります。脂肪も、もちろんエネルギー源になります。これらのうち、糖質がエネルギー源の大半を占めています。

ご飯やパンなどの主食に多く含まれるデンプンや砂糖などが糖質で、実際にエネルギー源になるのは、これら

◆食事でとった糖質と脂肪が中性脂肪として体に蓄えられるプロセス

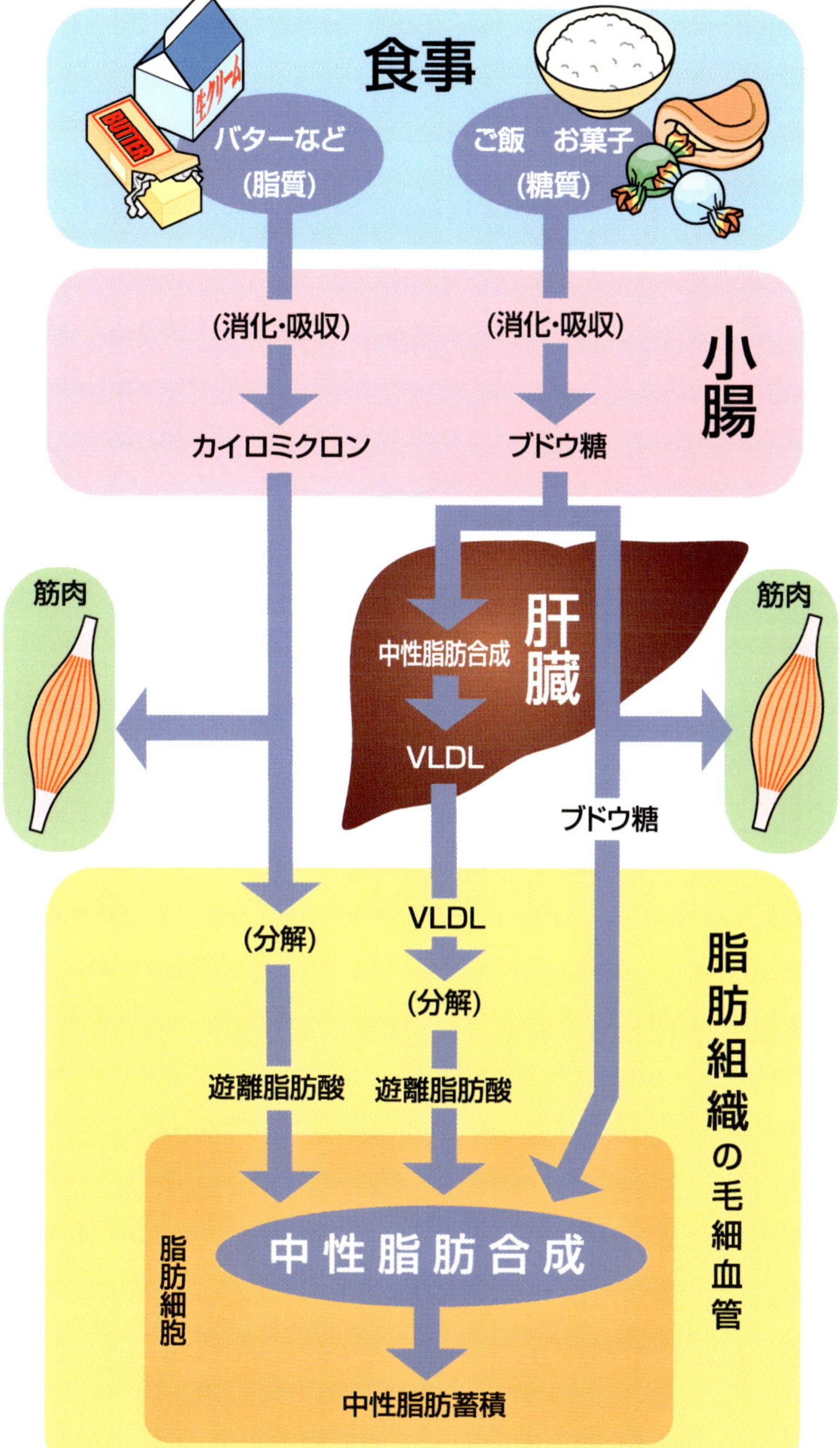

が胃や腸で分解されてできるブドウ糖です。

脂肪（中性脂肪）のほうも、すでに説明したように、小腸からカイロミクロンの形で血液に入り、全身の組織で、遊離脂肪酸に分解されてエネルギー源として利用されます。

食べすぎたり、運動不足になったりすると、エネルギー源として使いきれず、カイロミクロンの中性脂肪は余ります。この余った分は、遊離脂肪酸に分解されてから再び中性脂肪に合成されて脂肪細胞（脂肪組織）に蓄えられます。なお、余った中性脂肪の一部はカイロミクロンレムナントとして肝臓に運ばれ、分解されて脂肪酸になります。

また、消費されずに残ったブドウ糖も、中性脂肪に変えられてやはり皮下脂肪や内臓脂肪として蓄えられるだけでなく、肝臓にも運ばれて蓄えられます。

その肝臓では、食べすぎによって、コレステロールの合成が高まる一方（24～25ページ参照）、この蓄えられたブドウ糖や、脂肪酸を原料にして中性脂肪がどんどんつくられます。このときの脂肪酸は、カイロミクロンレムナントの分解によるものと、脂肪組織から放出されたもの（くわしくは51ページ参照）です。

こうしてつくられた中性脂肪とコレステロールは、必要以上に多くのＶＬＤＬとして合成され、血液中に放出されます。ＶＬＤＬは最終的にＬＤＬに変化するわけですから、食べすぎが結果的にＬＤＬコレステロールをふやすことにつながるのです。

◆肝臓では脂肪酸やブドウ糖から合成された中性脂肪を主成分としてＶＬＤＬがつくられます

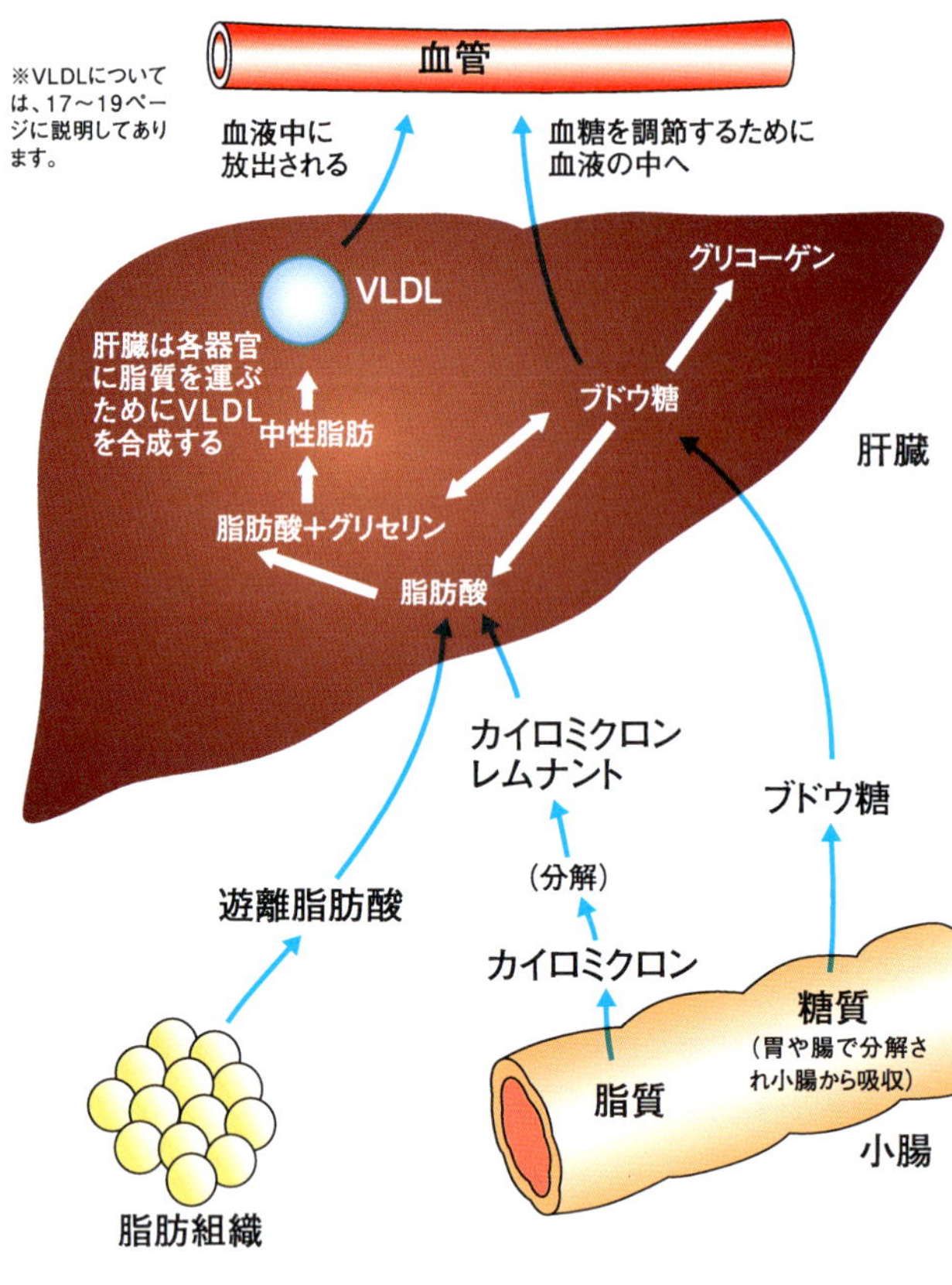

肥満することで、さらに多くの中性脂肪がつくられる悪循環も理由です

食べすぎをつづけて動かないでいると、肥満していきます。肥満とは、中性脂肪が、皮下や内臓の周りの脂肪組織にたまりすぎた状態です。そして、肥満すればするほど血液中の脂質がふえていきます。

その仕組みは次のように考えられます。

肝臓でブドウ糖や遊離脂肪酸から合成され、VLDLで全身の組織に運ばれた中性脂肪は、遊離脂肪酸に分解されエネルギーとして利用されます。余った遊離脂肪酸は脂肪組織にとり込まれ、そこで再び中性脂肪に合成されて蓄えられます。蓄えられすぎた状態が肥満です。

肥満すると、食事のあとに、分厚くなった脂肪組織の中性脂肪が再び分解され血液中に遊離脂肪酸として大量に放出され、肝臓に向かうようになります。すると、肝臓では、この遊離脂肪酸を原料にして、さらに多くの中性脂肪がつくられVLDLが合成されることになるのです。

こうして、肥満すればするほど、血液中にVLDLがいっそうふえていくという循環が繰り返されることになり、ますます中性脂肪値や、ひいてはLDLコレステロール値が高くなるのです。

◆食べすぎと肥満の悪循環がVLDLをふやします

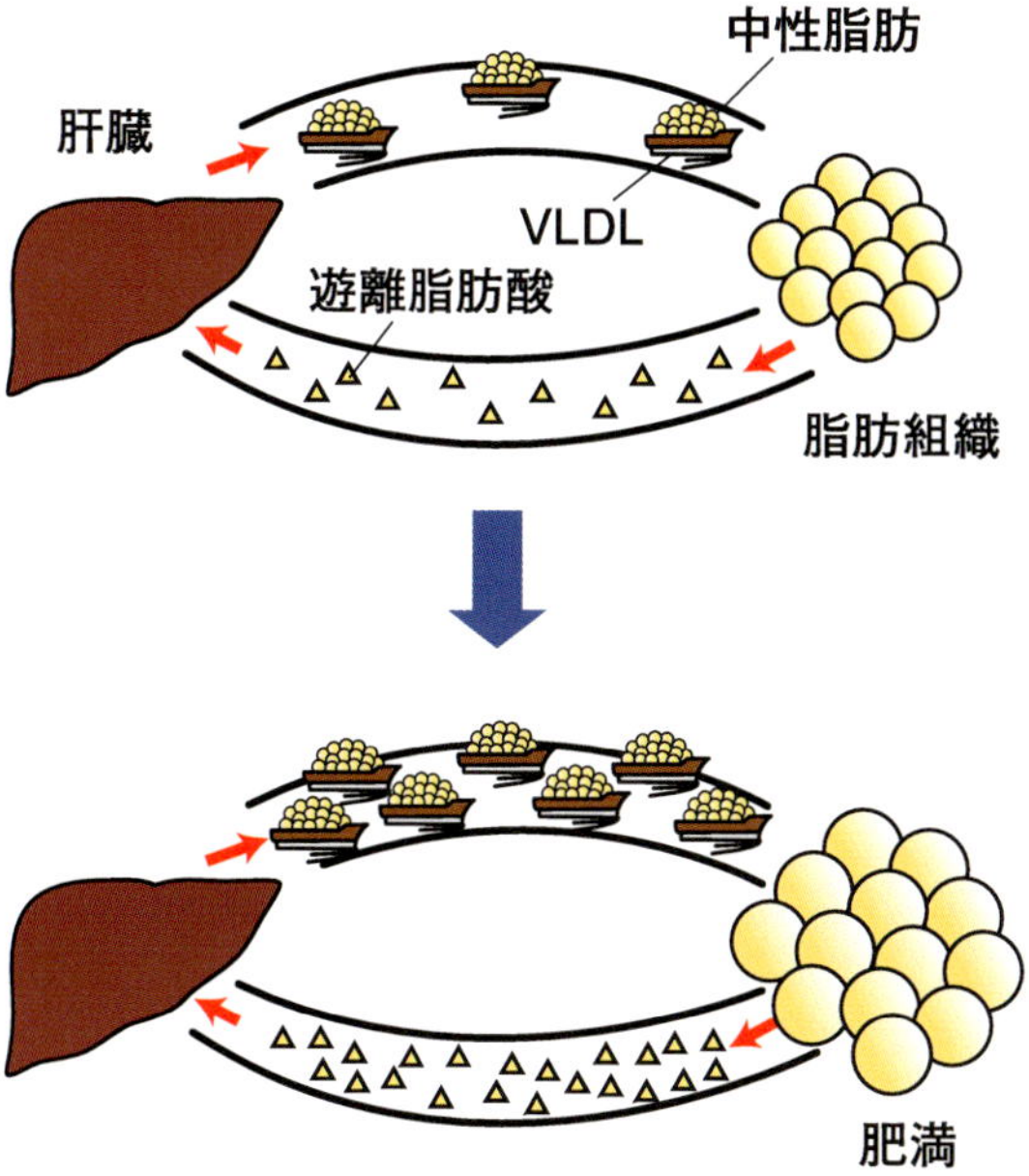

肥満によってインスリンが効かなくなることもLDLコレステロール値が高くなる理由です

インスリンは肥満に手を貸す役割をします

エネルギー源であるブドウ糖を、細胞に送り込んでエネルギーとして活用させる働きをするのが、**インスリン**というホルモンです。

私たちが食事を始めて15分ほどすると、栄養分が分解・吸収されて血液中にブドウ糖がふえます。血糖値が上昇するわけです（血液に溶け込んだブドウ糖を**血糖**といい、その濃度を**血糖値**といいます）。すると、それを合図に膵臓から血液中に分泌されるのがインスリンです。

実は、このインスリンは、血糖が筋肉の細胞などでエネルギーとして使われるのを助ける働きがあるだけでなく、血液中のブドウ糖を脂肪細胞にとり込ませ、それを材料にして、脂肪細胞の中で中性脂肪の合成を促す働きもします。

また、インスリンは、VLDLやカイロミクロンで運ばれる中性脂肪を遊離脂肪酸とグリセリンに分解する働きをする酵素（**リポタンパクリパーゼ**といいます）の合成を促進します。つまり、結果的に、脂肪細胞内での中性脂肪合成の材料である遊離脂肪酸を多く供給する働きをするのです。

このように、インスリンには、脂肪細胞（脂肪組織）に中性脂肪が蓄えられるのを手助けして、肥満を助長する働きがあるのです。

肥満のせいでインスリン抵抗性を起こすと脂質異常症の一因に

ところが、脂肪組織に中性脂肪が多量に蓄えられて肥満し、血液中に遊離脂肪酸が多く放出されるようになると、今度は、このふえた遊離脂肪酸が、細胞の中にブドウ糖を送り込むというインスリンの働きをじゃまするようになります。また、肥満すると、脂肪組織からTNF-αという生理活性物質が分泌され（46ページ参照）、この物質もやはりインスリンを働きにくくします。このように、インスリンは分泌されているにもかかわら

◆インスリンは肥満を助長し、その結果肥満になると、今度はインスリンの働きを妨げて血液中の脂質の量をふやすように働きます

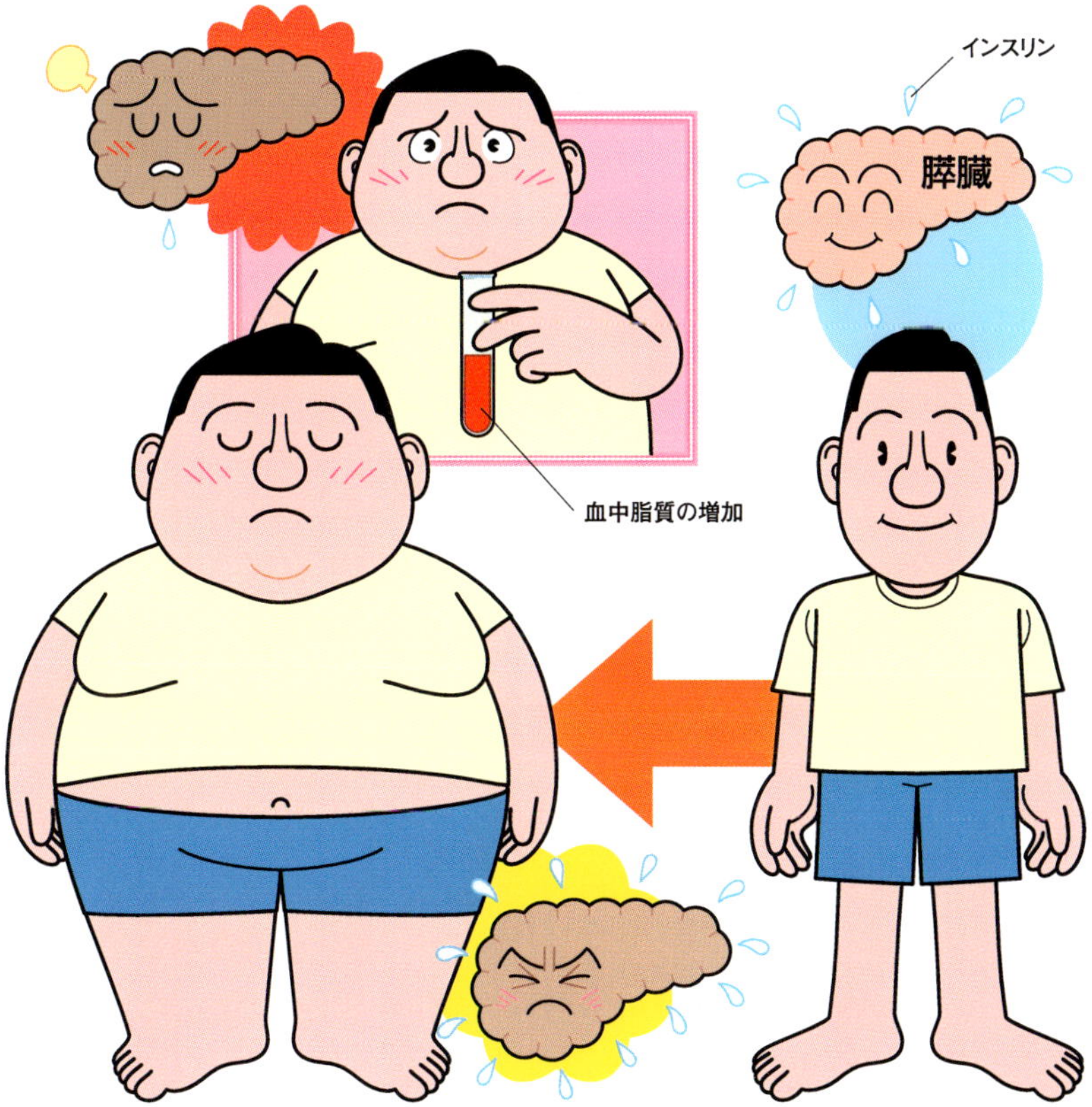

ず、その作用が低下して効果が出にくくなった状態を**インスリン抵抗性**といいます。

インスリン抵抗性を起こすと、細胞にブドウ糖がとり込まれにくくなって血糖値が下がりにくくなります。すると、血糖値を下げようと、膵臓から血液中にインスリンが大量に分泌されるようになり、その結果、中性脂肪の合成が促進され、体脂肪が蓄積しやすくなります。

そのうち、しだいに膵臓が疲れてインスリンの分泌も低下してきます。当然、血糖値は上昇し、血液中にブドウ糖がだぶつきぎみになります。

この余ったブドウ糖は、肝臓に送られて中性脂肪やコレステロールの合成の材料に使われ、やはりVLDLとして血液中に放出されて、中性脂肪値、ひいてはLDLコレステロール値を高くする一因になるのです。

同じ肥満でも内臓脂肪型肥満のほうが中性脂肪値が上がりやすくなります

同じ肥満でも、皮下脂肪型肥満にくらべて、メタボリックシンドロームのもとになる**内臓脂肪型肥満**のほうが、脂質異常症を引き起こす危険性が高いことがわかっています。

内臓脂肪は、余った栄養分を一時的にためておく脂肪組織です。このため、皮下脂肪より新陳代謝が旺盛で、常に中性脂肪の合成と遊離脂肪酸への分解を繰り返しています。食べすぎるとすぐにふえ、運動でエネルギーを消費したりするとすみやかに減るという特徴があるのです。

内臓脂肪型肥満になると、分厚くなった脂肪組織から遊離脂肪酸が多く放出されるようになります。腸間膜の血液は、腸と肝臓を結ぶ門脈という血管を経由してすべて肝臓に流れ込む仕組みになっているため、この遊離脂肪酸は門脈をへてすべて肝臓に流れ込みます。

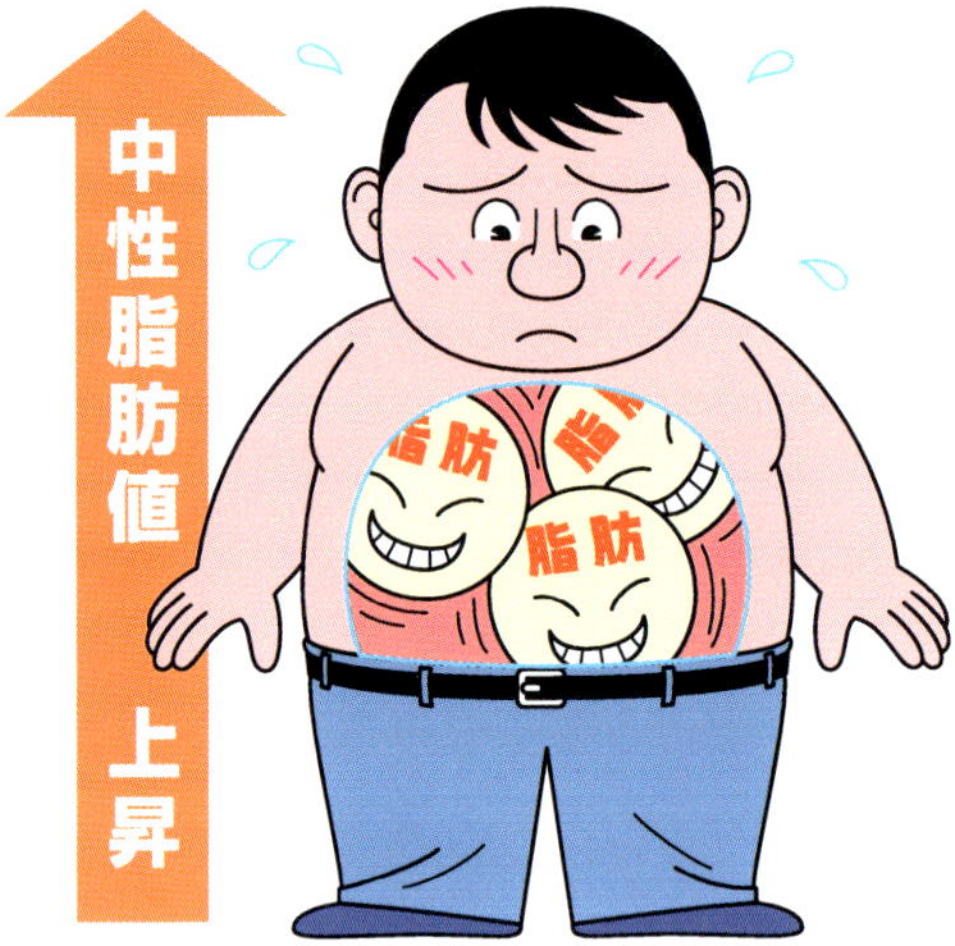

内臓脂肪が多いほど肝臓に流れ込む遊離脂肪酸の量も多く、利用されない遊離脂肪酸も大量になります。肝臓では、この余った遊離脂肪酸を原料にして大量の中性脂肪がつくられ、VLDLが合成されて血液中に放出されます。当然、血液中の中性脂肪の量はふえます。そうなれば、おのずと脂質異常症を引き起こすことにつながるのです。

ちなみに、肝臓で合成される中性脂肪が多くなりすぎると、血液中に放出するための処理が追いつかず、肝臓の細胞の中に中性脂肪がどんどんたまっていきます。こうして、肝臓内に脂肪がたまりすぎた状態が**脂肪肝**です。

◆内臓脂肪がついているかどうかのチェックリスト

たくさんあてはまるほど、内臓脂肪が多くついている可能性があります

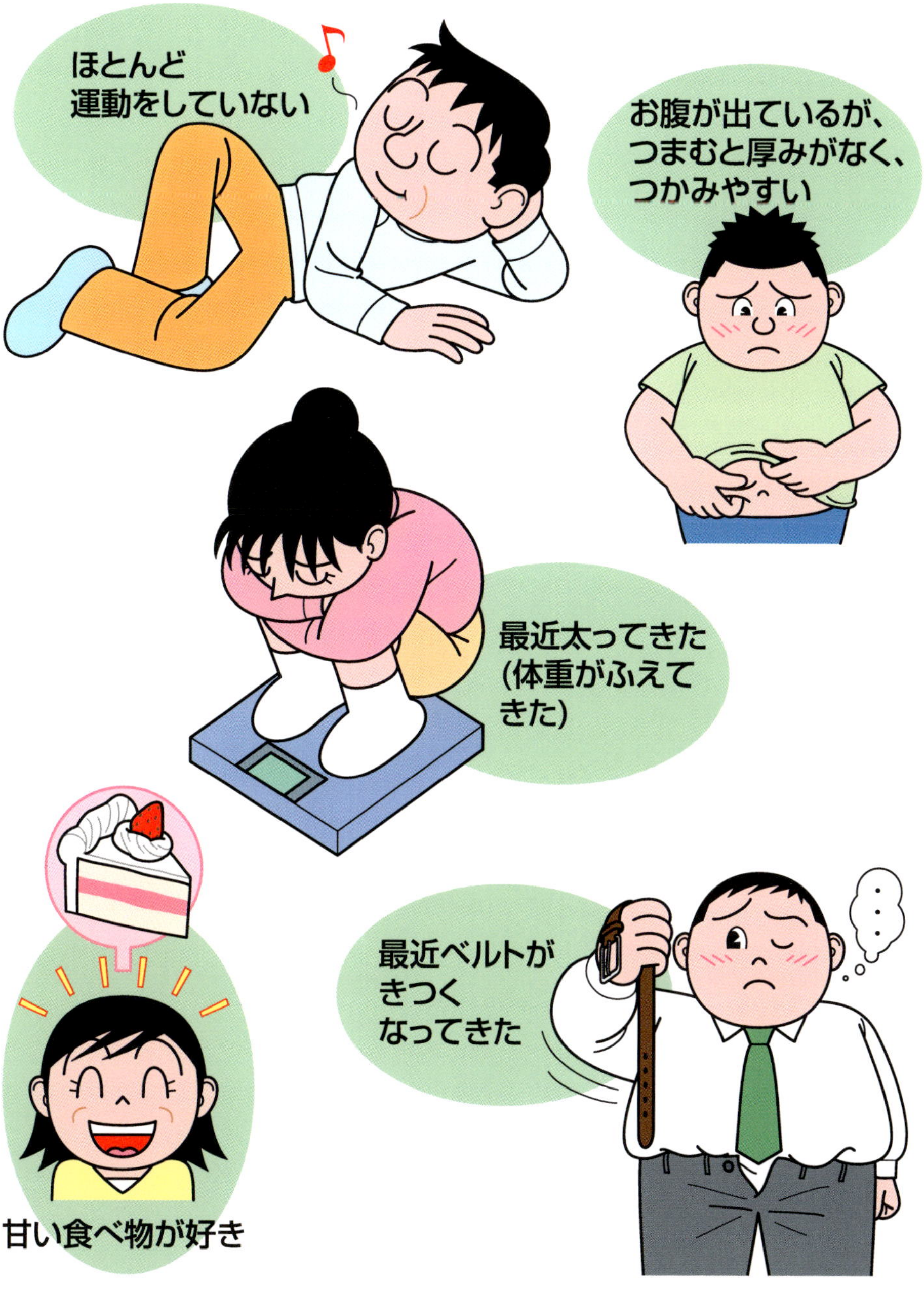
ほとんど運動をしていない
お腹が出ているが、つまむと厚みがなく、つかみやすい
最近太ってきた(体重がふえてきた)
甘い食べ物が好き
最近ベルトがきつくなってきた

食べすぎやエネルギーのとりすぎを招く要因は、問題のある食事や食習慣にあります

食べすぎや肥満を招く原因は、第一に食事の量が全体として多いことにありますが、ほかにも次にあげるような問題のある食事や食習慣があげられます。

脂っこいものが好きでよく食べる

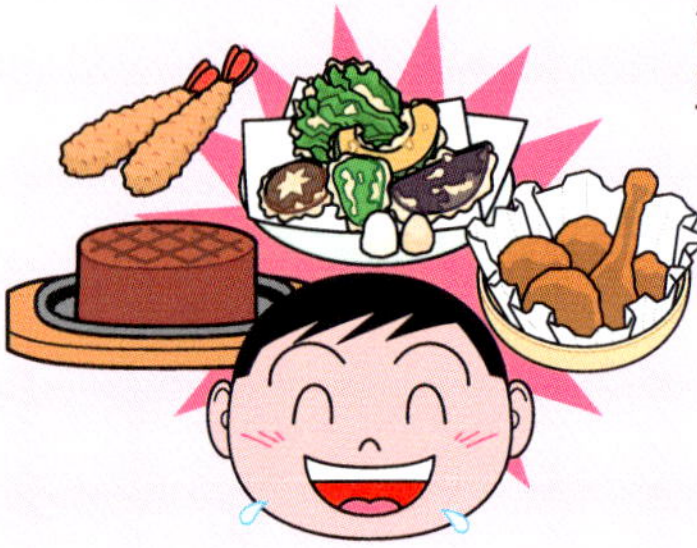

脂肪は、タンパク質や糖質（炭水化物）とくらべて約2倍のエネルギーを持つ高エネルギーの栄養素です。このため、脂肪分の多い食べ物が好きな人は、エネルギーのとりすぎになり、肥満しやすくなります。

食べ物に好き嫌いが多く、偏食ぎみ

偏食というと、野菜や海藻などをあまり食べないことがまずあげられますが、肉ばかり食べ、魚はあまり食べないのも問題です。

脂肪の成分である脂肪酸は、飽和脂肪酸と不飽和脂肪酸の２つに大別できます。

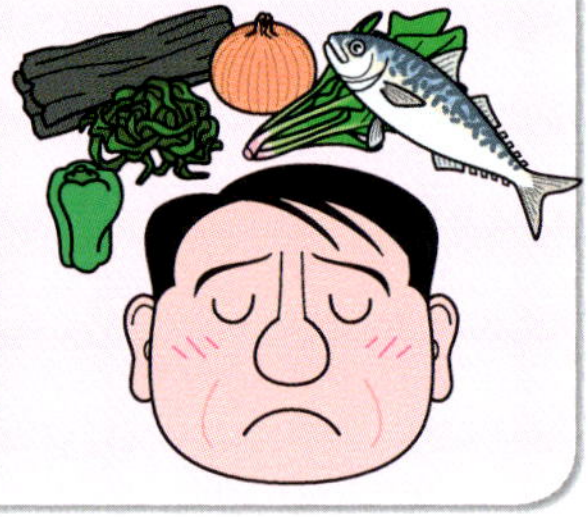

肉の脂には、飽和脂肪酸が多く含まれており、この飽和脂肪酸をとりすぎると、血液中のＬＤＬコレステロールをふやします。一方、魚にはＥＰＡやＤＨＡなどの不飽和脂肪酸が多く含まれ、これには血液中の中性脂肪やＬＤＬコレステロールを減らす働きがあります。

早食い

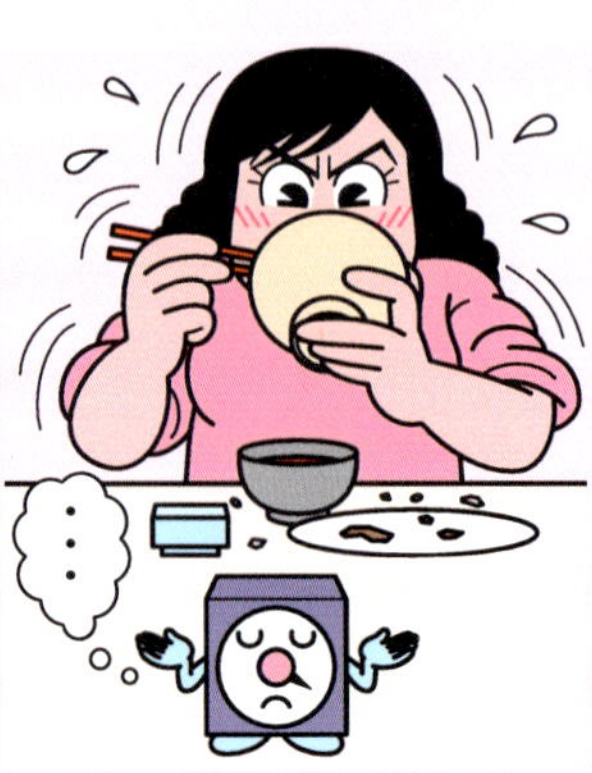

早食いをすると、食べる量が多くなりがちです。食欲は、満腹中枢と摂食中枢の２つから成り立っている脳の食欲中枢によってコントロールされています。満腹中枢が血糖値の上昇などに反応して「もう、お腹がいっぱいだ、食べるのをやめよう」という合図を出すまでにかかる時間は、食べ始めてから約 20 ～ 30 分です。ところが、早食いをすると、どんどん胃に食べ物が送り込まれることになり、満腹中枢の合図が出るころには、すでにたくさん食べてしまっているのです。

間食が多く、甘いお菓子やスナック菓子をよくとる

日に３度の食事とは別に、間食としてかなりの量を食べると、当然食事量が多くなって肥満や脂質値の上昇を招きます。特に甘い糖質を多くとると、中性脂肪がふえやすくなります。

また、ポテトチップスなどのスナック菓子や、バターや生クリームたっぷりのケーキや洋菓子をとるのも問題です。糖質と脂肪分のどちらも多く含まれ、高エネルギーです。エネルギーのとりすぎはいうまでもなく、インスリンの分泌量がふえて体脂肪をため込みやすくなります。

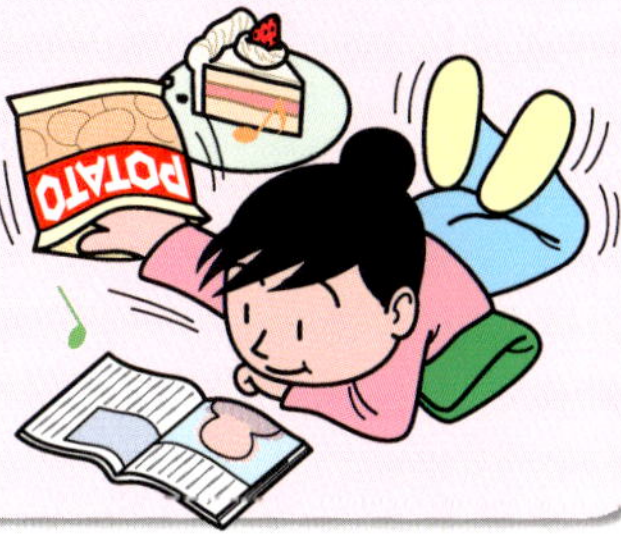

朝食を抜くことが多い

朝食を抜いた午前中は、体が軽い飢餓状態になるため、体は自然とエネルギーを節約しようとします。体は防衛反応として次の食事のエネルギーを目いっぱいとり込んで体脂肪としてため込みます。

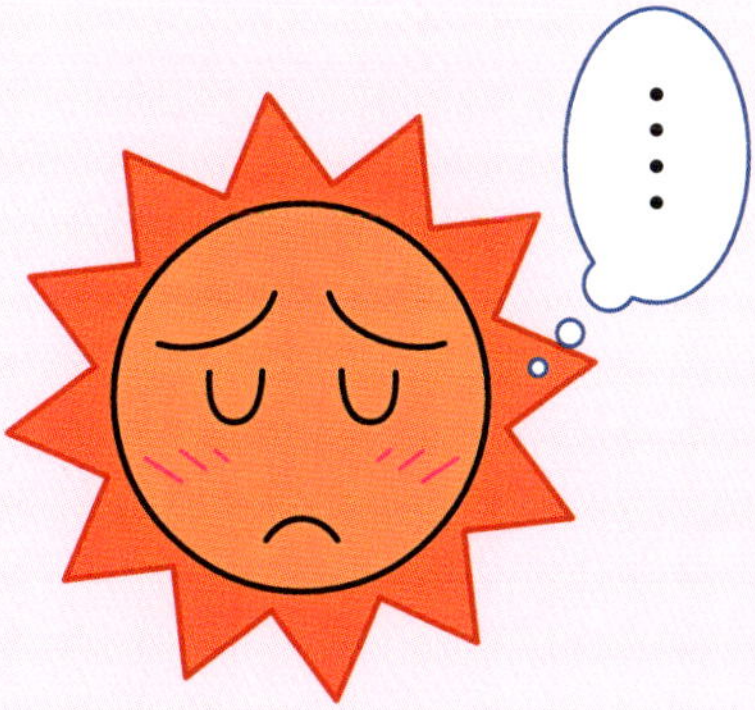

夜遅くや就寝前に食べたり飲んだりする

体は、夜間に中性脂肪をつくる働きが活発になるため、夜遅い時間の食事や、寝る直前の食事は、余分な中性脂肪が体に蓄積されて肥満につながりやすく、それが血中脂質値を高めます。

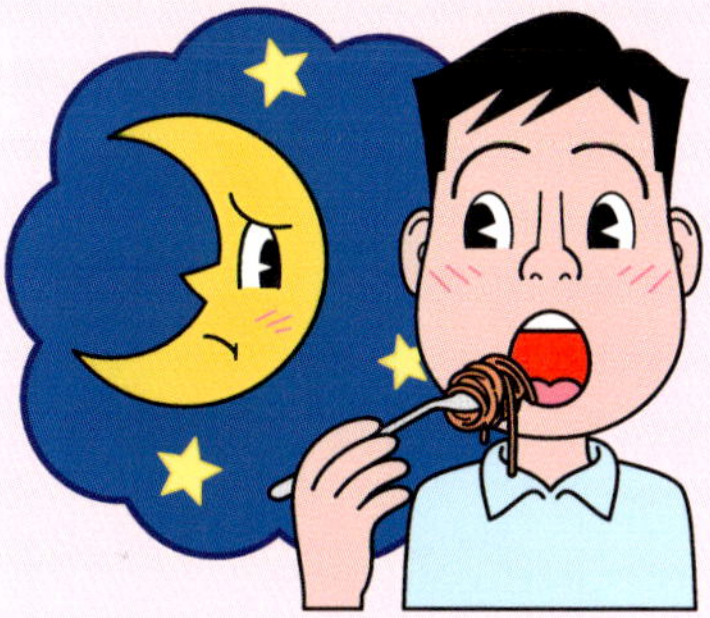

食事の時間が不規則だったり、１日３食をきちんととっていない

こうした食事のとり方をすると、肥満を招きます。次の食事までにお腹がペコペコにすき、その反動で早食いや大食いになりやすいのです。

しかも、食事をとらない時間が長くなると、「次にいつ食べられるかわからない」という体の防衛本能から、胃や腸の消化・吸収能力が高まります。

さらに、食事を抜いたその後の食事のときにインスリンの分泌が通常より多くなり、食べたものがどんどん中性脂肪に変えられて体に蓄えられるように働いてしまうのです。

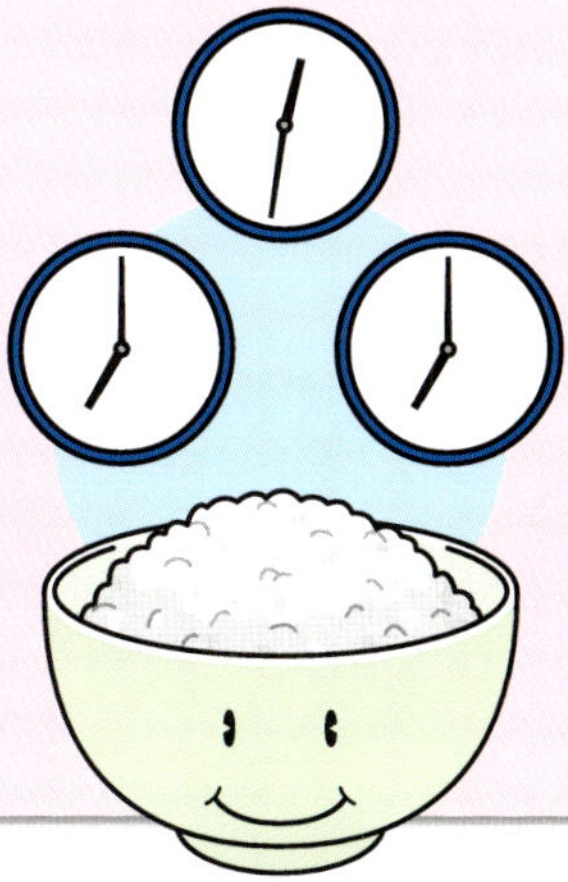

人によっては食事からのコレステロールのとりすぎもLDLコレステロール値を上げます

私たちの体には、血液中のコレステロール量がほぼ一定になるように調節する働きがあります。また、食物に含まれるコレステロールが体内に吸収される量は意外に少なく、含有量の3分の1から2分の1程度と考えられています。

このため、一般的に、たとえコレステロールを多く含んだ食品を食べすぎたとしても、LDLコレステロール値には大きな影響はないと考えられます。

しかし、こうした体の仕組みには個人差があり、十分に働かない場合もあります。特にLDLコレステロール値が高い人は、普通の人よりコレステロールの吸収率が高いことが多く、そうした人が食事からコレステロールをたくさんとると、LDLコレステロール値が上昇することがわかっています。

これは、コレステロールを多くとることで肝臓のコレステロール濃度が高くなり、肝細胞のLDL受容体の数が減って、血液中のLDLが肝臓にとり込まれにくくなるためです。

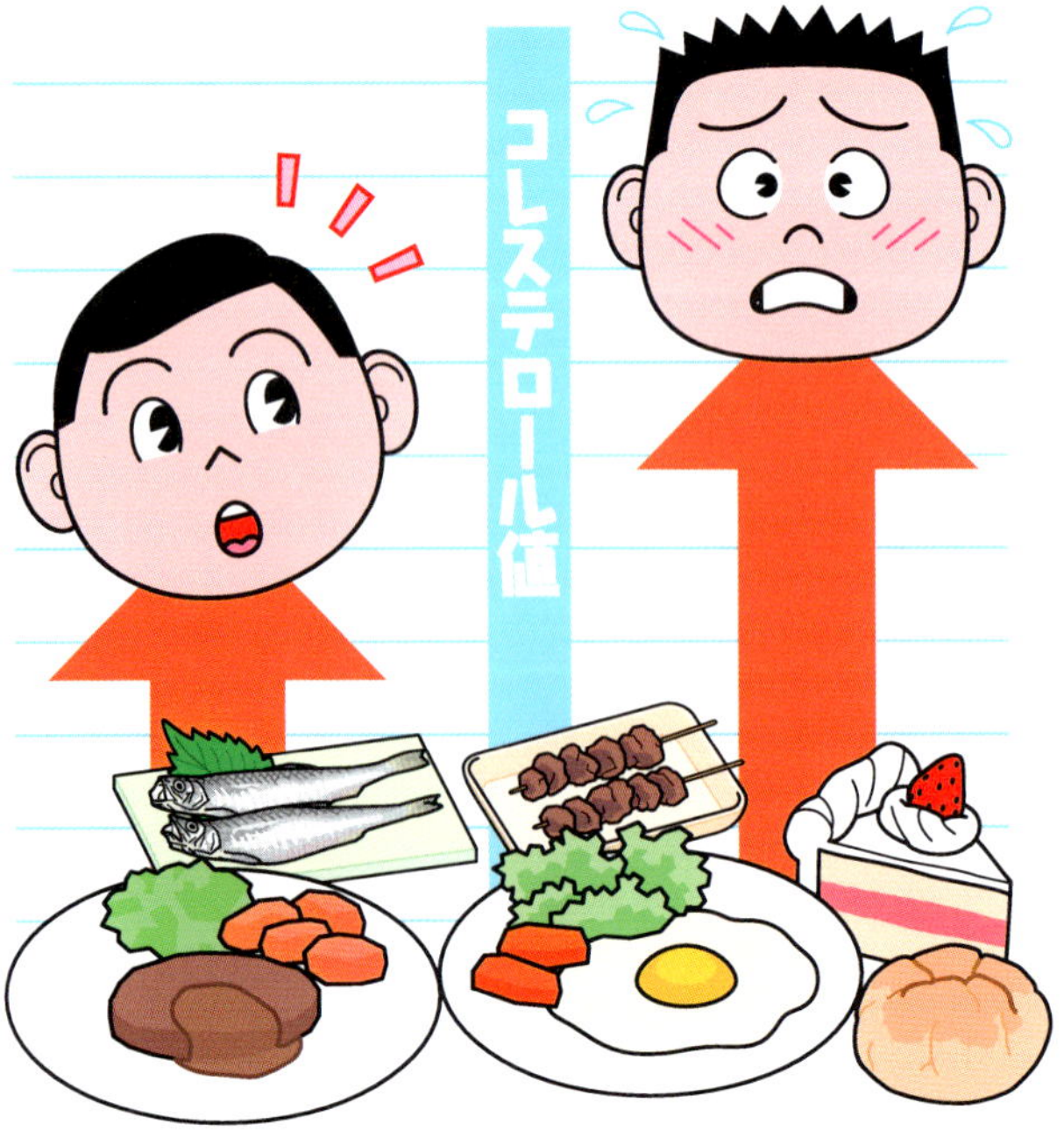

アルコールの飲みすぎは中性脂肪値を高めます

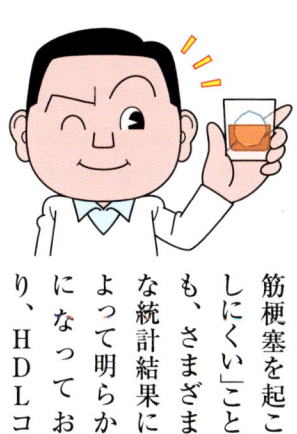

適量のアルコールは善玉のHDLをふやします

適量の飲酒は、血液の循環をよくしたり、緊張をほぐしてストレスを解消したりするのに役立ちます。善玉のHDLコレステロールをふやす働きがあることも知られています。

また、「適量のお酒を飲む人は、まったく飲まない人より狭心症や心筋梗塞を起こしにくい」ことも、さまざまな統計結果によって明らかになっており、HDLコレステロールの増加と関係があるのではないかと考えられています。

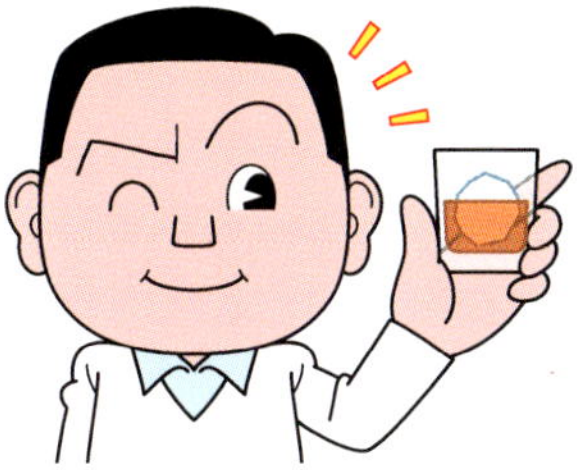

飲みすぎると中性脂肪値を高めます

一方、**アルコールをとりすぎると、中性脂肪値を高めます。**

アルコールは肝臓で分解されますが、アルコールをとりすぎると、肝臓では脂肪酸が盛んに中性脂肪の合成に回るようになり、VLDLとして血液中に放出されて血液中の中性脂肪をふやすのです。

さらにアルコールを飲みつづけると、肝臓に障害が起こり、善玉のHDLの増加はみられなくなります。むしろ低下することもあります。

また、アルコールの食欲増進作用が裏目に出て、酒の肴やつまみなどの食べすぎがエネルギーのとりすぎにつながり肥満を招いて、高LDLコレステロール血症を助長することも考えられます。

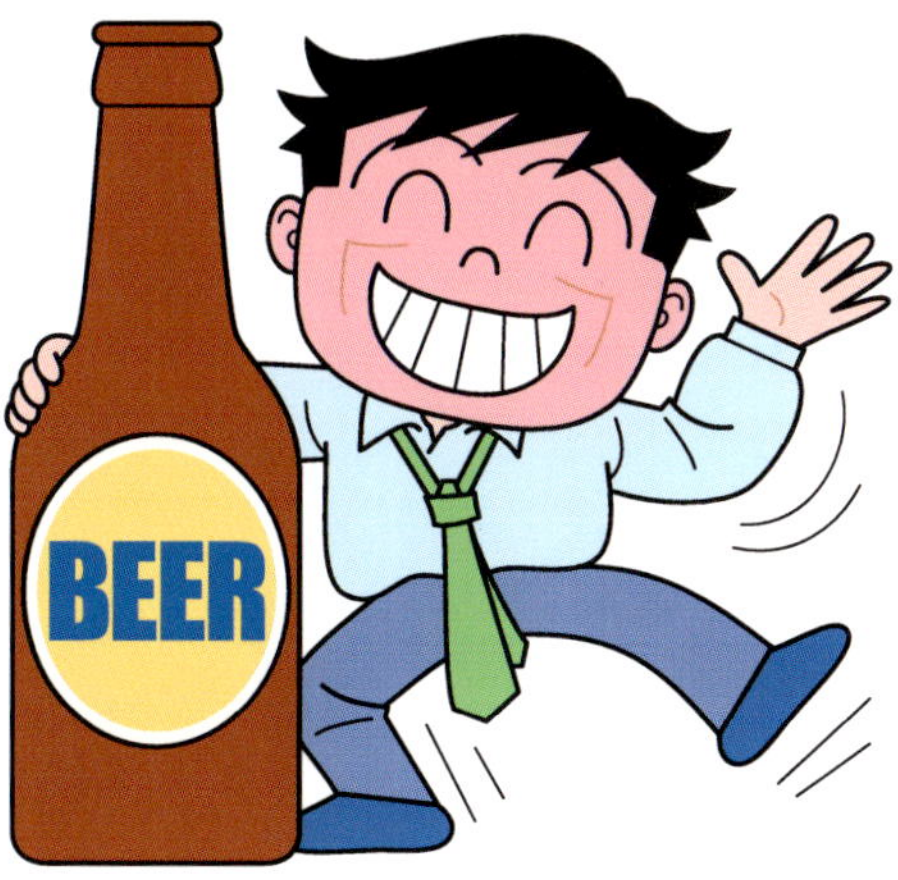

ストレスは血液中のLDLコレステロールをふやします

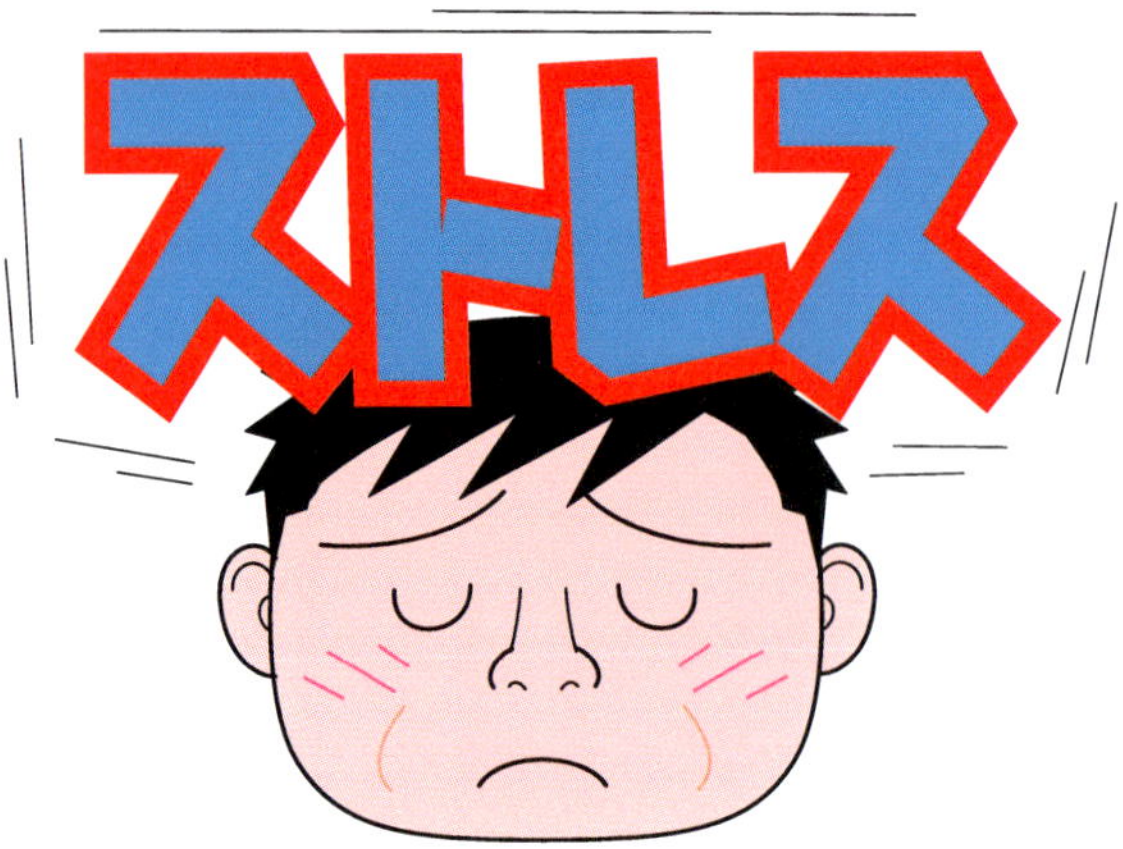

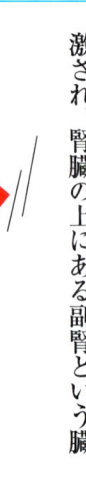

強いストレス（不安や恐怖、心配、怒りなど）がかかると、交感神経が刺激され、腎臓の上にある副腎という臓器の皮質から**コルチゾール**というホルモンの分泌が活発になり、また、同じく副腎の髄質からは**カテコールアミン**というホルモンが分泌されます。カテコールアミンとは、アドレナリンやノルアドレナリンなどのホルモンの総称です。

コルチゾルやカテコールアミンには、血液中の遊離脂肪酸の量をふやす働きがあります。増加した大量の遊離脂肪酸は肝臓でコレステロールや中性脂肪に合成されＶＬＤＬとして血液中に放出されて、最終的に血液中のＬＤＬコレステロールをふやします。

また、どちらのホルモンも血糖値を上昇させる働きをします。

そのうえ、ストレスが蓄積されると、自律神経が乱れて食欲がコントロールできなくなり、食べすぎに走りがちになります。ストレスが食べすぎの原因になっていることも多いのです。そうなると肥満を招いて、中性脂肪やＬＤＬコレステロールをふやす一因になります。

なお、カテコールアミンには、心拍数を増加させるとともに、血管を収縮させて血圧を上げる作用があります。また、血小板の凝集を進めて血液を固まりやすくし、血栓ができるのを早めるともいわれます。つまり、ストレスは、ＬＤＬコレステロールをふやす理由になるだけでなく、動脈硬化の危険因子でもあるのです。

◆ストレスが脂質異常症を引き起こし、動脈硬化を進める仕組み

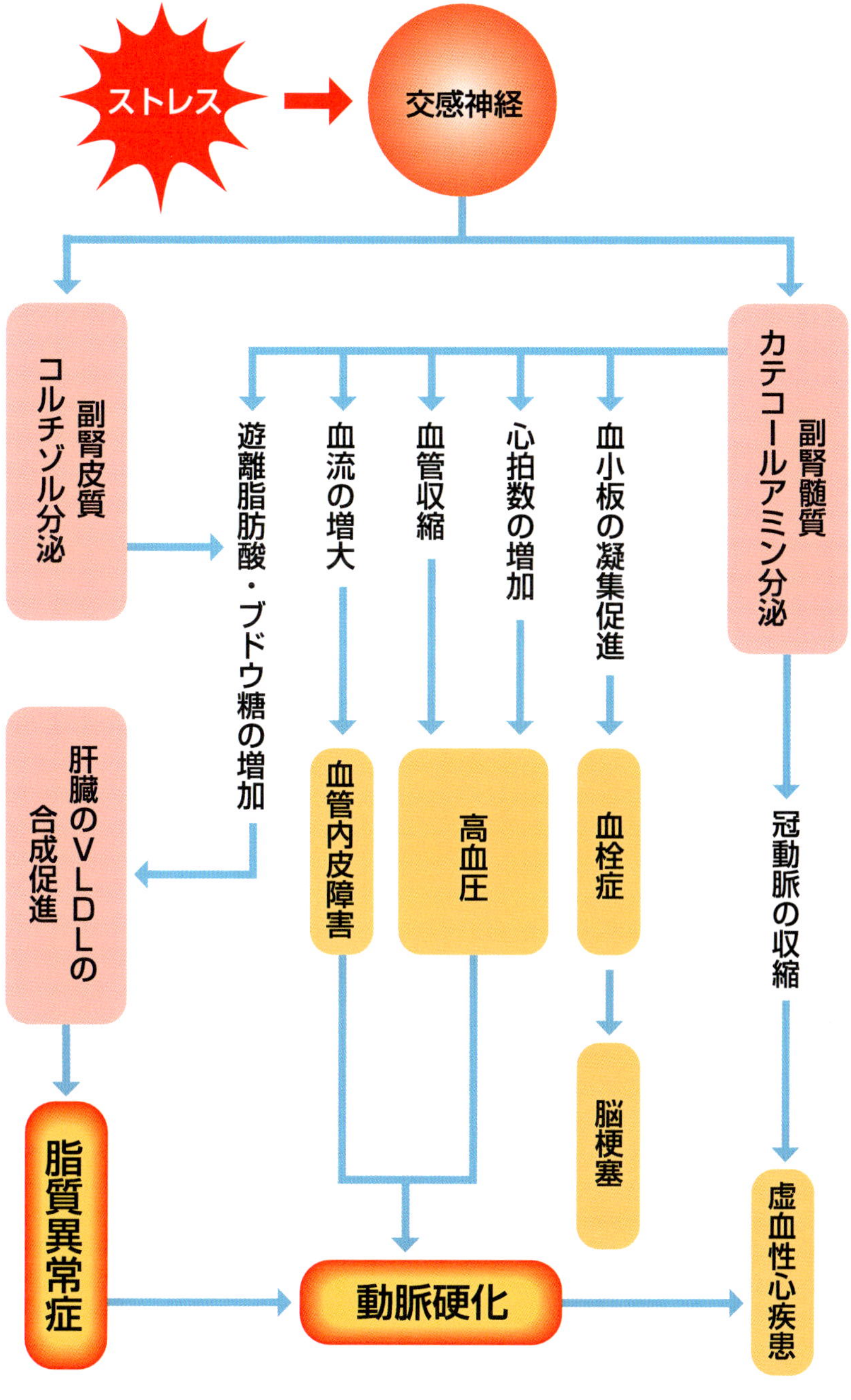

タバコを吸うことはLDLコレステロールをふやし、HDLコレステロールを減らします

HDLを減らす作用が最も強いのが喫煙です

タバコを吸うと、中性脂肪の合成を促します。合成された中性脂肪はVLDLとして血液に放出されることから、血液中の中性脂肪やLDLコレステロールをふやし、HDLコレステロールを減らします。これは、一部にはタバコの**ニコチン**によって分泌が促される**カテコールアミン**というホルモンの作用ではないかと考えられています。

あるデータでは、吸う本数が多くなるほど中性脂肪がふえ、HDLコレステロールが減るという結果も出ています。つまり、コレステロールへの悪影響は、特にヘビースモーカーによく見られるのです。**HDLコレステロールを減少させる力が最も強いのは、喫煙**といっても過言ではありません。

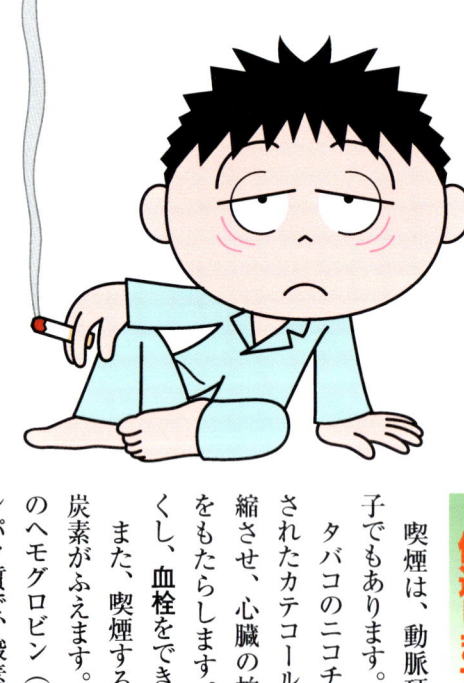

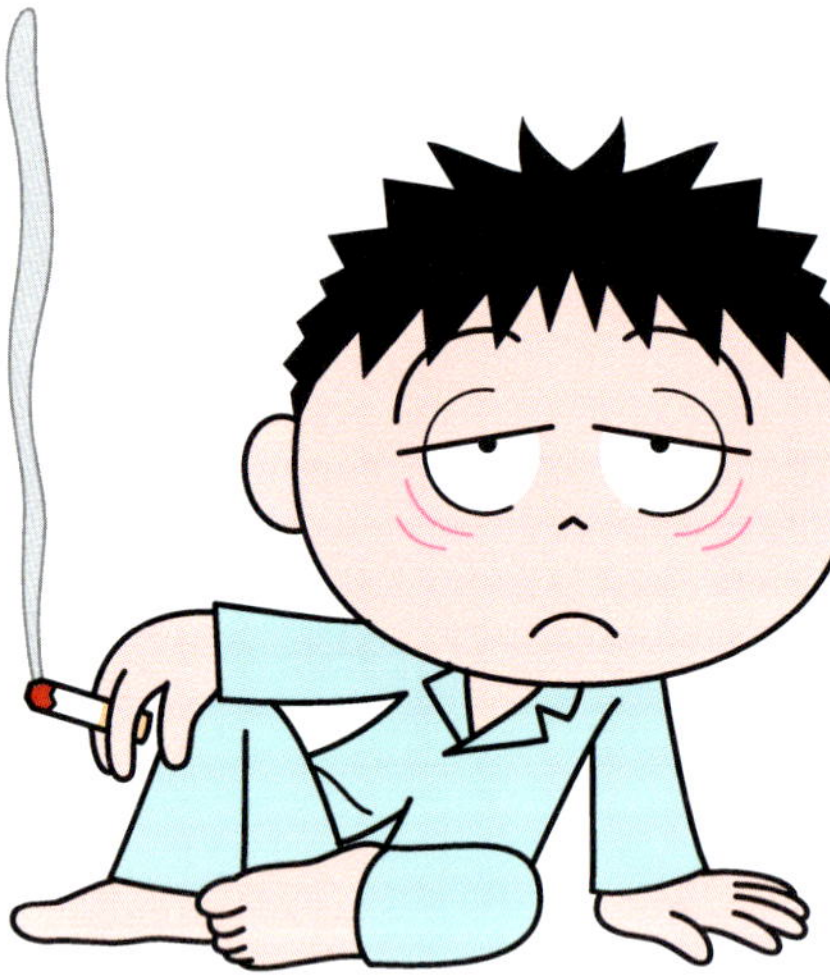

タバコの煙に含まれる物質が動脈硬化を促進します

喫煙は、動脈硬化の大きな危険因子でもあります。

タバコのニコチンによって分泌が促されたカテコールアミンは、血管を収縮させ、心臓の拍動を早めて**高血圧**をもたらします。血液を固まりやすくし、**血栓**をできやすくします。

また、喫煙すると血液中には一酸化炭素がふえます。一酸化炭素は血液中のヘモグロビン（赤血球に含まれるタンパク質で、酸素と結合して酸素を全身に運ぶ役割をする）と結びついて**酸**

素不足を招き、血管壁に悪い影響を及ぼします。

さらに、タバコの煙は、体内に**活性酸素**を発生させて血管の内皮細胞を傷つけ、ＬＤＬを酸化変性させます。傷ついた血管には変性ＬＤＬがしみ込みやすく、また、血小板が凝集しやすくなります。

これらのことはいずれも動脈硬化（アテローム硬化）を促進させる要因です。

さらに、タバコを吸うと、カロチンやビタミンＣなど血液中の酸化を防ぐ物質が少なくなります。タバコを１本吸うと、25㎎のビタミンＣが損なわれるといいます。すると、ＬＤＬがいっそう酸化を受けやすく、変性しやすくなります。

◆ニコチンの血中脂質に及ぼす影響

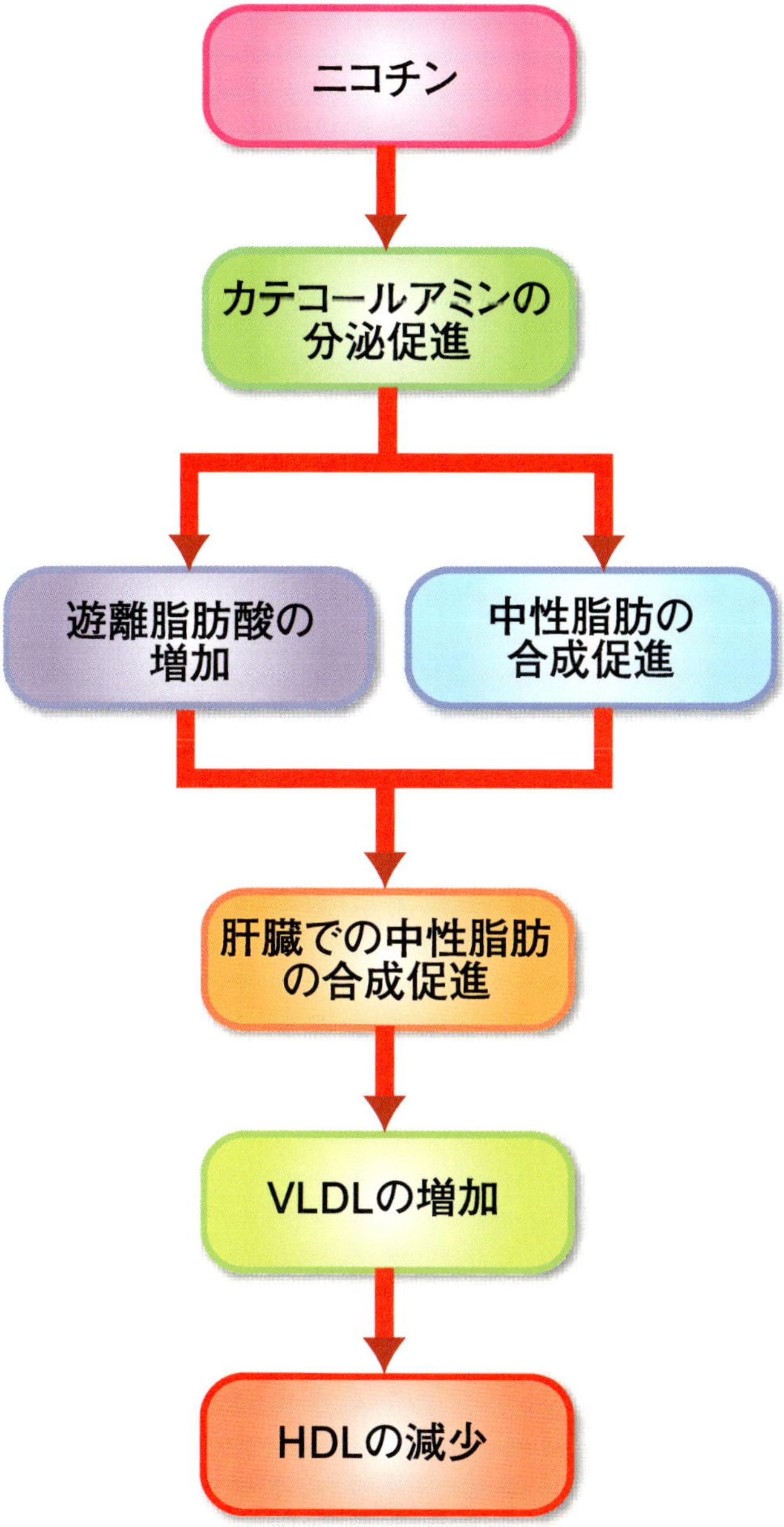

［資料］Brischetto,CS,et al:Amer J Cardiol, 52:675,1983より一部改変

女性は閉経による女性ホルモンのバランスの変化で、LDLコレステロール値が上がりやすくなります

女性は閉経して数年間の、いわゆる**更年期になると、ＬＤＬコレステロール値が高くなる傾向があります。**

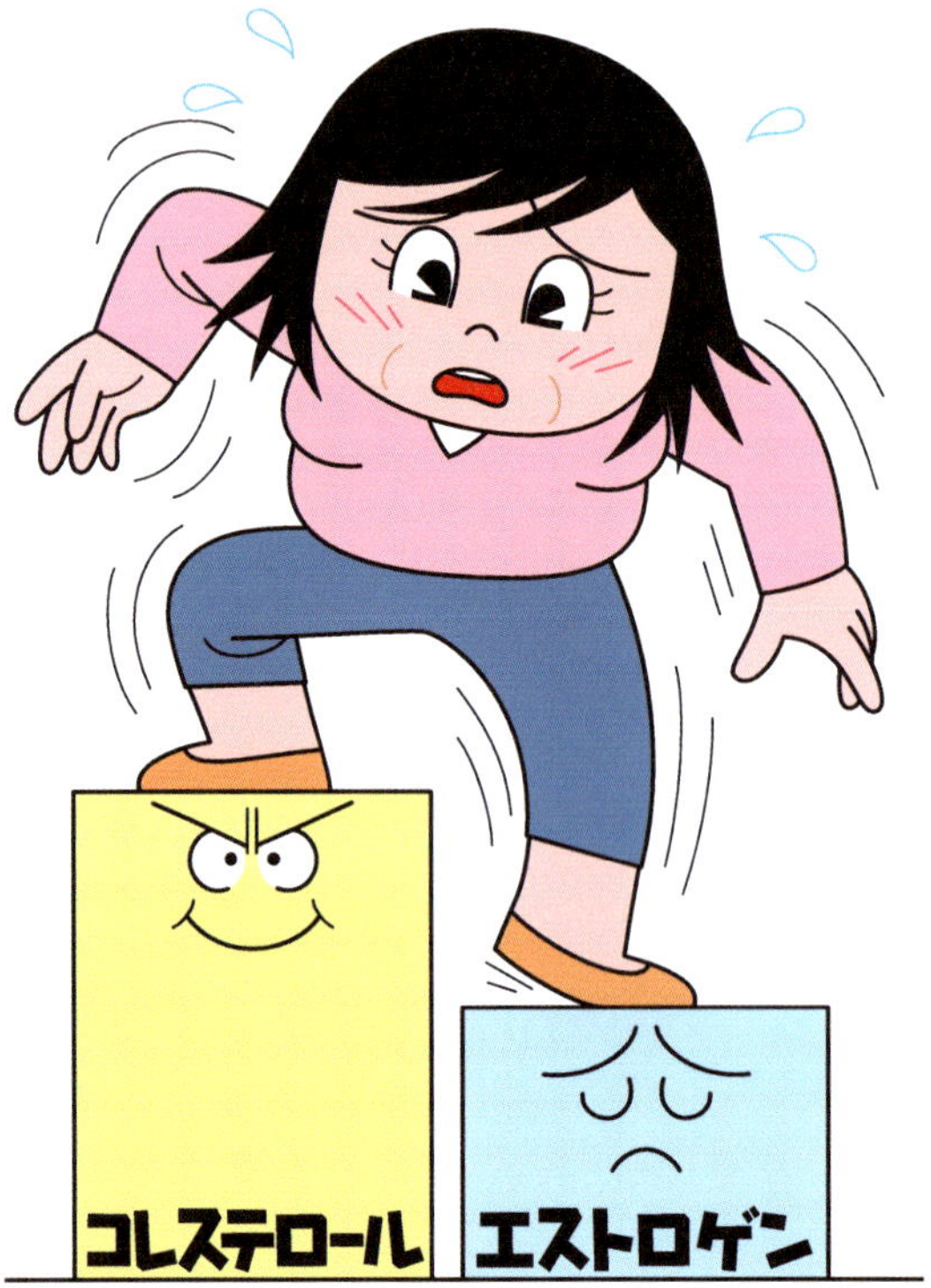

この時期は、女性ホルモンのバランスが変化するため、更年期障害と呼ばれるさまざまな変調や不快症状を起こすと同時に、ＬＤＬコレステロール値が上昇しやすくなるのです。

女性ホルモンのバランスの変化とは、**エストロゲン**という女性ホルモンの減少です。

女性ホルモンにはプロゲステロンとエストロゲンの2つがあります。プロゲステロンは主に妊娠の準備のために働くホルモンです。一方エストロゲンは、月経がある間、豊富に分泌されるホルモンで、女性らしい体型をつくるとともに、女性の体をさまざまな働きで守っています。

その大事なひとつが、ＬＤＬ受容体の働きを高めて血液中のＬＤＬがふえすぎるのを抑え、コレステロールの分解・排泄を促進し、ＬＤＬコレステロール値を正常に保つという働きです。これによって、女性の動脈は、月経があるうちはエストロゲンの働きでＬＤＬコレステロールの害から守られており、加齢による動脈硬化も軽いのです。

◆更年期以降の女性ホルモンとコレステロールとの関係

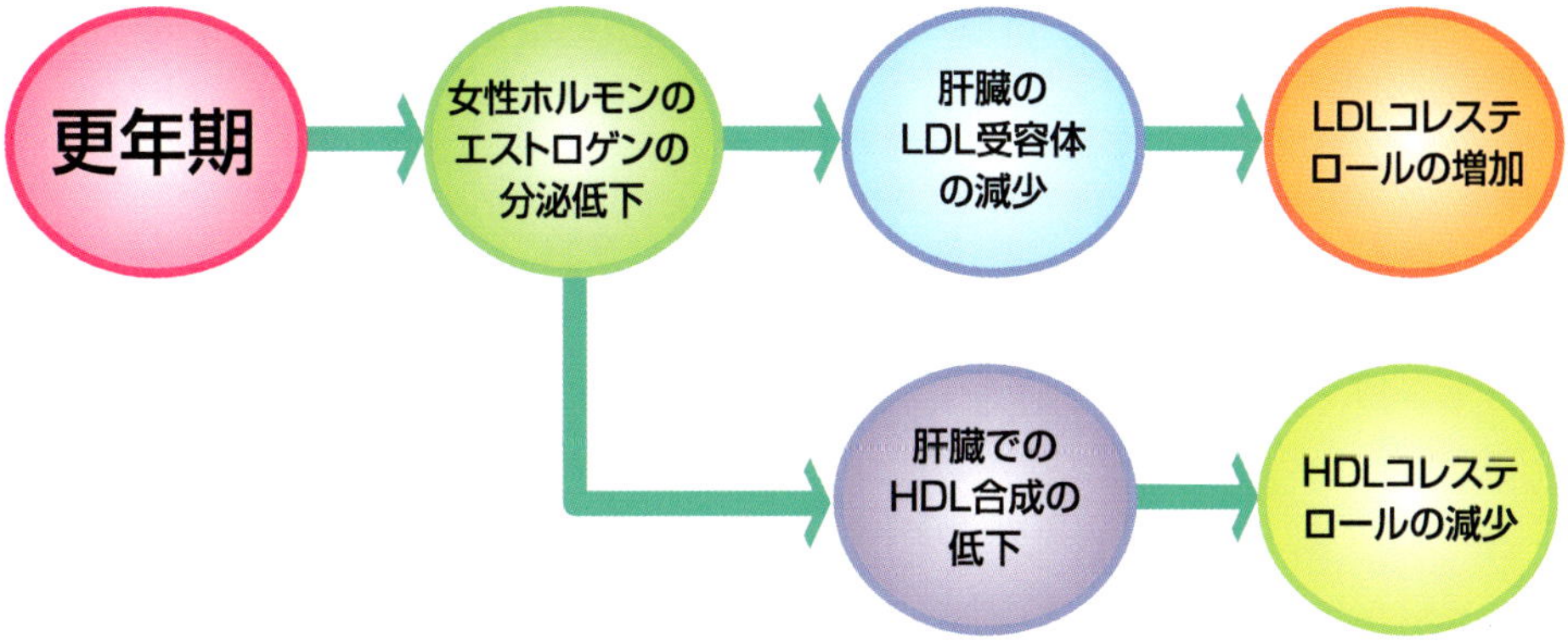

もうひとつは、肝臓でのＨＤＬの合成を促すという働きがあります。

ところが、閉経を境にエストロゲンの分泌が減少するわけですから、ＨＤＬが減り始め、ＬＤＬはふえやすくなります。動脈壁にこびりついたコレステロールを回収し処理する能力が衰えるのです。このため、血管壁にコレステロールがたまって動脈硬化が進み、その結果、脳梗塞や心筋梗塞を起こす確率が高くなります。事実、女性の狭心症や心筋梗塞の発生率は、閉経を迎える40代の後半から急激にふえることもわかっています。

◆更年期を過ぎた女性に心血管疾患が急増します

1000人中に何人が心血管疾患にかかったかを年齢別・性別に調べたものです。50才以前では男性が女性の3～4倍も高率であるのに対し、それ以降、女性の頻度が急激に増加し、70才代では男女差がほとんどなくなります

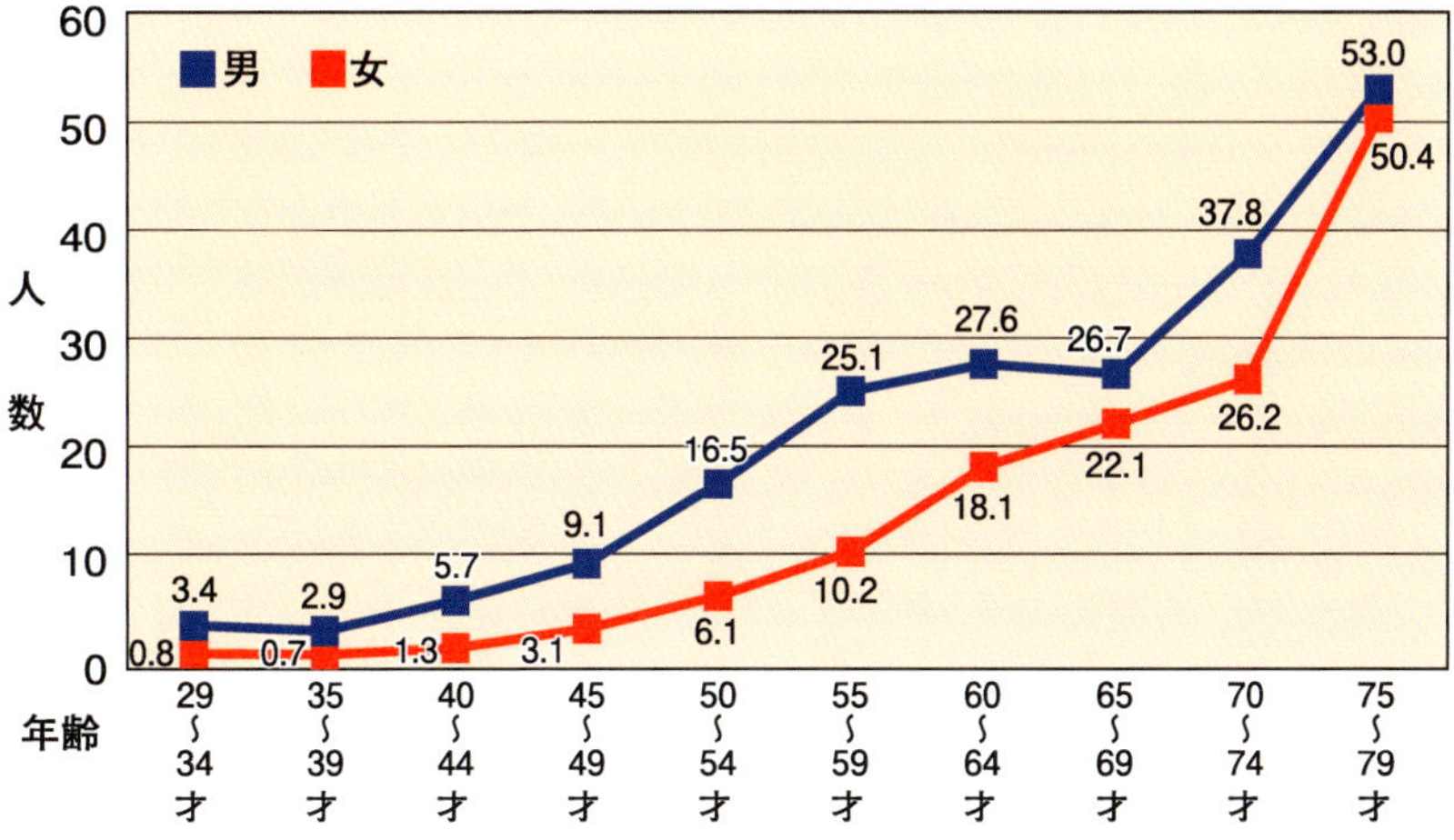

［資料］Kannel他　Ann.Int.Med.85,447,1976

善玉のHDLが減るのには、いくつかの理由があります

血液中に中性脂肪が多くなると、結果的に動脈硬化を促進させることにつながります。

その理由のひとつは、中性脂肪を運ぶVLDLの合成が高まった状態であるため、その後の代謝がある程度円滑に進むとVLDLがLDLになり、血液中のLDLが増加しやすいからです。もうひとつは、血管の壁にこびりついたコレステロールを引き抜いて肝臓まで運ぶ役目をするHDLを減少させるからです。**いわば中性脂肪がHDLがふえるのをじゃまするのです。**

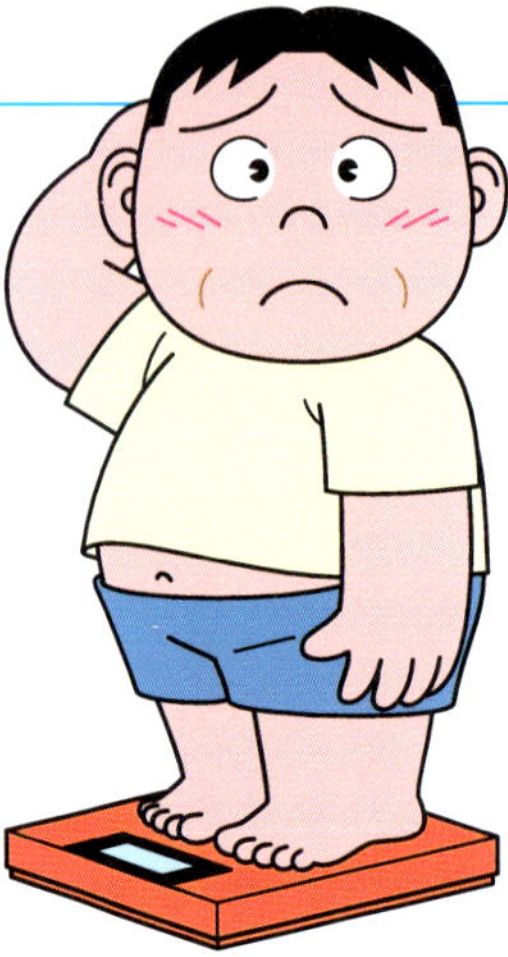

肥満

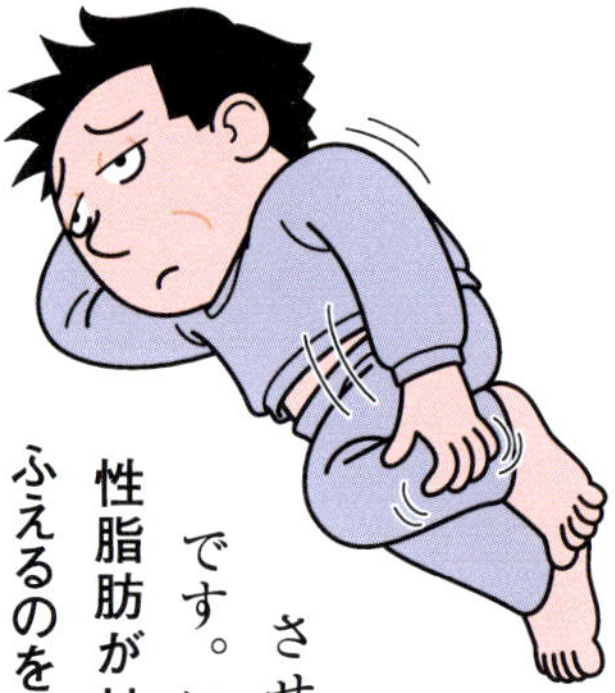

運動不足

実際、HDLだけが減少するということもあることはありますが、同時に中性脂肪が増加することがよくあるのです。つまり、中性脂肪値が高いと言われたら、HDLが減少している可能性が高いのです。

その他のHDLコレステロール値が低下する理由としては、**喫煙、運動不足、肥満、一部の降圧薬の服用（70ページ参照）、メタボリックシンドロームと遺伝子の異常など**があげられます。

特に肥満が進んでインスリン抵抗性が起きると、HDLのつくられる量が減り、血液中のHDLコレステロールは減少します。

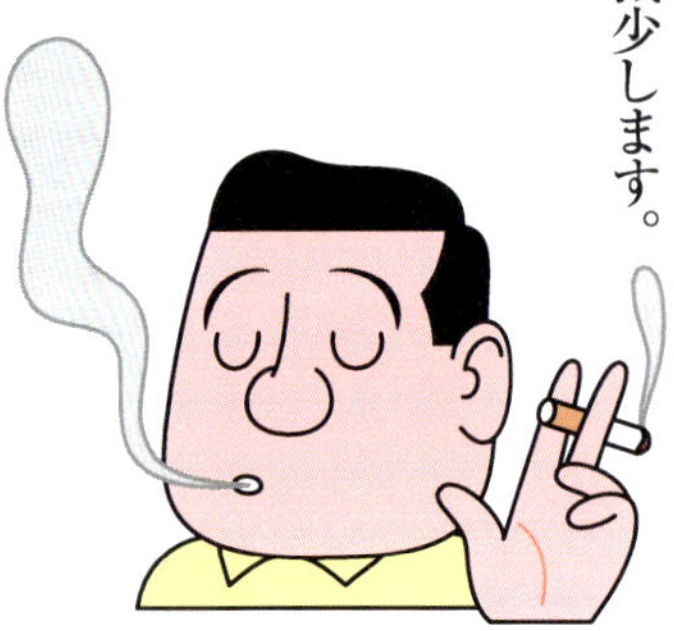

喫煙

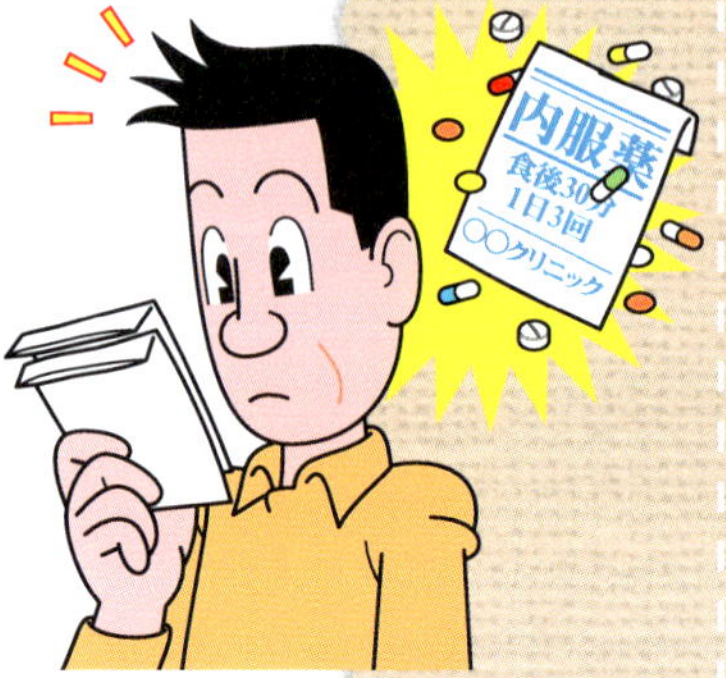

降圧薬

遺伝が理由で生まれつきLDLコレステロール値が高くなることもあります

特に多い家族性高コレステロール血症

親からの遺伝が理由で、LDLコレステロール値が高くなる場合があります。これを、**家族性高コレステロール血症**といいます。この患者さんの血縁者には、LDLコレステロール値がかなり高い人が多いことも特徴です。

この病気は、体質的にLDLの処理機能に異常があるせいで起こります。生まれつきLDL受容体がなかったり、少なかったりするのです。この異常のせいで、LDLは細胞にとり込まれなかったり、とり込まれにくかったりするために、LDLが血液中に滞り、LDLコレステロール値が高くなるのです。

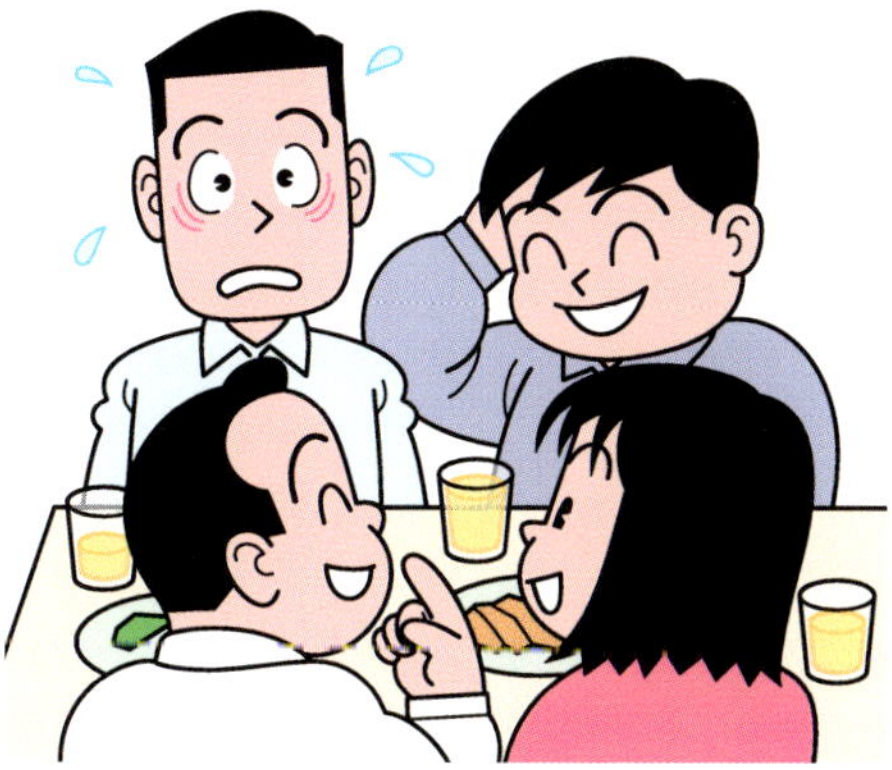

家族性高LDLコレステロール血症の患者さんには、LDLコレステロール値の高い血縁者が多い

2タイプある家族性高コレステロール血症

家族性高コレステロール血症には、主に2つのタイプがあることが知られています。

ひとつは、両親のどちらからも異常な遺伝子を受け継いでLDL受容体が生まれつき欠如しているタイプで、**ホモ接合体タイプ**といいます。このタイプの患者さんは、人口100万人に1人くらいの割合とされ、きわめてまれです。

もうひとつは、片方の親から異常な遺伝子を受け継いでLDL受容体が正常な人の半分ぐらいしか働かないタイプで、**ヘテロ接合体タイプ**といいます。日本人の300人～500人に1人くらいの割合で見られ、珍しくはありません。高LDLコレステロール血症全体の約5％を占めるともいわれます。

どちらのタイプも、普通の人と同じ

ものを食べているのに、子どものときからすでに高いLDLコレステロール値を示します。このため、患者さんは若くても動脈硬化を発症し、心筋梗塞を起こしやすくなります。ホモタイプの場合は幼児期でも心血管疾患によって死に至ることもあり、ヘテロタイプの人は30才代から狭心症または心筋梗塞を経験することも少なくありません。

なお、家族性高LDLコレステロール血症のほかにも、血液中のVLDLがふえすぎて中性脂肪値が非常に高くなる家族性高中性脂肪血症など、さまざまな家族性の脂質異常症があります。

◆家族性高コレステロール血症の2つのタイプ

家族性高コレステロール血症には2つのタイプがあります。ひとつは、両親のいずれからも異常な遺伝子を受け継いでLDL受容体が生まれつき欠如しているタイプ（ホモ接合体タイプ）で、もうひとつは、片方の親から異常な遺伝子を受け継いでLDL受容体が正常な人の半分くらいしか働かないタイプ（ヘテロ接合体タイプ）です

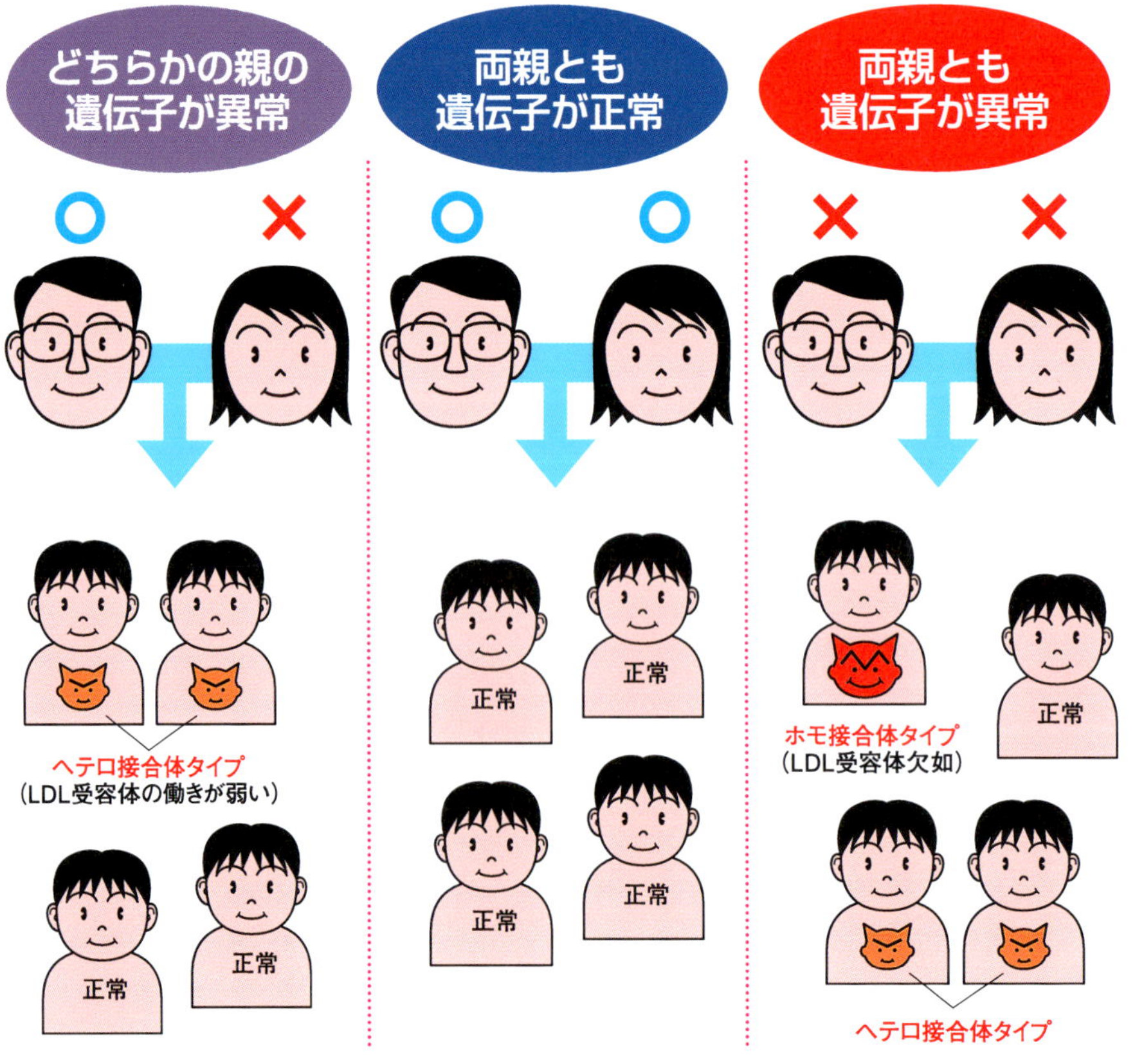

ほかの病気や、ある種の薬の服用が理由で起こる脂質異常症もあります

糖尿病や甲状腺の病気、肝臓病、腎臓病などで脂質値に異常が

ほかの病気のせいで脂質値が高くなることがあります。

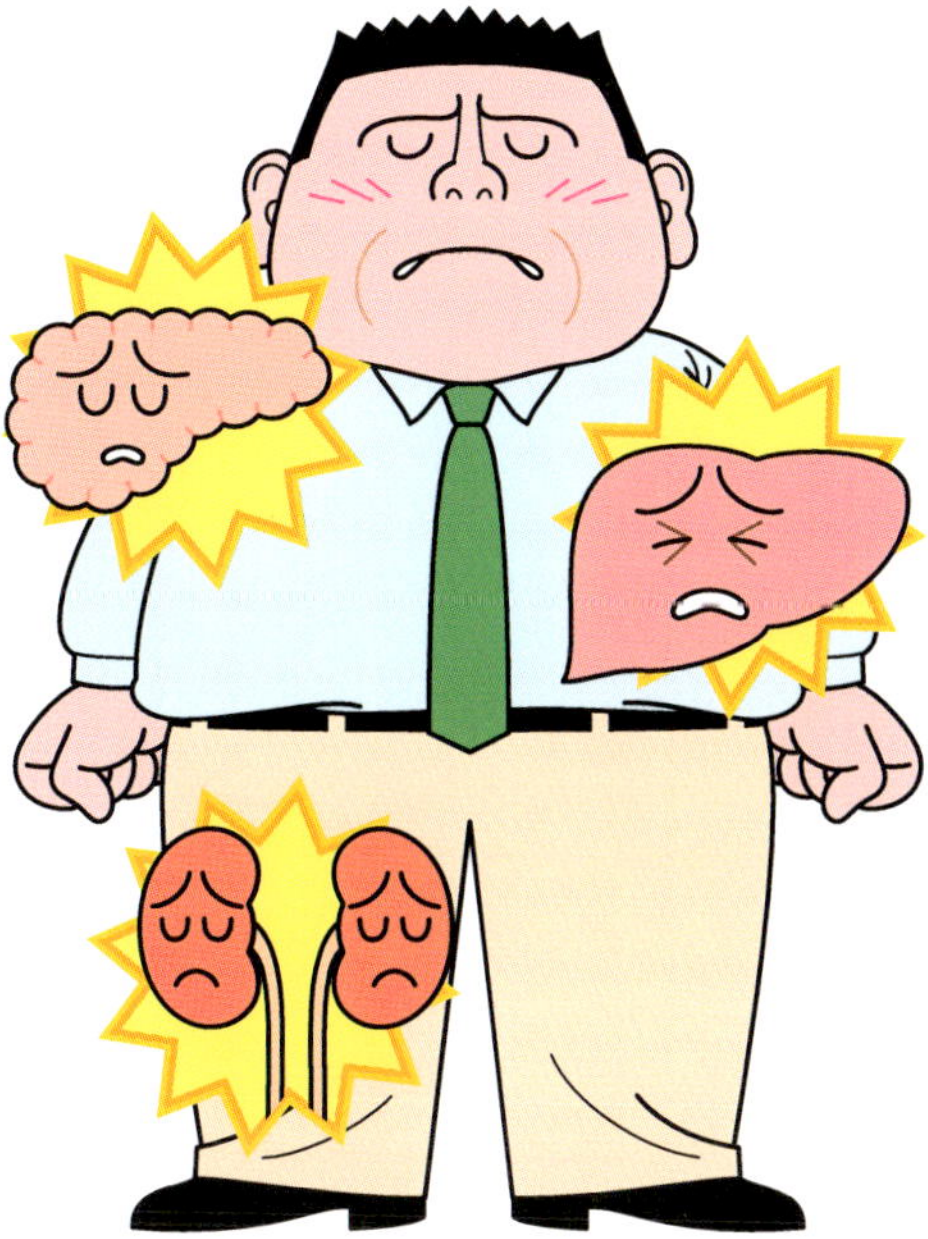

そんな病気として、まずあげられるのが、**糖尿病**です。糖尿病の患者さんの20～50％に脂質異常症が見られるといわれています。その程度はさまざまで、一般に多くの場合、中性脂肪値が高くなります。ＬＤＬコレステロール値が高くなる場合や、ＨＤＬコレステロール値が低下することも多く見られます。

甲状腺の病気（**甲状腺機能低下症**）によって、高ＬＤＬコレステロール血症が起こることがあります。原因は、甲状腺ホルモンの分泌が減る影響で肝臓や組織のＬＤＬ受容体が少なくなり、コレステロールが組織にとり込まれなくなることなどによります。

肝臓病によってもＬＤＬコレステロール値が高くなります。**閉塞性黄疸**や、中年女性に見られ、比較的まれな病気とされる**原発性胆汁性肝硬変**などがそうした肝臓病です。

腎臓病が原因で脂質異常症を起こすことがあります。そうした腎臓病の代表が、**ネフローゼ症候群**です。ほとんどの場合、ＬＤＬコレステロール値が高くなります。また、慢性腎不全になると中性脂肪値が高くなり、ＨＤＬコレステロール値が低くなります。

ほかの病気の治療薬で脂質値が高くなることがあります

血中脂質値が上がる理由の一つに、ある種の薬の服用があります。よく知られているそんな薬としては、一部の降圧薬、ホルモン剤などがあげられます（下の表参照）。

いうまでもなく、こうした薬は必要があるからこそ医師が処方するものです。自己判断でかってに服薬をやめたり、量を減らすのは禁物です。特に血圧を下げる薬の服用をやめて血圧の高い状態がつづくと、動脈硬化を促進しかねません。

これらの薬を長期に服用しているときは、定期的に血液検査を受けましょう。また、もし異常があったら、必ず主治医に報告し、よく相談することもたいせつです。

◆脂質異常症を起こす可能性のある薬

薬の種類		作用
降圧剤	利尿剤（サイアザイド系）	●コレステロール値や中性脂肪値を上げる ●HDLコレステロール値を下げる
	βブロッカー（アテノロール、プロプラノロール）	●中性脂肪値を上げる ●HDLコレステロール値を下げる
ホルモン剤	経口避妊薬	●中性脂肪値を上げる
	ステロイドホルモン剤	●コレステロール値を上げる
	エストロゲン製剤	●コレステロール値や中性脂肪値を上げる
免疫抑制剤	サイクロスポリン製剤	●中性脂肪値を上げる
角化症治療薬	レチノイド製剤	●中性脂肪値やコレステロール値を上げる
向精神薬	クロルプロマジン、イミプラミン	●コレステロール値と中性脂肪値を上げる ●HDLコレステロール値を下げる

LDLコレステロール値を下げるには、まず生活習慣の改善を行うのが先決です

脂質異常症の診断基準（30ページ参照）にあてはまる人は、血中脂質値を改善するために、何らかの対策をとることが必要です。

　これまで説明してきたように、脂質異常症を起こす理由は、遺伝性のものやほかの病気によるものを除いて、多くは**問題のある食生活や不規則な生活**にあります。まさに生活習慣病の代表格のひとつとしてとらえられているゆえんです。そのため、脂質異常症は、ほとんどの場合、自分で生活習慣の見直しをはかれば改善できます。LDLコレステロール値が高めだと診断されたら、まず食事や運動を中心にした生活習慣を見直すことが、治療の第一歩なのです。

　なかでも最大のポイントは、**食生活の改善（食事療法）**です。また、喫煙習慣がある人は、早めに**禁煙**しましょう。加えて**軽い運動を習慣化（運動療法）**することが大事です。

　こうした、いわば自己療養（セルフケア）をきちんと実行すると、一般的に3～6カ月ほどで一定の成果があらわれます。

　それでもなかなか目標とする脂質値に達しない場合に、医師の判断ではじめて**薬を使う治療（薬物療法）**を行うことになります。薬物療法を始めたとしても、これまでどおり食生活の改善と運動などつづける必要があります。治療の基本が、生活習慣の改善にあることはなんら変わらないのです。

◆自己療養を３～６カ月続けると、一定の効果が得られます

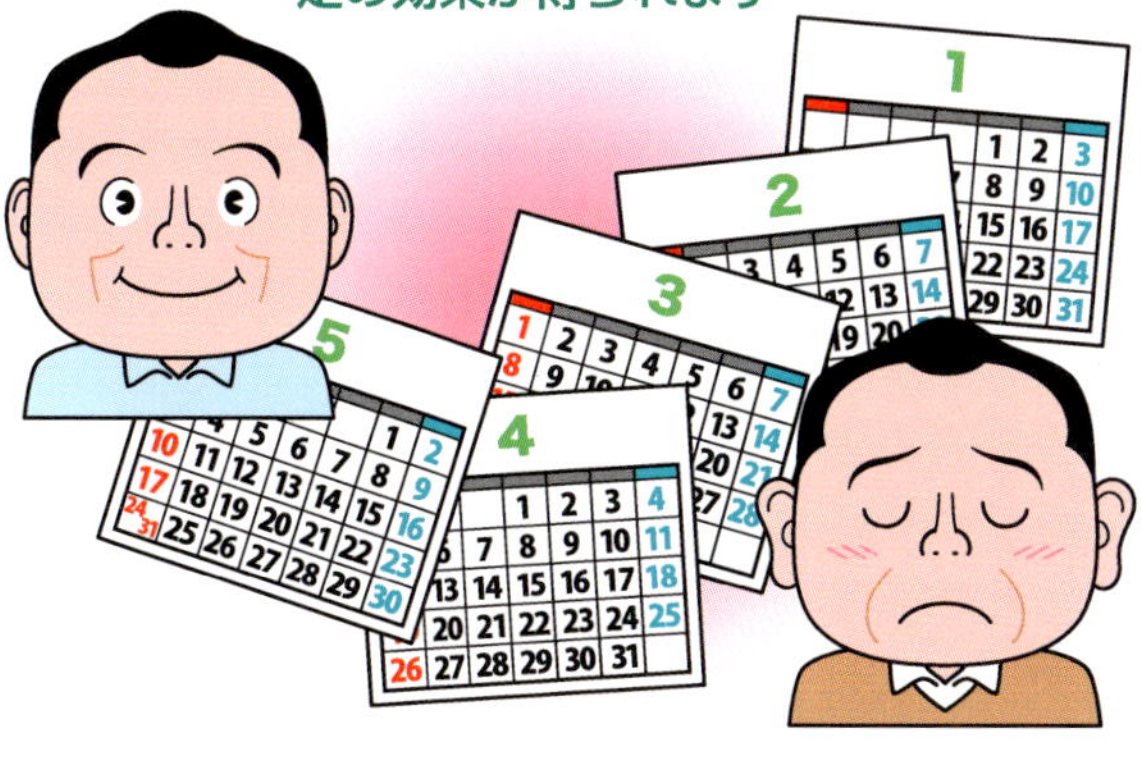

脂質異常症の治療法は次の4つに大別できます。

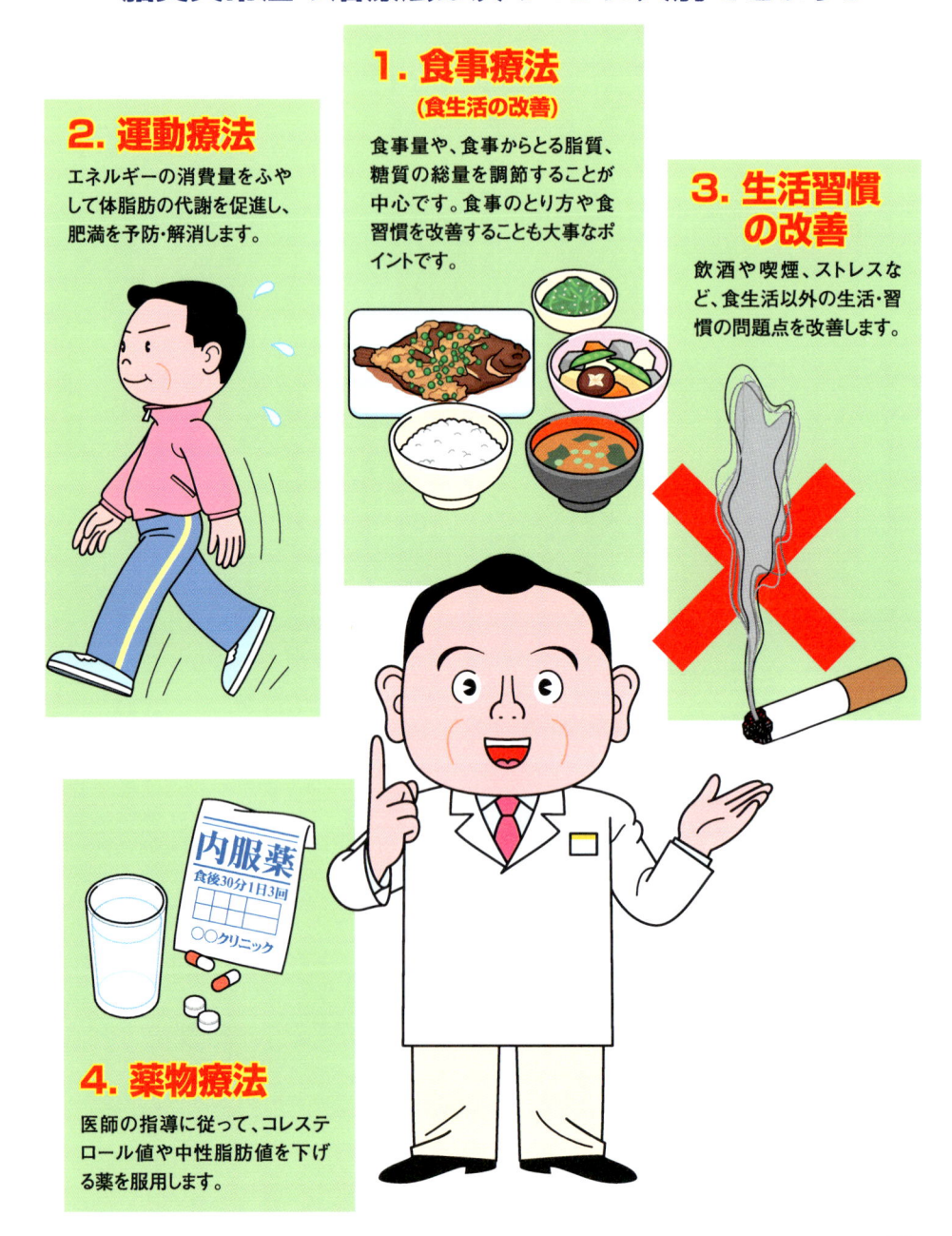

1. 食事療法
(食生活の改善)

食事量や、食事からとる脂質、糖質の総量を調節することが中心です。食事のとり方や食習慣を改善することも大事なポイントです。

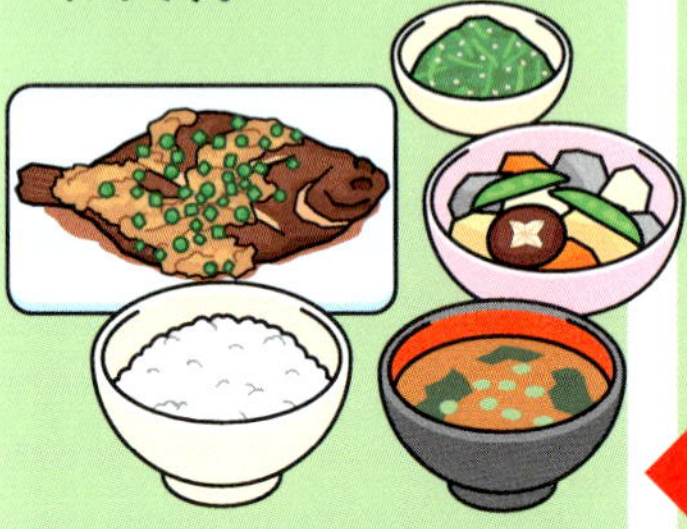

2. 運動療法

エネルギーの消費量をふやして体脂肪の代謝を促進し、肥満を予防・解消します。

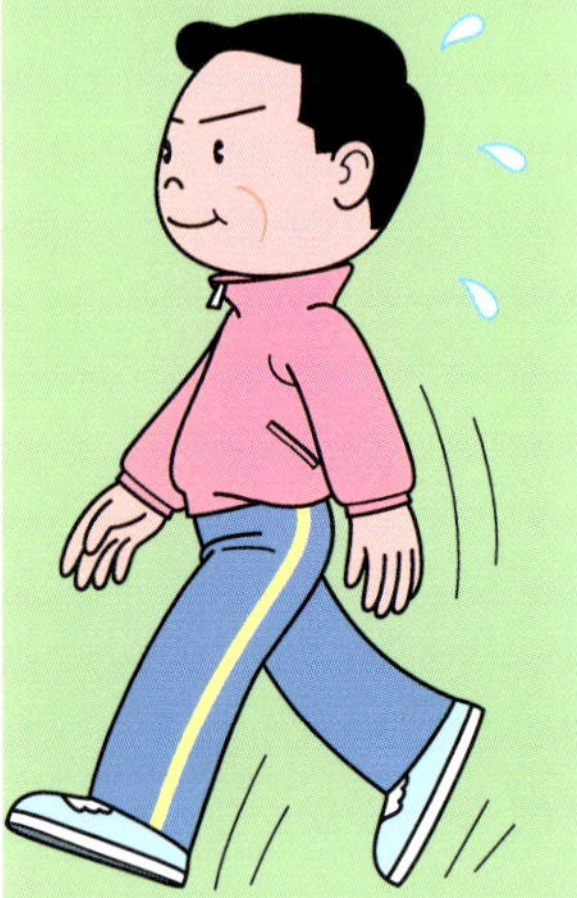

3. 生活習慣の改善

飲酒や喫煙、ストレスなど、食生活以外の生活・習慣の問題点を改善します。

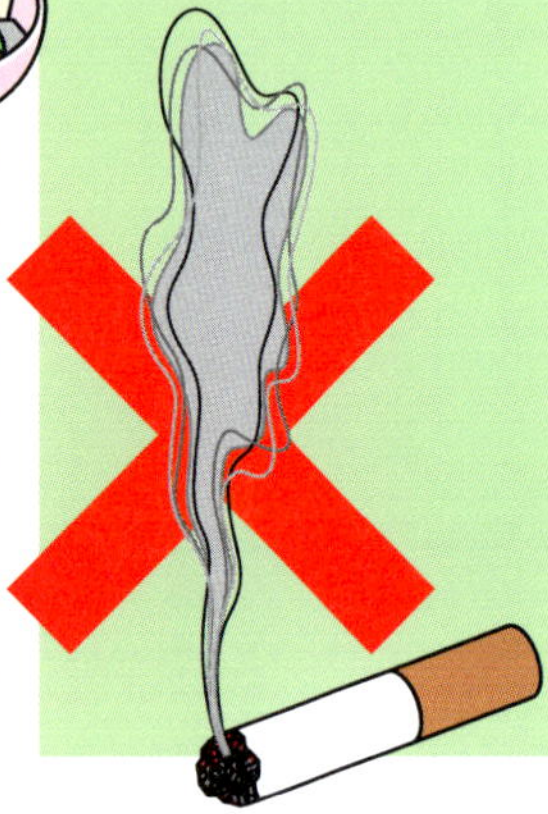

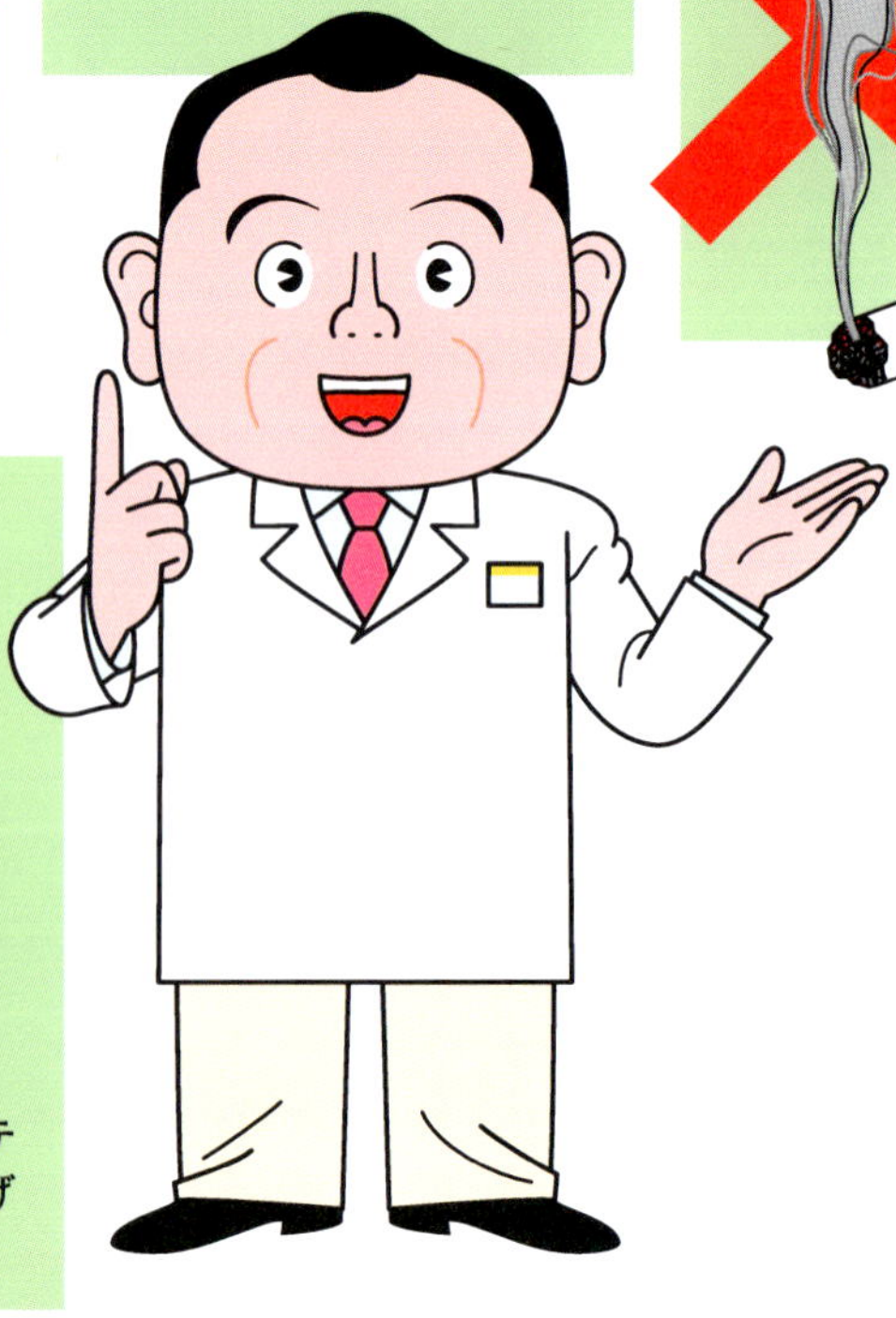

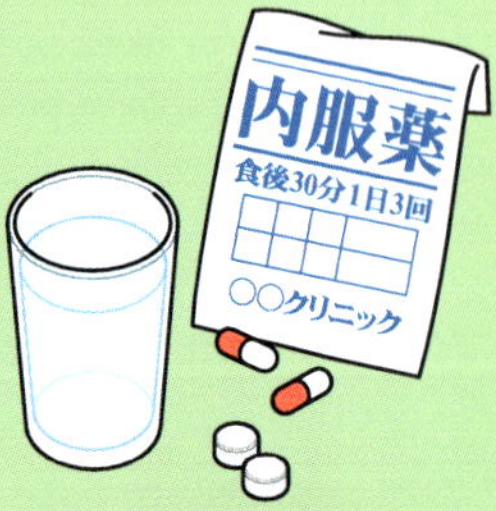

4. 薬物療法

医師の指導に従って、コレステロール値や中性脂肪値を下げる薬を服用します。

治療で目指す脂質値は、冠動脈疾患を起こす危険因子の有無や数で異なります

日本動脈硬化学会ガイドライン（2012年版）の「LDLコレステロール管理目標設定のためのフローチャート」（74ページ）では、まず、患者さんを狭心症や心筋梗塞などの冠動脈疾患を発症したことがあるか、ないかで分けます。

発症の既往がある人は、再発が起こりやすく、その予防が極めて大切ですから、「二次予防」群とします。発症の既往がない人は「一次予防」群となります。治療で目標とする脂質値は患者さんがどのくらい冠動脈疾患を起こしやすいリスクを持っているか、その程度を医師が判断して決めます。

冠動脈疾患の既往がない場合（一次予防群）では、糖尿病、慢性腎疾患、非心原性脳疾患、末梢動脈疾患があるとカテゴリーⅢに分類されます。それらがない一次予防群の場合、「NIPPON　DATA」という日本で行われた疫学調査結果をリスク評価のために利用します。

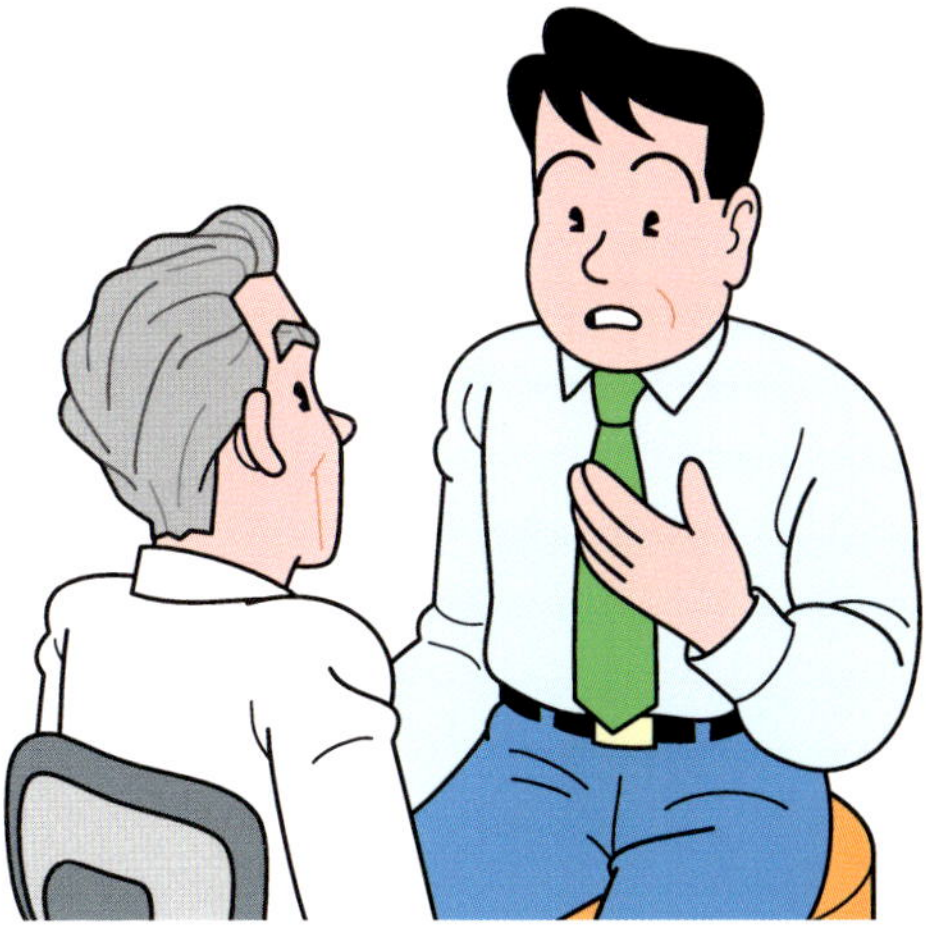

性別、年齢、総コレステロール値、収縮期血圧の区分から10年間の冠動脈疾患死亡率が求められます。10年間の冠動脈疾患死亡率が0.5％未満はカテゴリーⅠ、0.5％以上2.0％未満ならカテゴリーⅡ、2.0％以上ならカテゴリーⅢとします。もし、追加リスクとして、低HDLコレステロール血症（40㎎／dℓ未満）、早発性冠動脈疾患家族歴、耐糖能異常のいずれかがあれば、カテゴリーを一段階あげます。

一次予防、二次予防ともに食生活や運動などの生活習慣の改善が重要です。

一次予防ではこれらの生活改善を

◆LDLコレステロール管理目標設定のためのフローチャート

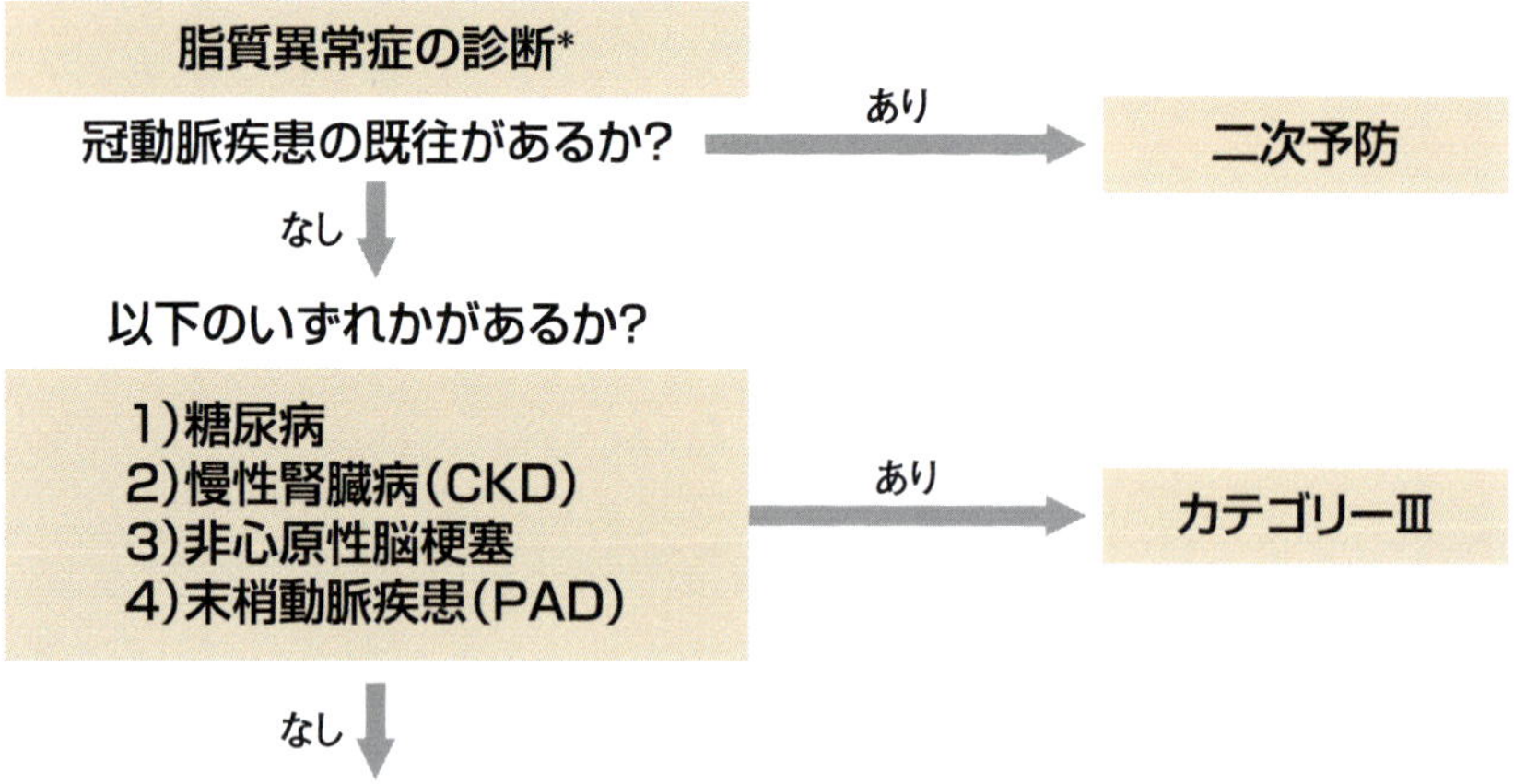

冠動脈疾患の一次予防のための絶対リスクに基づく管理区分

NIPPON DATA80による10年間の冠動脈疾患による死亡確率(絶対リスク)	追加リスクの有無	
	追加リスクなし	以下のいずれかがあり 1)低HDL-C血症(HDL-C＜40mg／dℓ) 2)早発性冠動脈疾患家族歴(第1度近親者　かつ 男性55歳未満、女性65歳未満) 3)耐糖能異常
0.5%未満	カテゴリーⅠ	カテゴリーⅡ
0.5%以上2.0%未満	カテゴリーⅡ	カテゴリーⅢ
2.0%以上	カテゴリーⅢ	カテゴリーⅢ

*家族性高コレステロール血症(FH)については本フローチャートを適用しない。

日本動脈硬化学会「動脈硬化性疾患予防ガイドライン2012年版」

行って脂質値がどう変化したかを医師が考慮の上、薬物療法を取り入れるかを検討します。

二次予防では原則として生活習慣の改善と薬物療法を並行して行います。リスク区分別脂質管理目標値は以下の通りです。LDLコレステロールの目標値はカテゴリーⅠでは「160mg／dℓ未満」、カテゴリーⅡでは「140mg／dℓ未満」、カテゴリーⅢでは「120mg／dℓ未満」、二次予防では「100mg／dℓ未満」になっています。

いずれのカテゴリーでもHDLコレステロールは「40mg／dℓ以上」、中性脂肪は「150mg／dℓ未満」が目標とされています。

Part 4

効果抜群！
悪玉コレステロール値を下げ、
善玉コレステロール値を上げる
ための食生活、食事法、
食品選びのコツ

脂質異常症を改善するための最も基本的な食生活のルール

脂質異常症を改善するには、**正しい食生活を送ること**が最も重要です。以下にあげるのが、そのための基本ルール。このルールを守るだけで、かなり血中脂質値の改善が期待できます。現在の自分の食生活とくらべてみて、実行できているかどうかチェックしてみましょう。

朝・昼・晩の1日3食をきちんと、バランスよく食べる

❶毎日規則正しくしっかりとる

1日3食を、いつもだいたい決まった時間に毎日規則正しくとるようにします。朝食と昼食、昼食と夕食それぞれの食事の間隔は5～6時間あけるのが適当です。こうしたリズムできちんと食事をとれば、間食や大食いをかなり防げるだけでなく、体に蓄えられた中性脂肪を効率的に消費させるのに役立ちます。

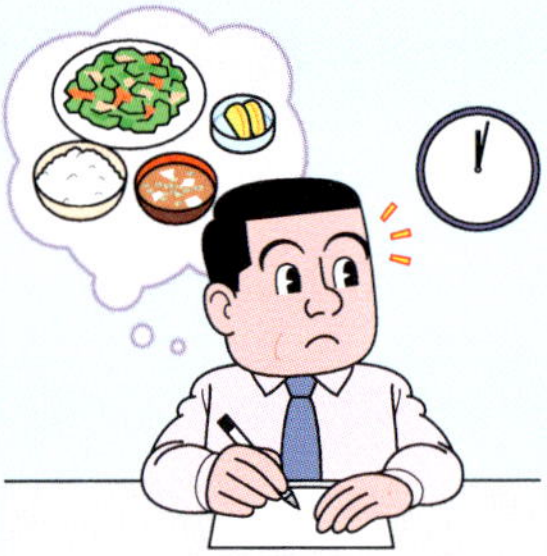

夜食や夜遅くの食事は控える

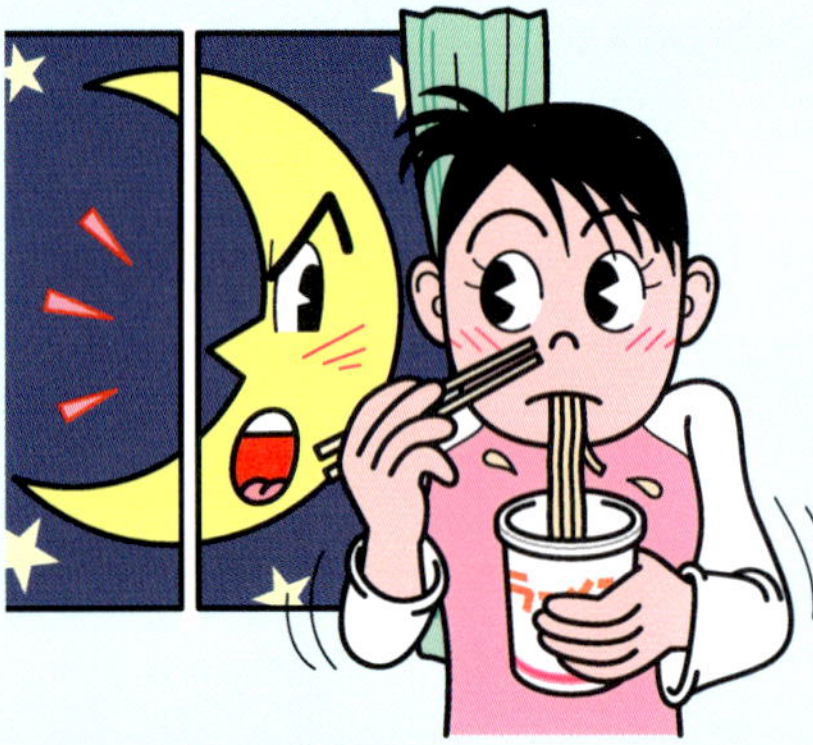

寝る前の3時間以内に飲食をすると中性脂肪値が上がりやすくなるので、「夜遅くには飲食をしない、就寝3時間前には飲食をしない」を生活のルールにしましょう。夜食をやめるコツは、夜食がほしくなるような夜ふかしをしないこと。生活パターンが夜ふかし型の人は、朝型に変える努力も必要です。

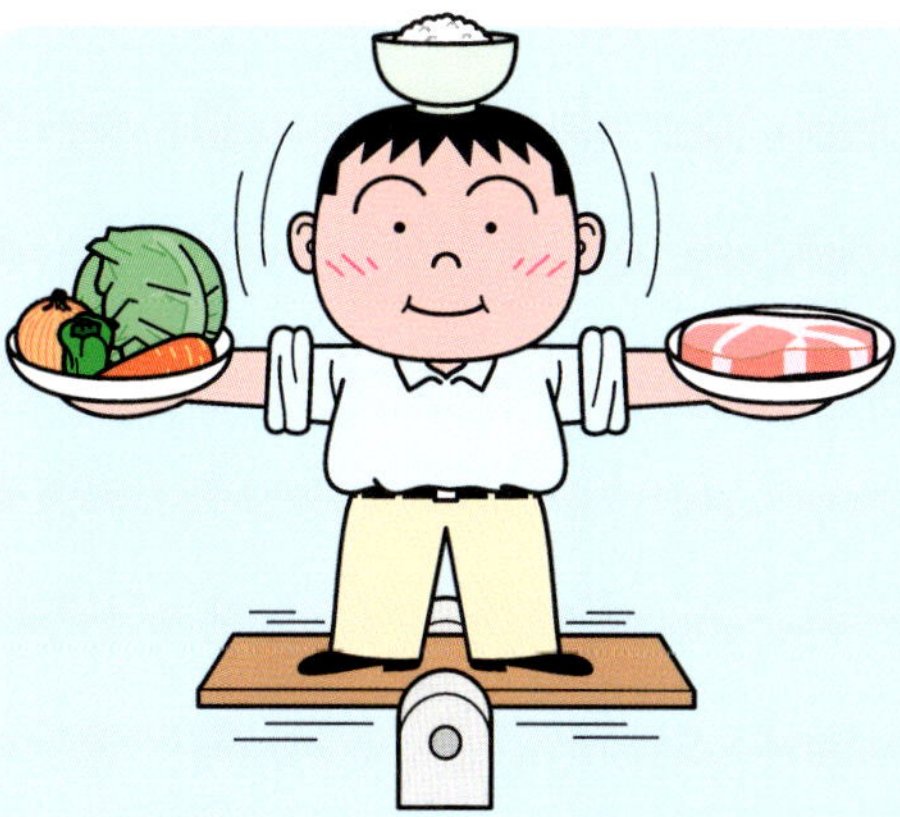

❷食事の量を適正にする

食事の量、つまり摂取エネルギー量を適正にすることは、すべての生活習慣病の予防や改善のための必須項目です。肥満の予防・解消のためにも、食事量を適正にすることは欠かせません。(⇒詳しくは 80 ～ 81 ページ参照)

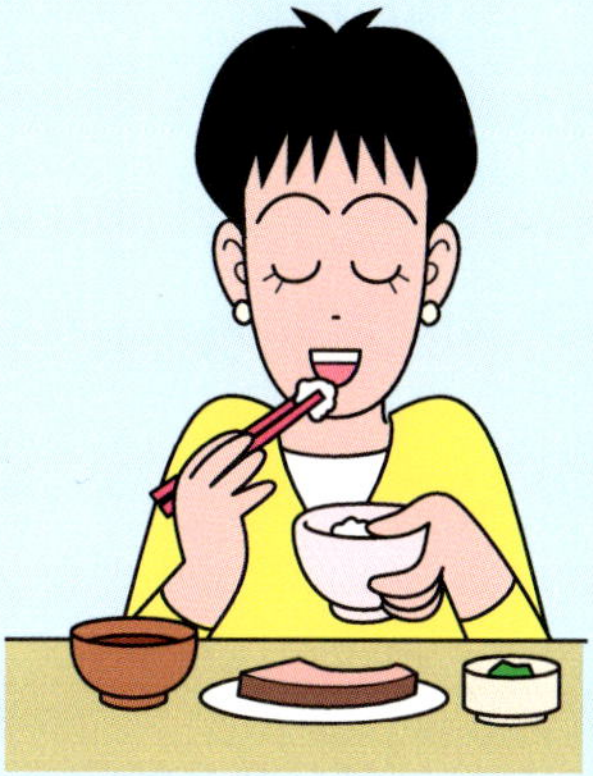

❸栄養素のバランスをよくする

適正な食事量で、必要な栄養素を過不足なく偏りなくとることは、健康的な食事の基本です。偏食や好物ばかり食べる食習慣は、栄養バランスを悪くします。(⇒詳しくは 82 ～ 89 ページ参照)

飲酒は控えるか、適量にとどめる

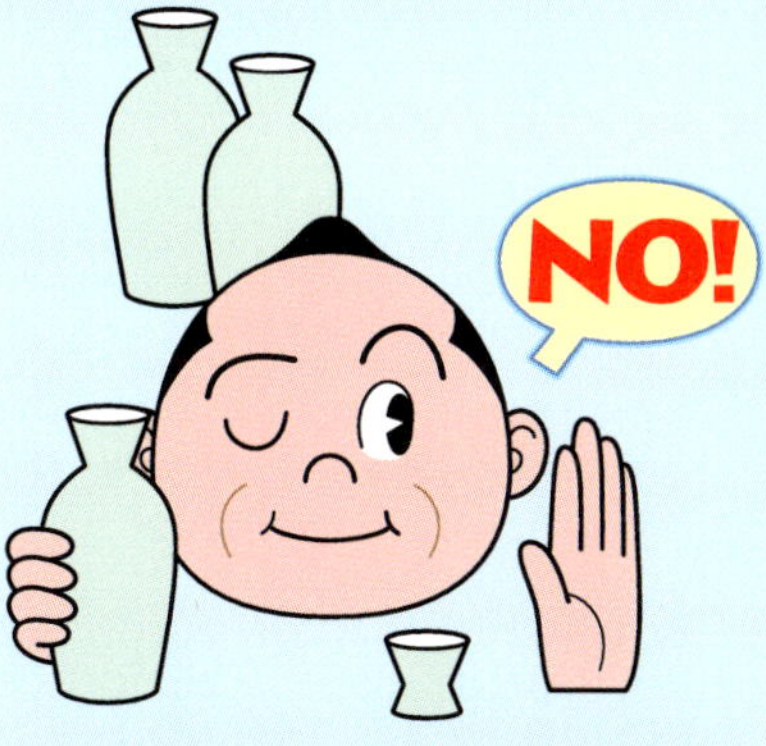

過度の飲酒は特に中性脂肪値を高めます。高中性脂肪血症の人が断酒するだけで、中性脂肪値がかなり低下することがわかっています。(⇒詳しくは128～129ページ参照)

間食はしない

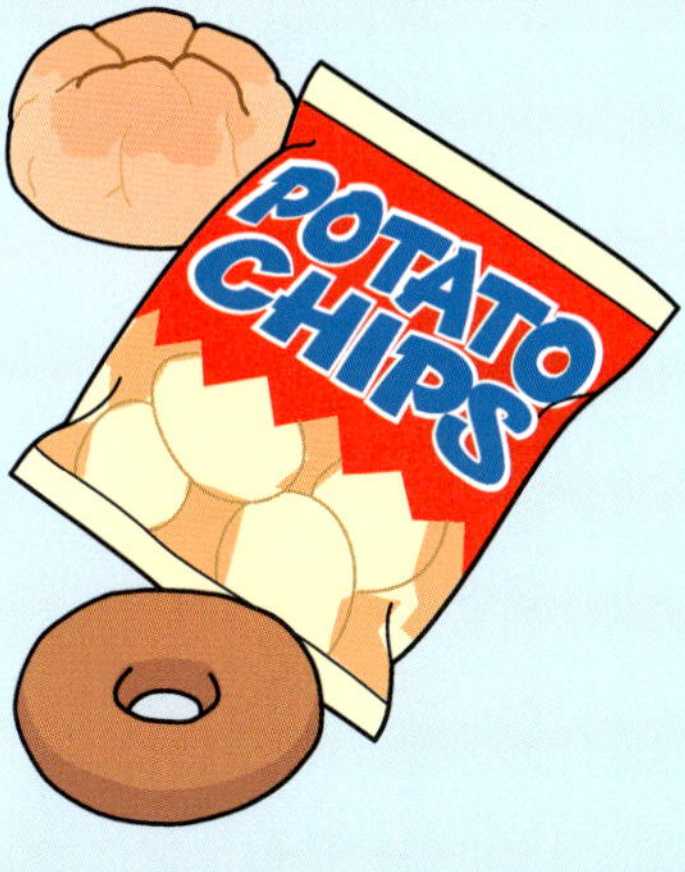

間食をやめるだけで、1日3食、栄養バランスのよい適正な量の食事を実践しやすくなり、肥満解消や脂質値の改善に大きな効果が上がる人も少なくありません。

悪玉のLDLコレステロール値と中性脂肪値を下げるための食事のポイント

善玉のHDLコレステロールをふやすことはなかなかむずかしく、現在できる対策は、禁煙と運動不足、肥満の解消といわれています。食事面では、中性脂肪値を適正にする対策をとることです。

というのは、中性脂肪値とHDLコレステロール値の間にはシーソーのような関係が見られることが多く（26ページ参照）、HDLコレステロールをふやすには、まず血液中の中性脂肪を減らすことがポイントになるからです。

なお、これらのポイントに加えて、大豆食品をとる（132～134ページ参照）ことや、青背の魚をとる（135～136ページ参照）ことも忘れてはならないコツです。

❹脂肪の摂取量を抑え、脂肪の種類のバランスを適正にする

油脂類は食品中では最も高エネルギー。とりすぎるとエネルギー過剰になり、中性脂肪やコレステロールの増加を招きます。脂肪の摂取量を抑えるコツは 96 ～ 103 ページを、また、脂肪の種類のバランスを適正にするコツは 106 ～ 107 ページをご覧ください。

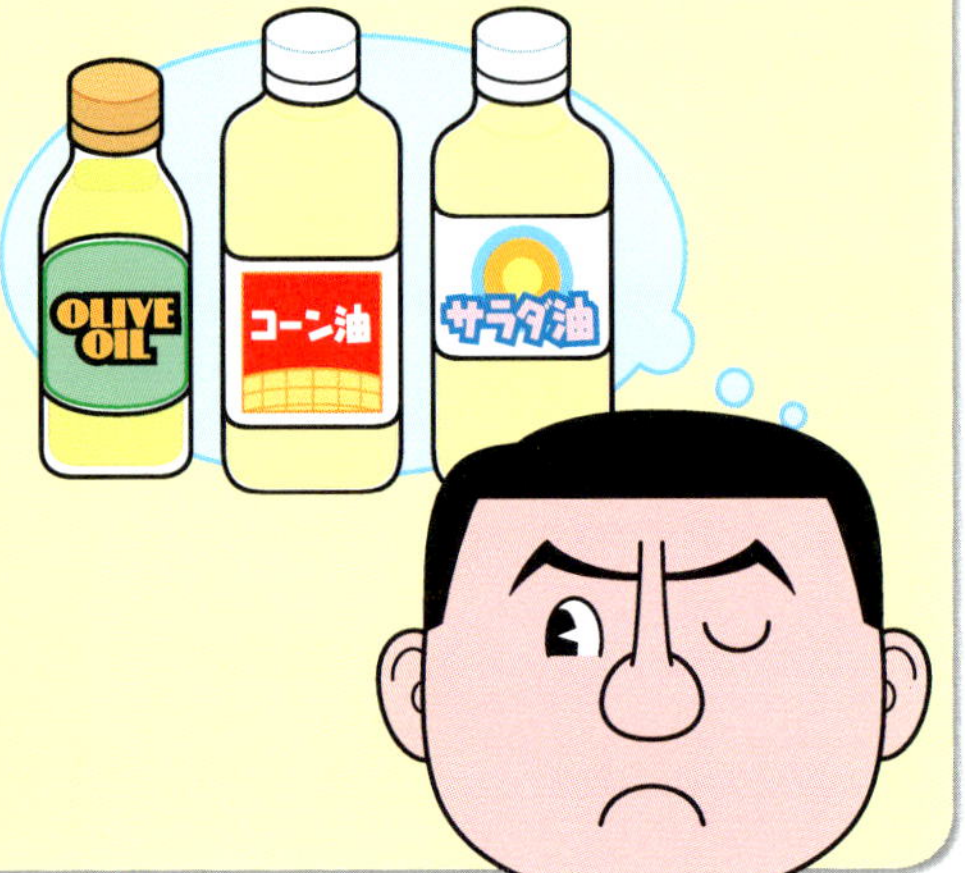

❸脂肪の摂取量を抑え、脂肪の種類のバランスを適正にする

脂肪の摂取量を抑えるコツは 96 ～ 103 ページを、脂肪の種類のバランスを適正にするコツは 106 ～ 107 ページをご覧ください。

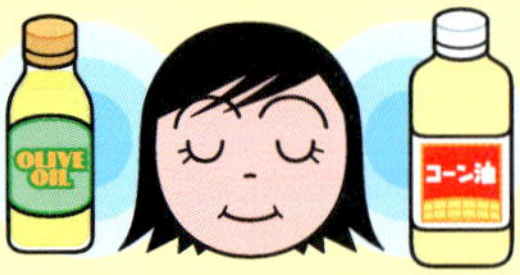

❹お酒を極力控える

（⇒詳しくは 128 ～ 129 ページ参照）

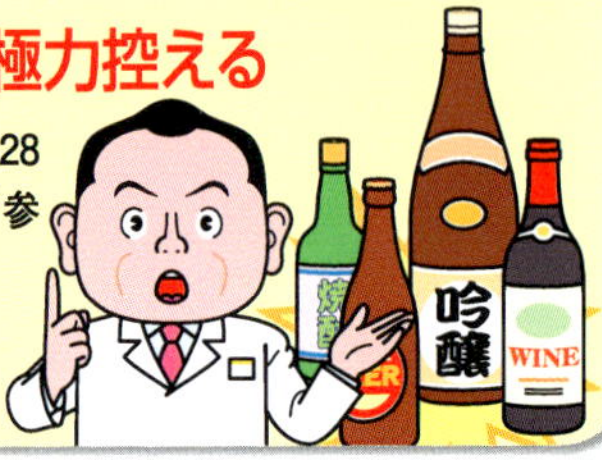

LDLコレステロール値を下げる食事のポイント

❶食事の量を適正にする

(⇒詳しくは 80 ～ 81 ページ参照)

食事量が多いと、体内で合成されるコレステロール量がふえます。お腹いっぱい食べるのは食べすぎ。腹八分目に抑えることを心がけます。

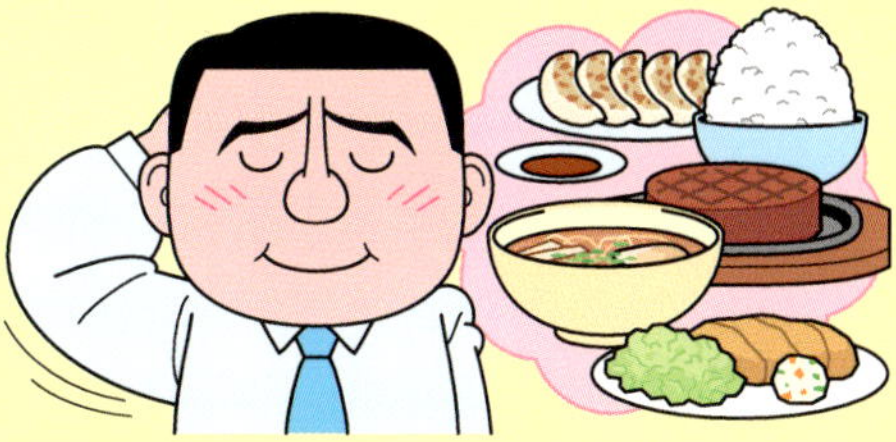

❷コレステロールの多い食品の摂取量を減らす

(⇒詳しくは 92 ～ 95 ページ参照)

日本動脈硬化学会のガイドラインでは、食品から摂取するコレステロール量を1日 200mg以下と提示しています。

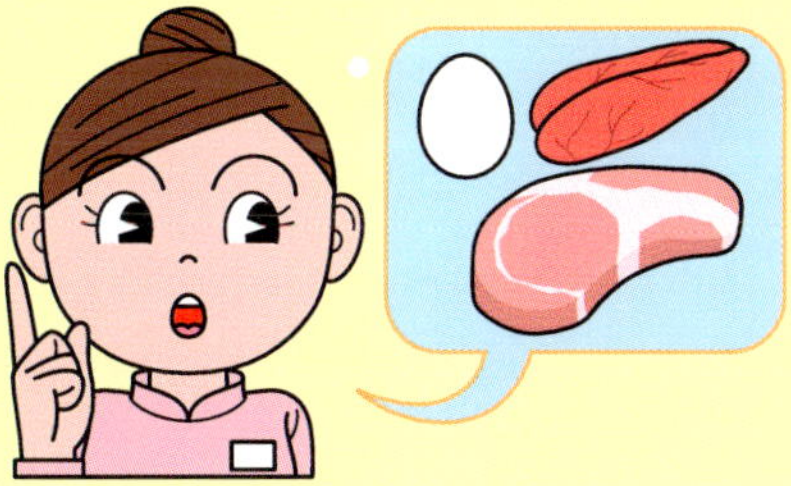

❸食物繊維の摂取量をふやす

(⇒詳しくは 112 ～ 115 ページ参照)

食物繊維は胆汁酸やコレステロールを吸着して体外に排出するのを助けます。野菜などで食物繊維を積極的にとるようにします。

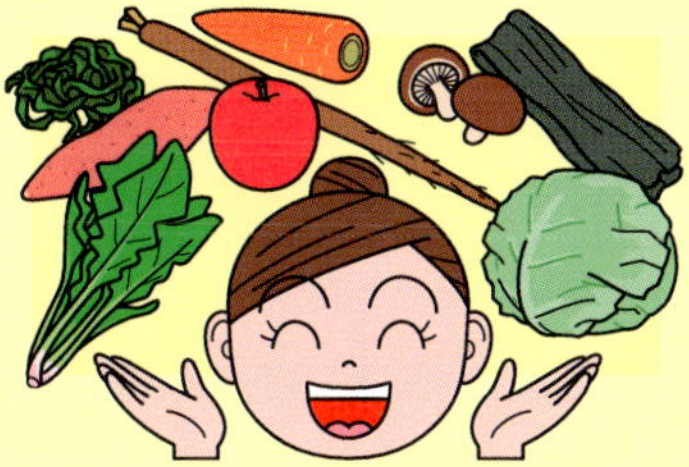

中性脂肪値を下げる食事のポイント

❶食事の量を適正にする

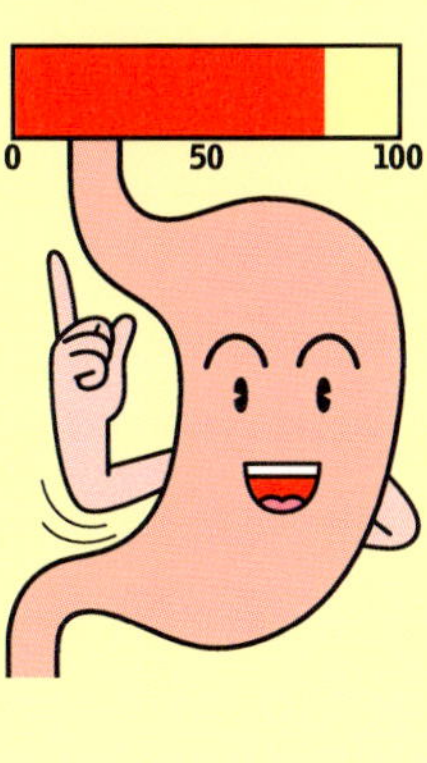

食べすぎで余ったエネルギーは中性脂肪になり、その一部が血液中の中性脂肪になります。お腹いっぱい食べず、腹八分目までを心がけます。

❷甘い糖質(糖分)を控える

糖分をとりすぎると中性脂肪になるので、砂糖などを使った食品(菓子類やジュース類など)をとりすぎないようにします(⇒詳しくは 108 ～ 110 ページ参照)。また、果糖をとりすぎないように果物の食べすぎにも注意します。

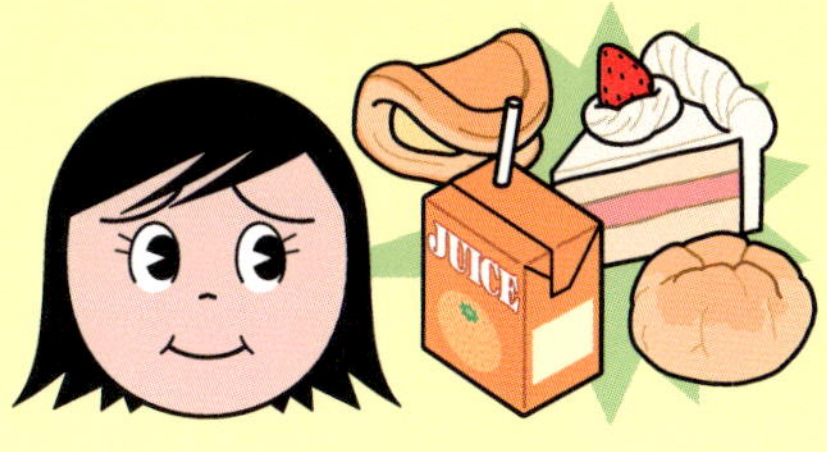

食べすぎを改め、腹八分目の食事にすることが、食生活改善の最大のポイントです

脂質値を改善するうえで最大のポイントは、**食べすぎない**ことです。食事から摂取する総エネルギー量（＝食事量）を、**自分に合った適正量にまで抑える**ことが、血中脂質値を改善する第一歩です。

適正な食事量としては、**1日に必要なエネルギー量**という考え方を使います。これは、1日の活動に必要な最小限の摂取エネルギー量のことです。

1日に必要なエネルギー量は、性別、年齢、身長、体重、活動量などによって違います。目安としては、左ページに示した計算式で簡単に算出できます。

この計算式に使われる標準体重は、BMI（Body Mass Index＝体格指数）という指標を使った方法で算出するのが一般的です。

ちなみに、もし、あなたの現在の体重が標準体重をオーバーしていたら、食べすぎの可能性があります。いまから減量を心がけましょう。それが、脂質異常症、動脈硬化の予防につながります。

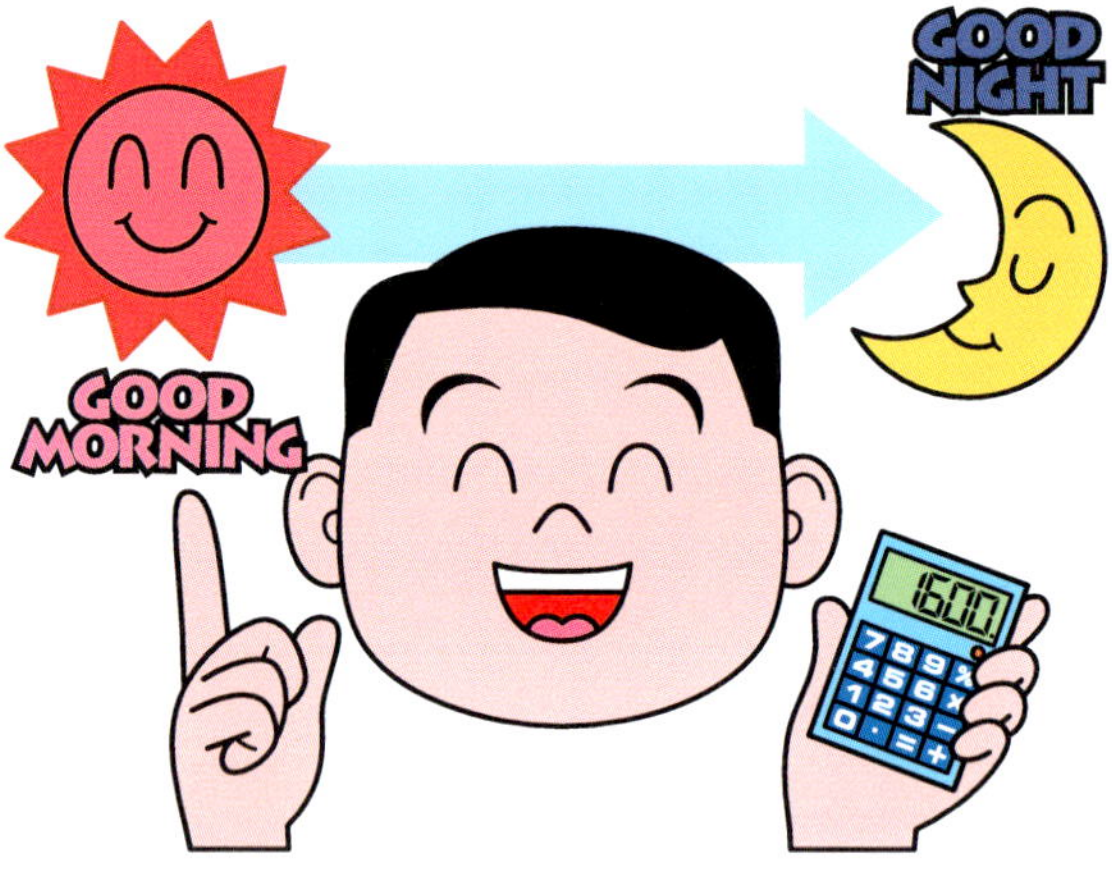

さて、標準体重1kgあたりに必要なエネルギーは、活動量の程度によって違いますが、デスクワークなどの軽作業の場合は通常25～30㎉を目安にします。

たとえば、体重60kgの人なら、1日あたり1500～1800㎉の食事量に抑えるようにするのです。

ただ、標準体重を維持できる量が適正なエネルギー量ともいえるので、体重の変化を見ながら、1日に必要なエネルギー量を加減します。

適正な食事量を算出するための計算法

●1日に必要なエネルギーを算出するための計算法

1日に必要なエネルギー量(kcal) ＝ 標準体重(kg) × 標準体重1kgあたりに必要なエネルギー量(kcal)

●標準体重を算出するための計算法

標準体重(kg) ＝ 身長(m) × 身長(m) × 22

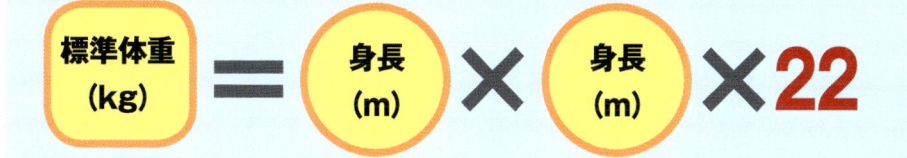

［例］
身長158cmの人の標準体重＝1.58×1.58×22＝54.9kg

●標準体重1kgあたりに必要なエネルギー

デスクワークの多い事務員、技術者、管理職などの場合	25～30 kcal
外回りが多い営業マン、店員、工員などの場合	30～35 kcal
農業・漁業従事者、建設作業員などの場合	35～40 kcal

※数字に幅がありますが、やせ型や若い人は高いほうの数字を使います。逆に、肥満タイプや高齢者は低いほうを使います。

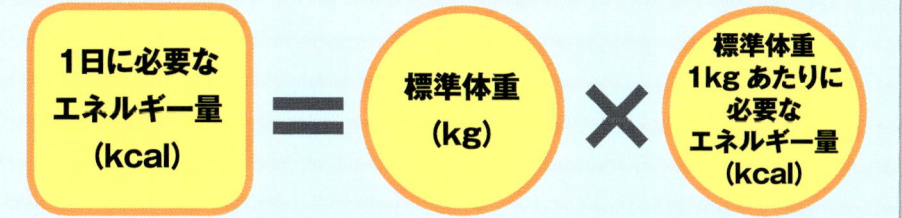

栄養バランスのよい食事とは、3大栄養素を適切な配分でとることです

食生活の改善には、食事量を適正にすることに主眼をおきながら、**栄養のバランスをよくすることも大事**です。

「栄養バランスのよい」とは、3大栄養素である炭水化物、タンパク質、脂肪を、適切な配分でとることです。一般には、1日に必要なエネルギーの60％を炭水化物、15～20％をタンパク質、20～25％を脂肪からとるのが適切とされています。

栄養バランスをよくするには、これら3大栄養素に加えて、栄養代謝の潤滑油であり、体の調子を整えるビタミン・ミネラルの補給も欠かせません。

栄養素にはこの5種類があります

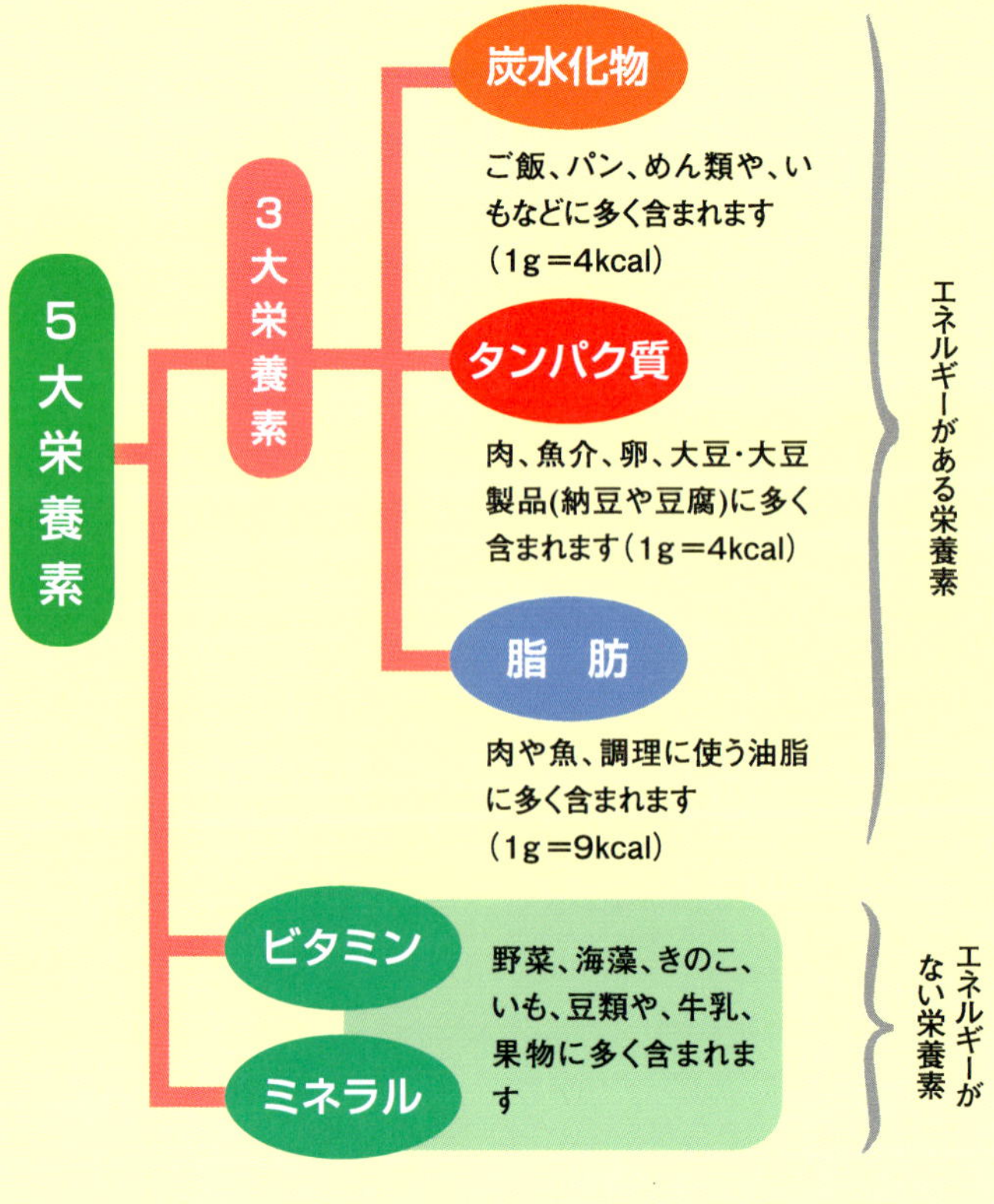
5大栄養素
3大栄養素
炭水化物
ご飯、パン、めん類や、いもなどに多く含まれます（1g＝4kcal）
タンパク質
肉、魚介、卵、大豆・大豆製品(納豆や豆腐)に多く含まれます（1g＝4kcal）
脂肪
肉や魚、調理に使う油脂に多く含まれます（1g＝9kcal）
エネルギーがある栄養素
ビタミン
ミネラル
野菜、海藻、きのこ、いも、豆類や、牛乳、果物に多く含まれます
エネルギーがない栄養素

どの栄養素が欠けても栄養の歯車はうまく回りません

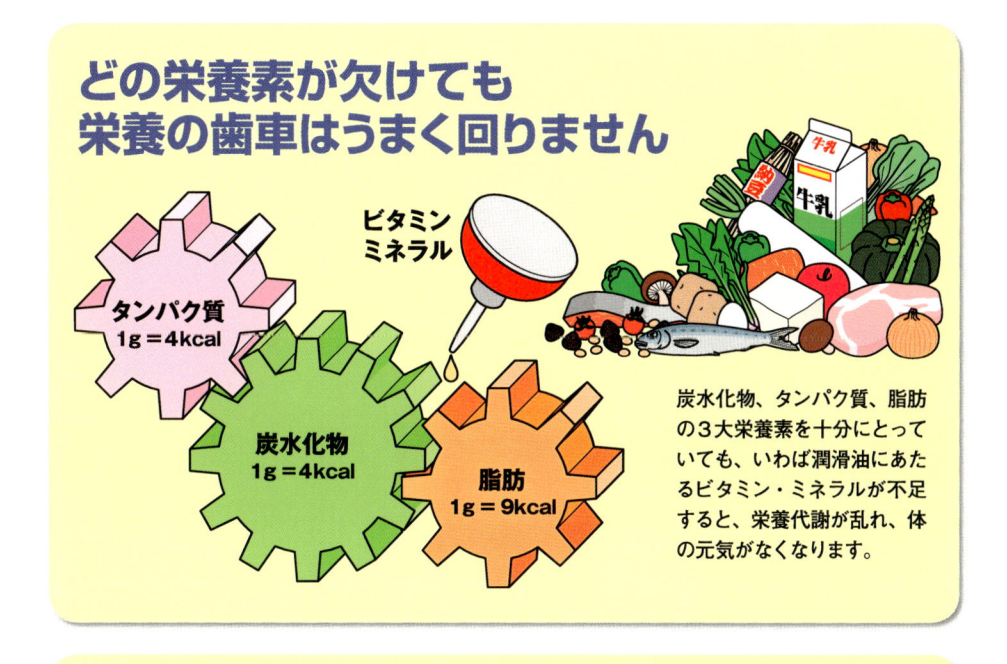

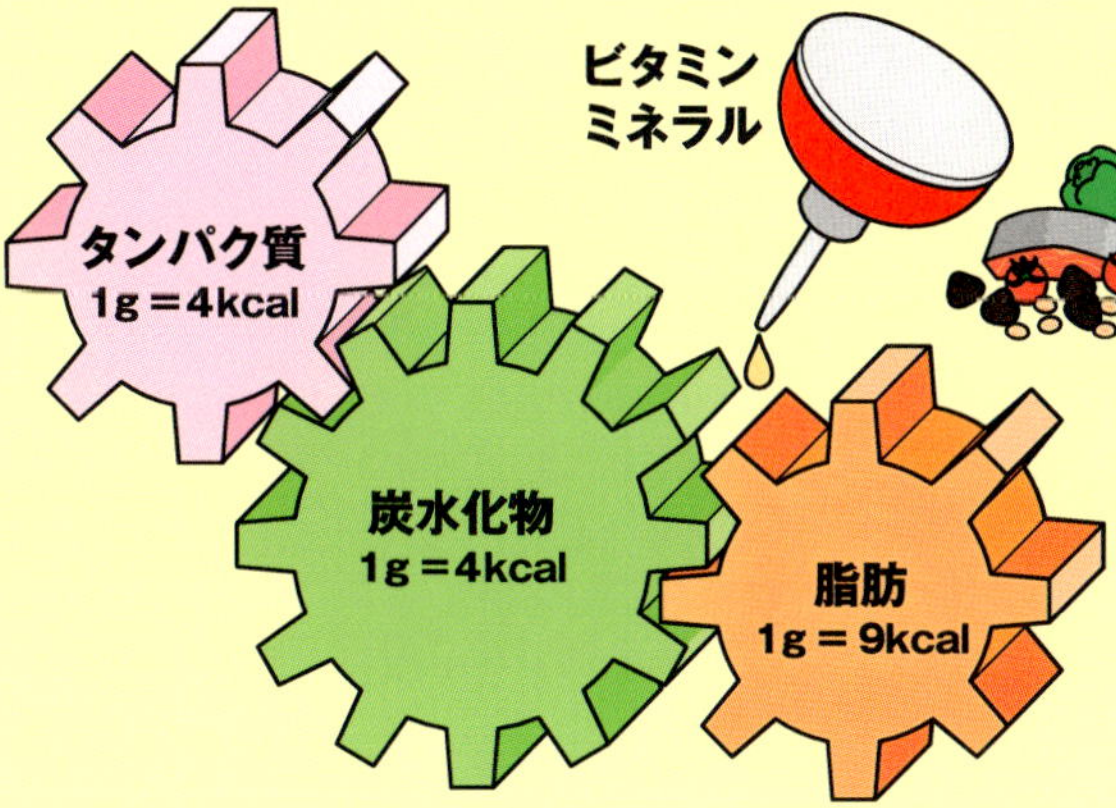

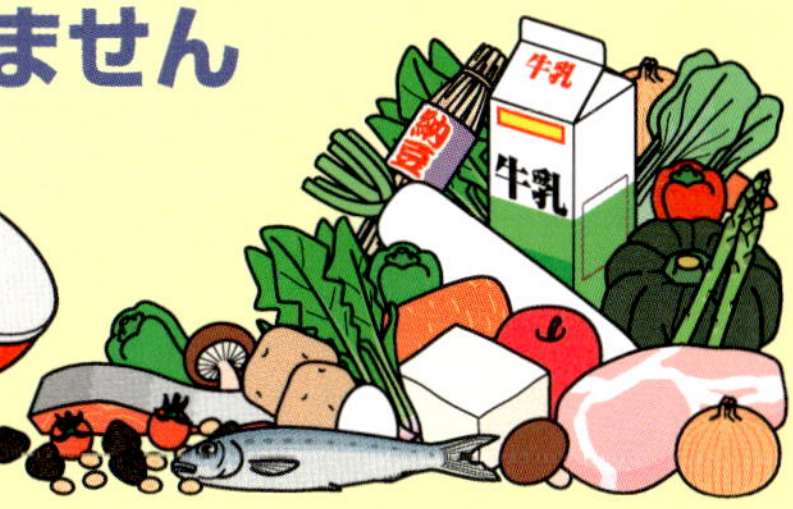

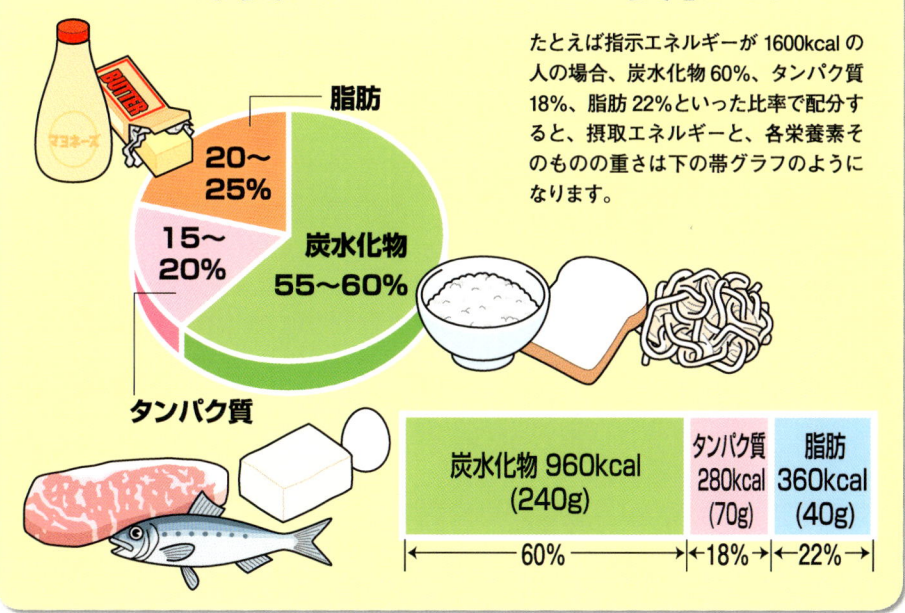

炭水化物、タンパク質、脂肪の3大栄養素を十分にとっていても、いわば潤滑油にあたるビタミン・ミネラルが不足すると、栄養代謝が乱れ、体の元気がなくなります。

3大栄養素をこのエネルギー比率でとるのが栄養バランスのとれた食事です

たとえば指示エネルギーが1600kcalの人の場合、炭水化物60%、タンパク質18%、脂肪22%といった比率で配分すると、摂取エネルギーと、各栄養素そのものの重さは下の帯グラフのようになります。

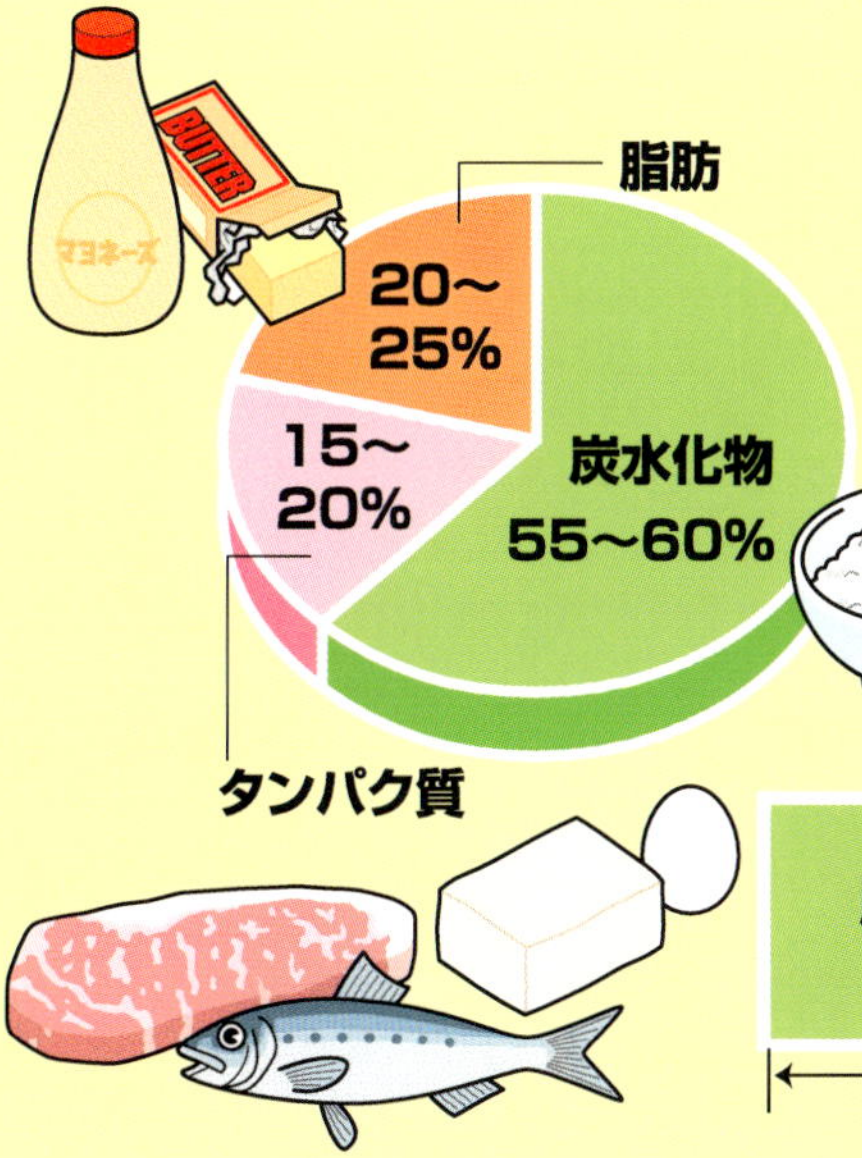

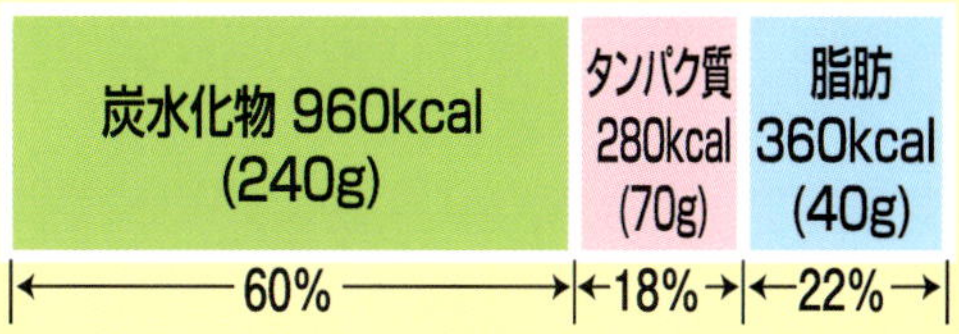

この食品選びのコツで、栄養素をバランスよくとるようにします

栄養素のバランスをとるのは大まかでかまいません。そのために役立つのは、以下に紹介する1日にとる食品の選び方の3つのコツです。

1 多種類の食品(食材)を少量ずつとるようにします

1日に必要なエネルギー量に合わせて、毎日できるだけ多種類の食品(食材)を少量ずつ食べるようにします。食品は、種類によって含まれている栄養素が違うため、多種類の食品を少量ずつ食べれば、それぞれの食品に含まれるさまざまな栄養素が補い合って、結果的に栄養素のバランスがよくなります。

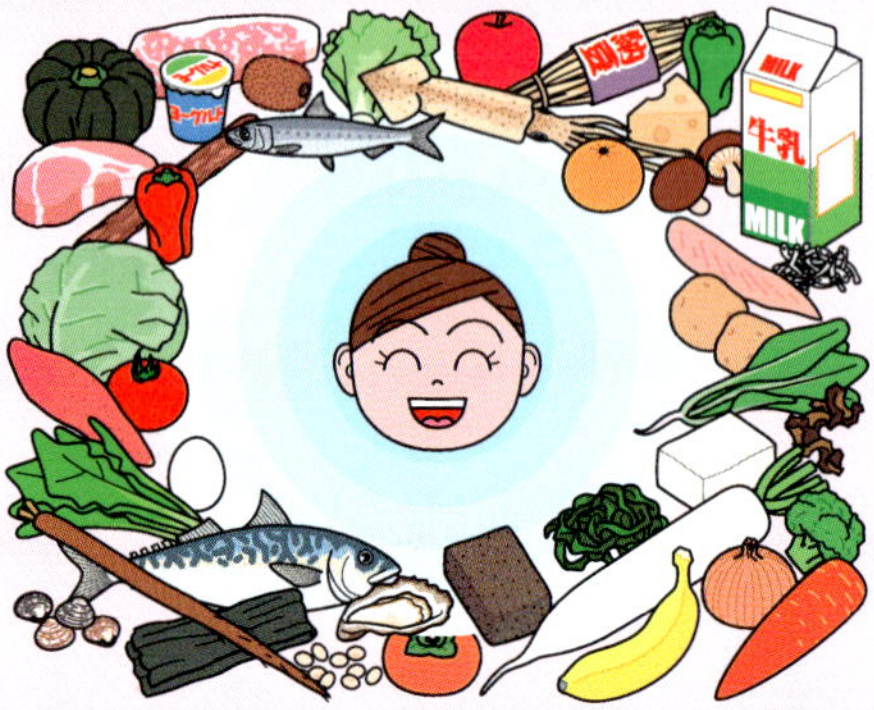

3 食品を選ぶときは3つのポイントに注意します

❹の「魚介・肉・大豆・大豆製品・卵」グループからの食品選びでは、1日3食で、まんべんなく組み合わせるようにしましょう。たとえば、肉ばかり、魚ばかりを選ばないで、朝食に卵を使ったら、昼は肉、夜は魚にするといったようにします。

❷の「野菜・海藻・きのこ・こんにゃく」グループから野菜を選ぶときには、緑黄色野菜※と淡色野菜※を組み合わせるようにし、海藻やきのこも忘れないでとり入れるようにしましょう。

❸のいもは、❷の野菜とは区別して量を調節しましょう。

※緑黄色野菜と淡色野菜については 130 ~ 131 ページ参照

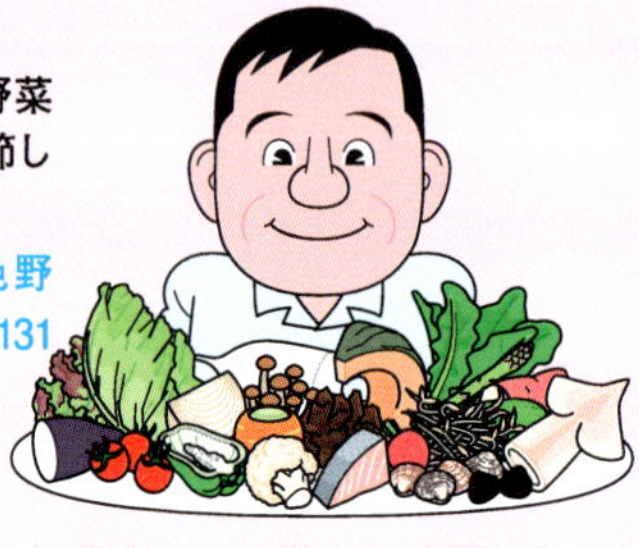

2 食品をグループに分け、各グループから多種類の食品を選びます

栄養バランスをよくするために「どんな食品を」「どれだけの量」食べればよいかの目安になるのが、下に示した食品のグループ分けです。どのグループからも食品を選ぶと同時に、できるだけ多種類の食品を選ぶようにします。

それぞれのグループごとに1日にどれだけの分量をとればよいかの一例として、1日に必要なエネルギーが2000kcalの場合の大まかな目安をエネルギー量で示しておきました。2000kcalという数値は、一般の日本人男性に多い1日に必要なエネルギー量です。ちなみに女性の場合は1600～1700kcalです。

1日に必要なエネルギー量が2000kcalの場合のバランスのよい食品選びの目安

❶ご飯・パンなど
900～1000kcal分

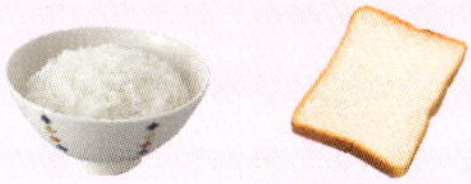

❷野菜・海藻・きのこ・こんにゃく
100～150kcal分（350g程度）

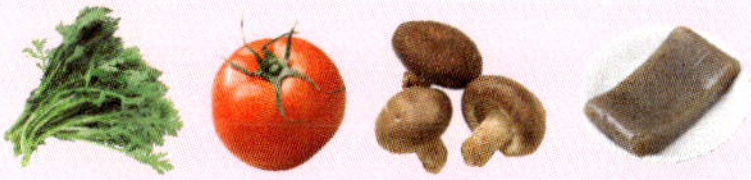

❸いも・豆（大豆以外）
100～150kcal分（100～150g程度）

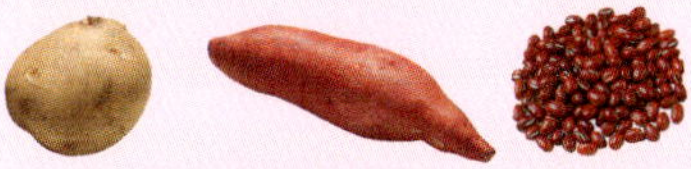

❹魚介・肉・大豆・大豆製品・卵
350～400kcal分

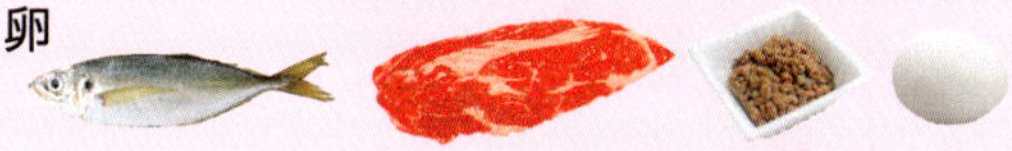

❺牛乳・乳製品
100～150kcal分

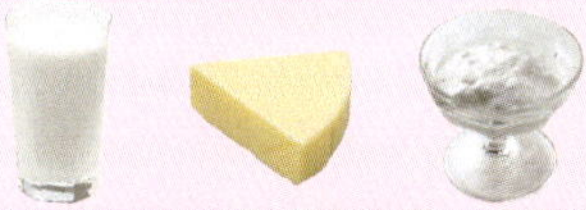

❻果物
100kcal分（200g程度）

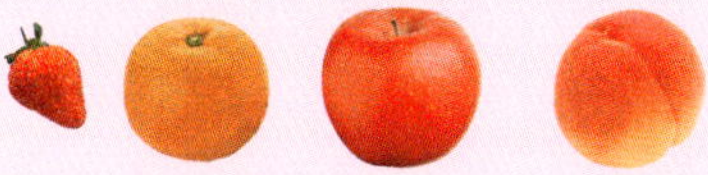

❼調味料・油
150kcal分

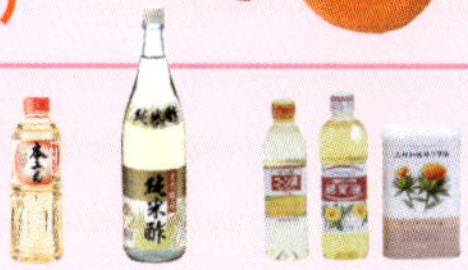

その他（砂糖など）
50kcal分

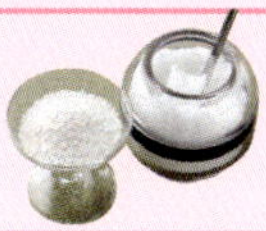

献立を主食・主菜・副菜のそろった形にして、栄養バランスをとります

多種類の食品（食材）を少量ずつ使って1食分の献立を作るのに最適なのが、**「主食・主菜・副菜」の組み合わせ**です。この3つをそろえるだけで、簡単に栄養バランスのととのった食事になります。さらに**「もう一品」**や**「汁物」**などを組み合わせると食材の種類がふえて、いっそう栄養バランスがとりやすくなります。

こうした食事に、間食やデザートとして適量の**果物**や**牛乳・乳製品**を加えますが、牛乳・乳製品の摂取については医師の指示に従いましょう。

もう一品

●ちょっともの足りないときにつけ加える、いわば副々菜。不足しがちな野菜、きのこ、海藻を補い、献立に変化をつける小鉢的なおかず

副菜ともう一品とを合わせて、毎食、野菜を生の重量で 120 ～ 150 g (1日 の合計で 350 g以上)、きのこや海藻、こんにゃくを好みの分量使った料理をとるようにします。いもや豆（大豆以外）を主材料にした料理をとるのは1日1回程度にします。

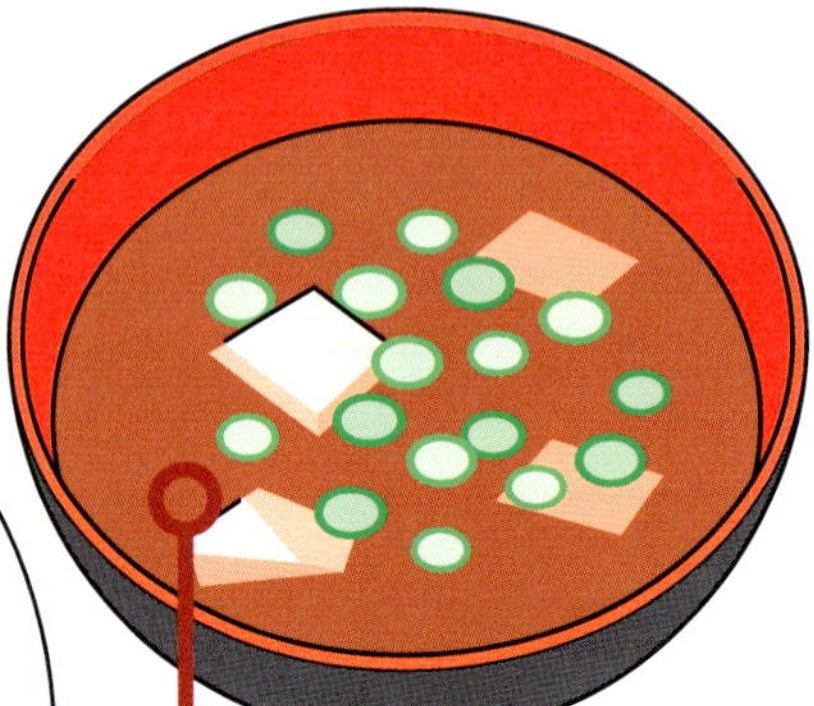

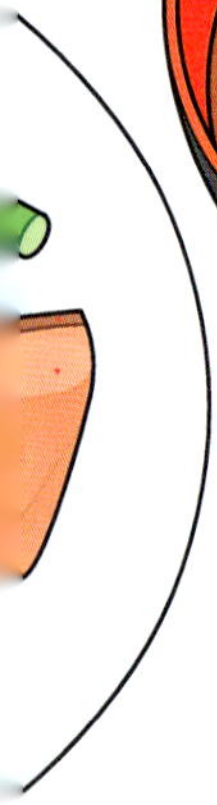

汁 物

●みそ汁やすまし汁、スープ類

塩分のとりすぎにならないように、みそ汁やスープは1日に1杯程度にしましょう。多種類の食材をとるためにも、いろいろな具を入れるようにします。ただ、けんちん汁や豚汁など具だくさんの汁物は、副菜として考えてもかまいません。

その他

●牛乳や果物など、主にビタミンやカルシウム、カリウムなどのミネラル、食物繊維の供給源になるもの

乳製品や果物は1日に1回を目安に献立に組み入れるようにします。

副菜

●野菜を主材料に使った脇役のおかず。豆やいも、きのこ、海藻などが主材料になることもある。主にビタミンやミネラル、食物繊維の供給源

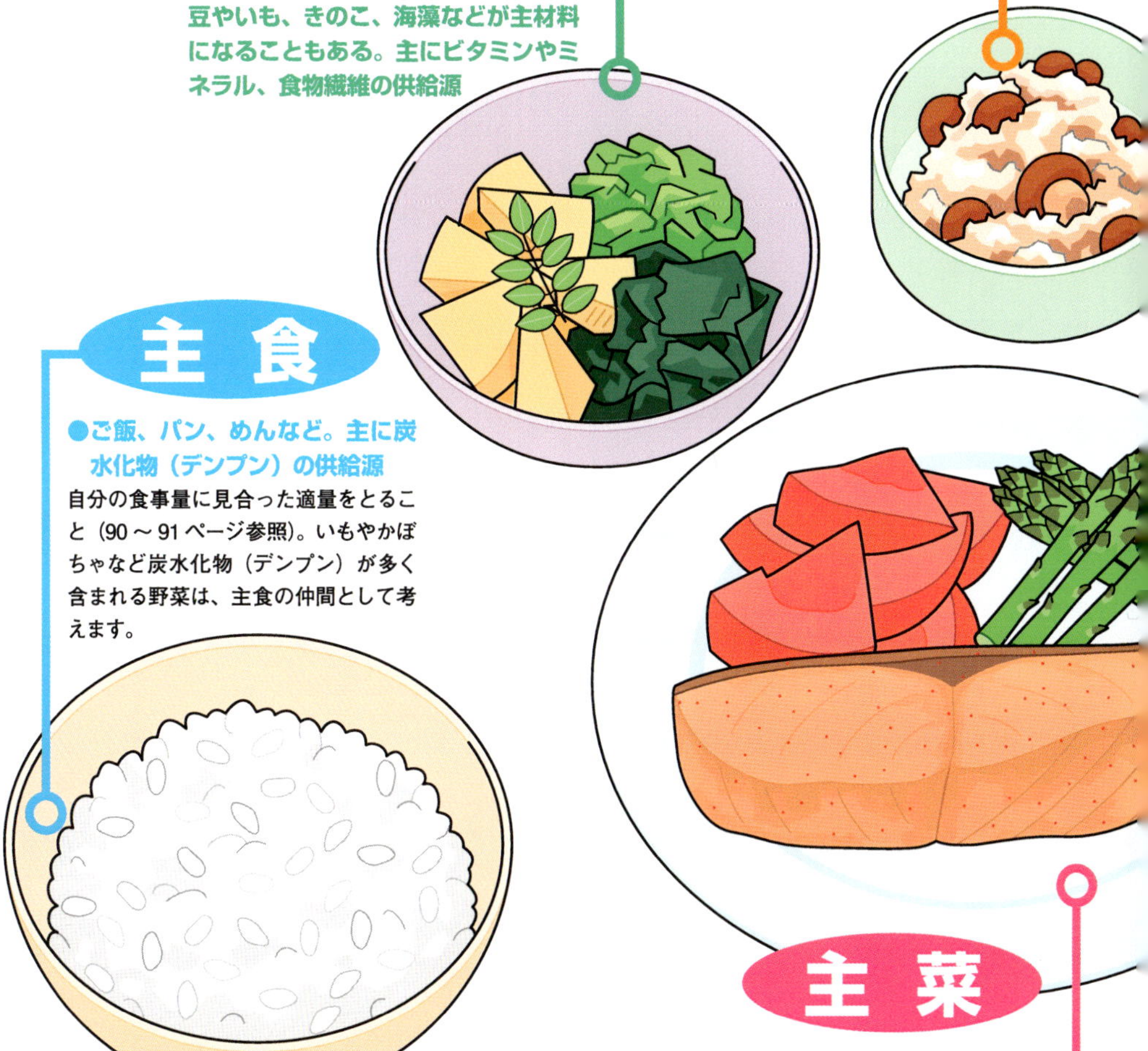

主食

●ご飯、パン、めんなど。主に炭水化物（デンプン）の供給源

自分の食事量に見合った適量をとること（90 ～ 91 ページ参照）。いもやかぼちゃなど炭水化物（デンプン）が多く含まれる野菜は、主食の仲間として考えます。

主菜

●肉や魚介類、卵、大豆・大豆製品を主な材料に使った、献立の中心になるおかず。主にタンパク質の供給源。大豆・大豆製品はタンパク質が多いので、主菜の材料として考える

1食につき、主材料（魚、肉、卵、大豆製品）を1種類だけ使った料理を1品だけにすることを目安にします。1食あたり主材料1種類の生の重量は 60 ～ 100 gが適量。1食で主材料を2種類以上使う場合は、それぞれの分量を減らして合計が 60 ～ 100 g程度になるように調整します。

主材料は日によって変えると同時に、1日3食の中でも変えるようにします。その際、大豆・大豆製品や、医師から特に制限されていなければ鶏卵を1日1回を目安にとります（詳しくは122 ～ 123 ページ参照）。肉の主菜は1日1回1品までとし、魚の主菜は1日1回1品以上にします。

1日に必要なエネルギー量が2000kcalの場合の各種食材の分量の目安

副菜

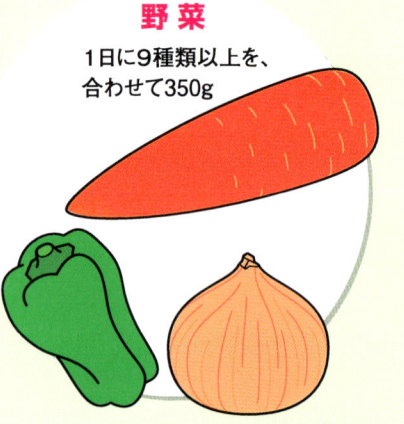

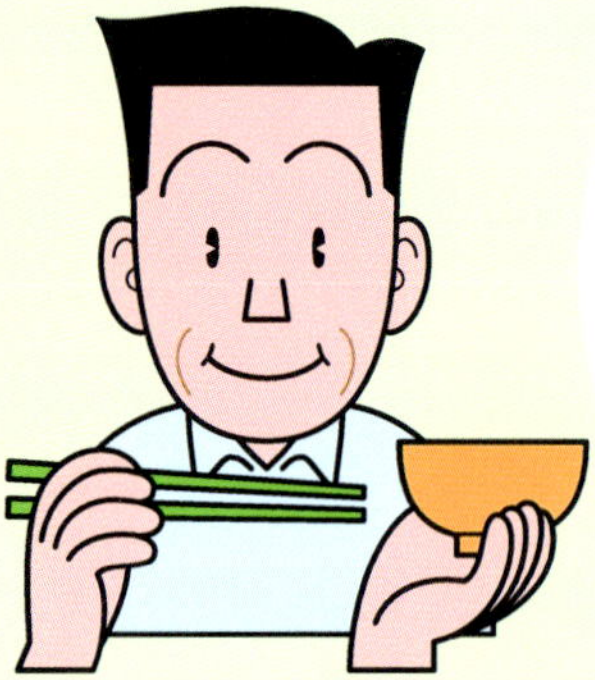

野菜

1日に9種類以上を、合わせて350g

きのこ・海藻・こんにゃく

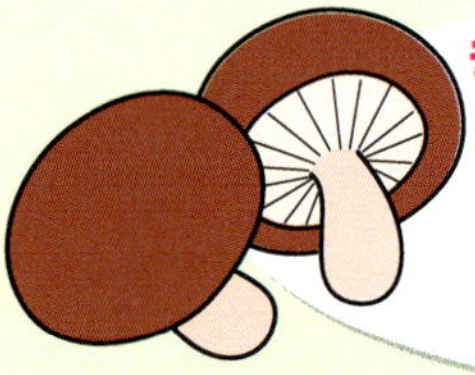

多くの種類を組み合わせて、満腹になりすぎない程度に好みの量だけ

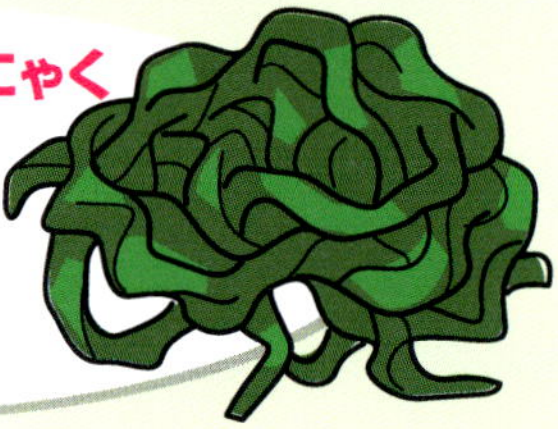

いも類・豆類（大豆を除く）

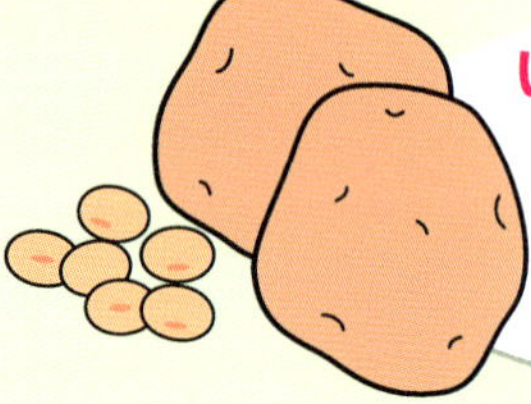

いも類は卵大の大きさのものを1個。豆類は、ゆで豆なら大さじ山盛り1杯、乾燥豆なら大さじ1杯分

ここに示した食品とそれぞれの分量を1日にとると、おおよそ栄養のバランスのとれた2000kcal分になります。

1日に必要なエネルギー量は個々人ごとに異なるので、ここに示した目安を利用するときは、2000kcalと自分の1日に必要なエネルギー量との差を、85ページの「バランスのよい食品選びの目安」を参考に調整してください。

おかず

主菜

次の4種類の食材を朝・昼・夕に振り分けて食べます。

なお、この中からどれか1種類を減らせば、1600～1700kcalに適した主菜の量になります。

肉類

薄切り肉なら、丸めてみて卵ぐらいの大きさのものを1枚。ただし、バラ肉やベーコンは避けます

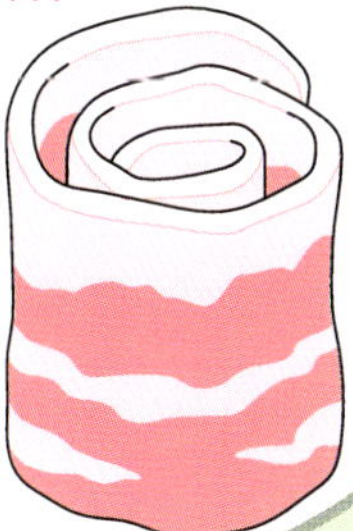

魚介類

魚の切り身なら1切れ

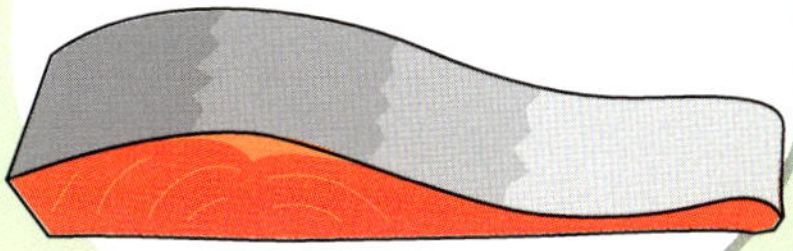

大豆製品

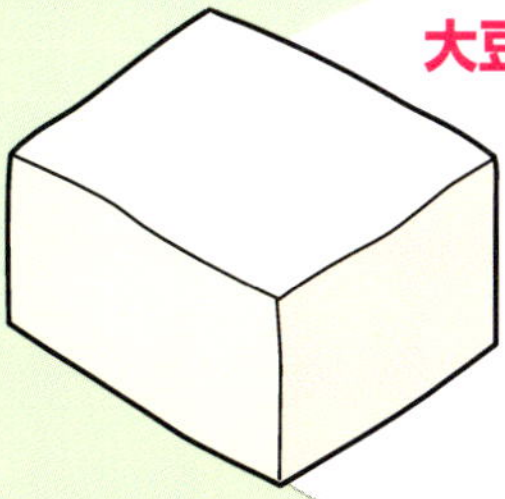

大きめの豆腐なら$\frac{1}{4}$～$\frac{1}{3}$丁、小さめの豆腐なら$\frac{1}{2}$丁

卵

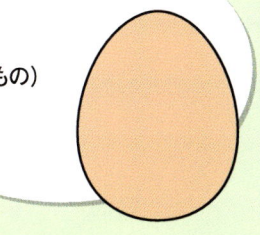

鶏卵1個
（約50gのもの）

※牛乳や果物は、食後にとってもいいし、朝・昼・夕の食事でとらずに間食としてとってもいい
※調理などに使う油の量はできるだけ控えめにする
※マヨネーズやドレッシング類の使用はできるだけ避ける
※砂糖の使用は控えめにする
※水やお茶などのエネルギーのない飲み物を、代謝をよくするために1日1.5～2ℓを目安にとる

牛乳

牛乳1本
（200㎖）

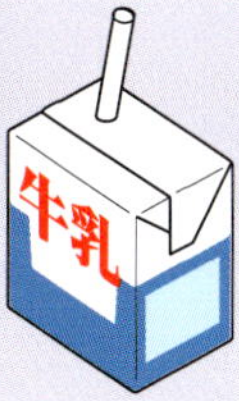

果物

1日に
1～1$\frac{1}{2}$個
食べる

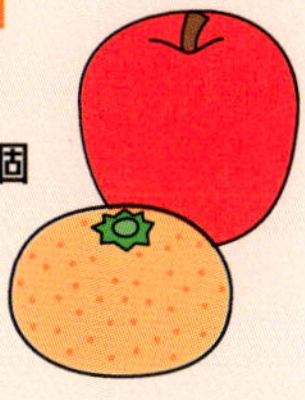

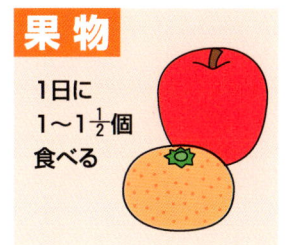

主食

毎食、必ず適量を食べるようにします（90～91ページ参照）。

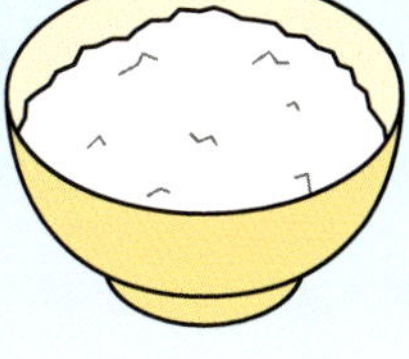

毎食、自分の1日の食事量に合った適正な分量の主食をとることが大事

私たちが主食としているご飯やパン、めん類は重要なエネルギー源であるだけでなく、食物繊維を含み、ビタミンEなどの供給源でもあります。3度の食事ごとに、自分の食事量に合った適正な分量を必ずとるようにします。玄米やライ麦パン、全粒粉パンの利用もおすすめです。同じエネルギー量でも、白米や普通のパンにくらべて、消化・吸収が穏やかで血糖値の上昇を防ぎ、体脂肪になりにくい特徴があります。

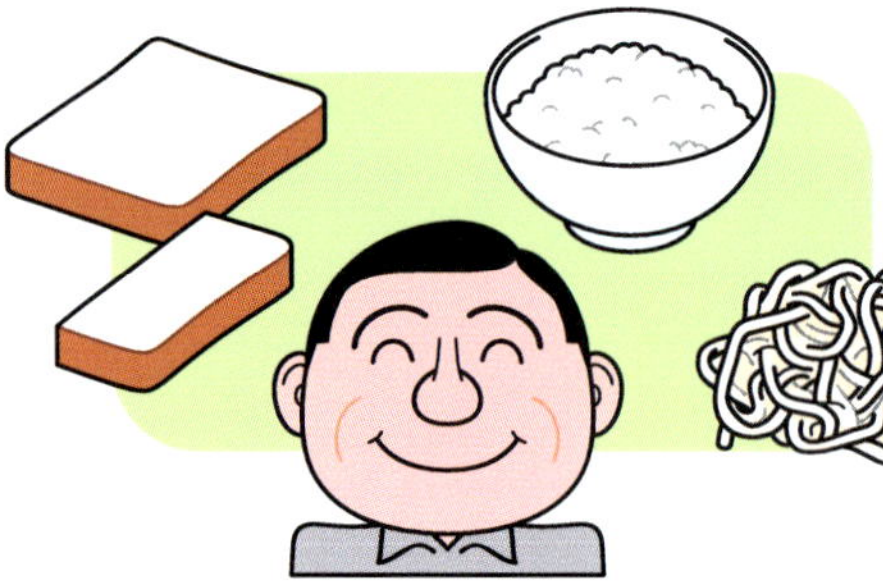

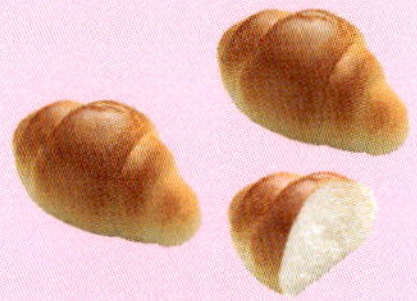
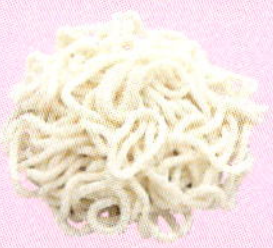
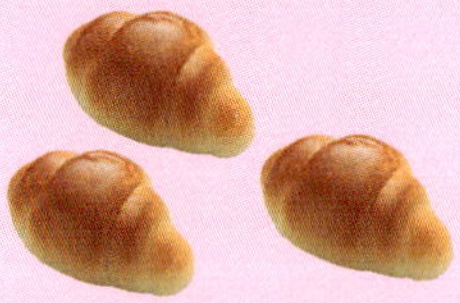
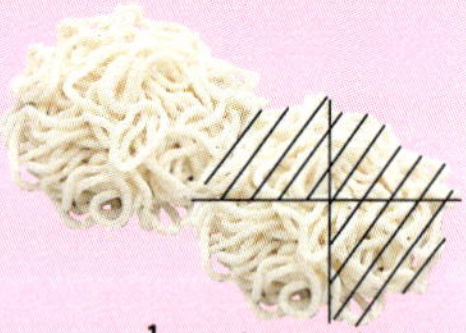
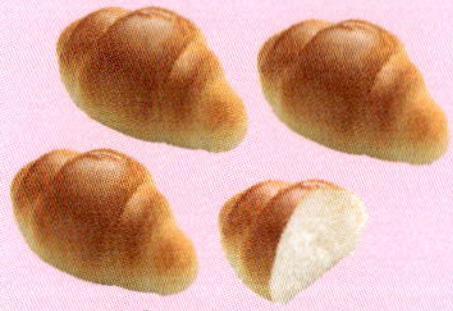
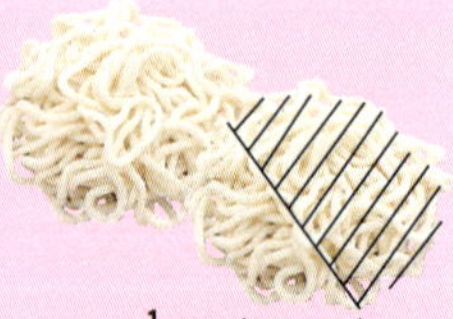
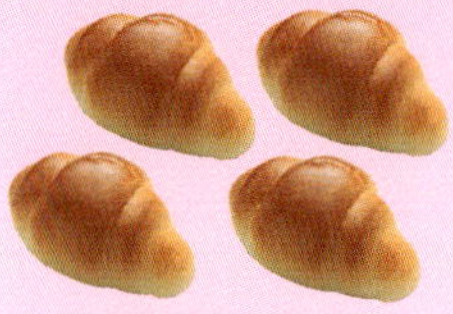
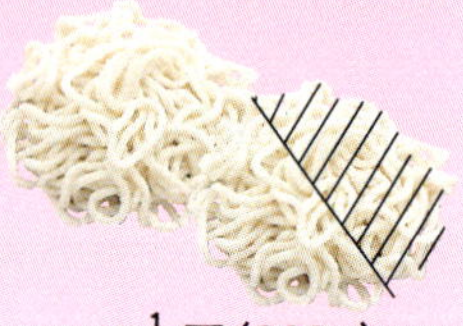

	バターロールなら	ゆでうどんなら
	2 1/2個(75g)	1玉(240g)
	3個(90g)	1 1/4玉(300g)
	3 1/2個(105g)	1 1/3玉(320g)
	4個(120g)	1 1/2玉(360g)

◆1日の適正な食事量あたりの、とるべき主食量の目安

1日の食事量	1日の主食量	1食あたりの主食量
1400 kcal	約770 kcal	約260 kcal
1600 kcal	約880 kcal	約290 kcal
1800 kcal	約990 kcal	約330 kcal
2000 kcal	約1100 kcal	約370 kcal

◆主食は毎食この量をとるようにします

1日の食事量	ご飯なら	玄米ご飯なら（麦ご飯、五分づき米のご飯なども同量）	食パンなら（ライ麦パンも同様）
1400 kcal	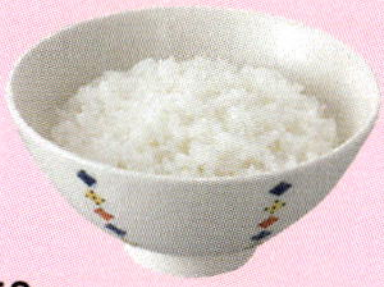 150g	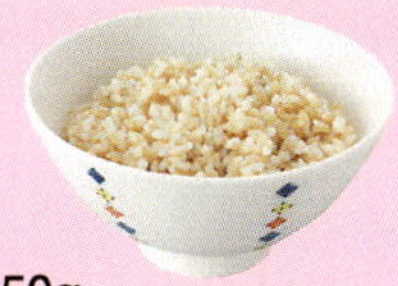 150g	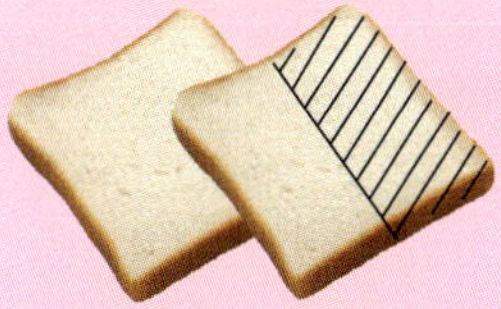 6枚切り1$\frac{1}{2}$枚（90g）
1600 kcal	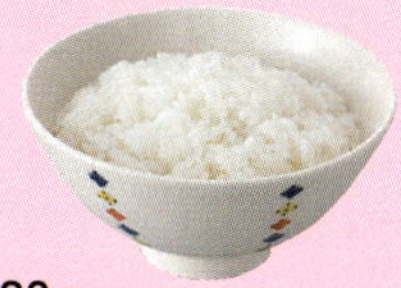 180g	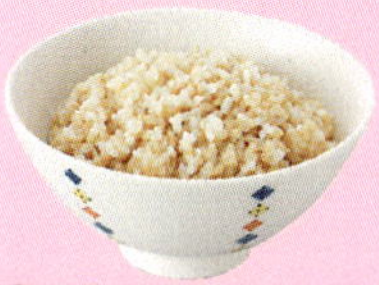 180g	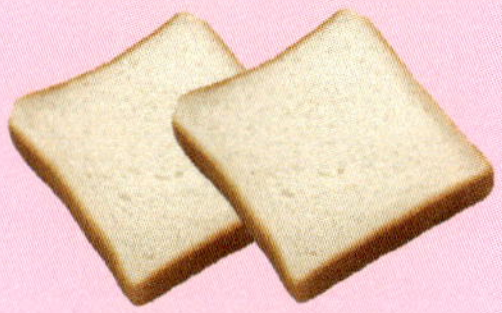 6枚切り2枚（120g）
1800 kcal	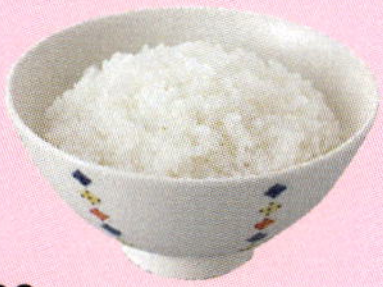 200g	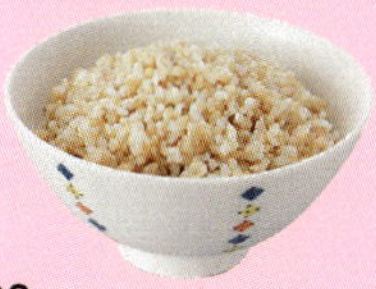 200g	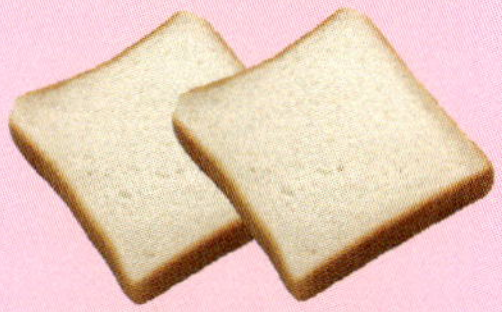 6枚切り2枚（120g）
2000 kcal	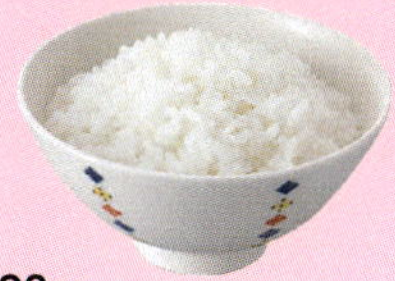 220g	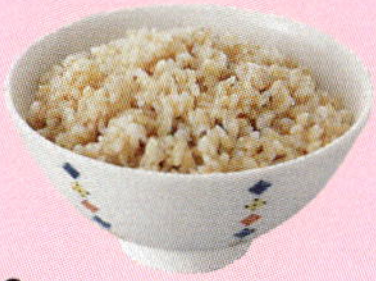 220g	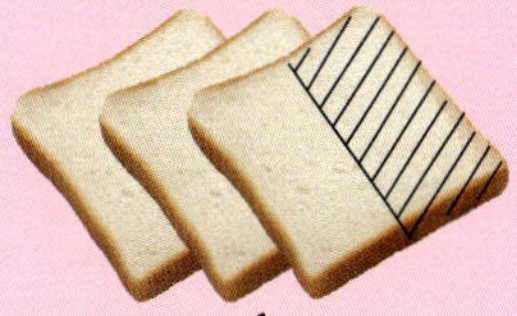 6枚切り2$\frac{1}{3}$枚（140g）

LDLコレステロール値を下げるには、食事からのコレステロール摂取量を制限します

LDLコレステロール値を下げるには、1日の食事量を適正にしたうえで、**食品からのコレステロール摂取量を減らします。**

すでにLDLコレステロール値が高い人は、普通の人より食事からのコレステロールによって血液中のコレステロールがふえやすいことが多いと考えられます。食事からのコレステロールが多くなっても、腸からの吸収を抑えたり、肝臓でのコレステロール合成を低下させるなどの調整力が十分に働かない可能性があるのです。これを避けるには、食事からのコレステロール摂取を減らすことが原則です。

日本動脈硬化学会の動脈硬化性疾

食品

コレステロールを含まないか少ない食品

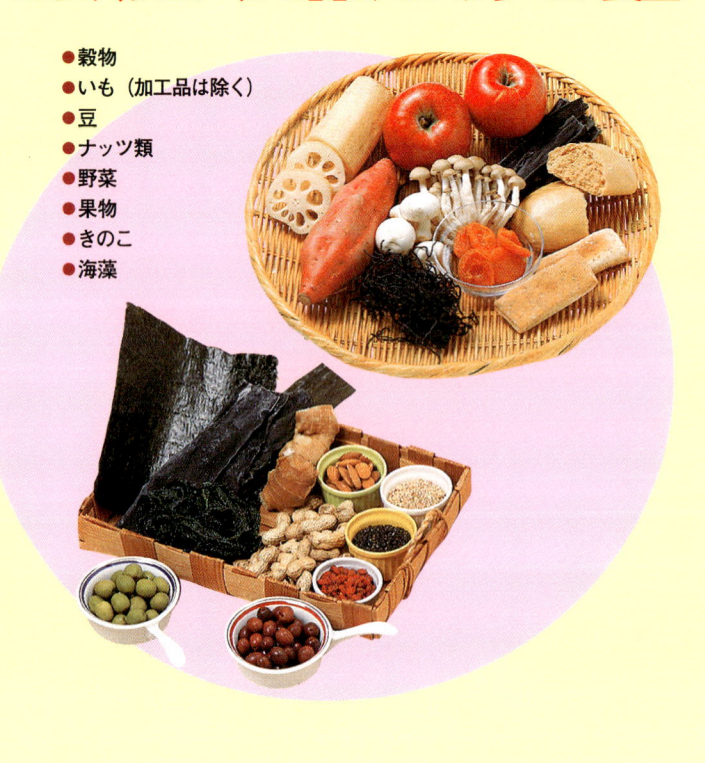

- 穀物
- いも（加工品は除く）
- 豆
- ナッツ類
- 野菜
- 果物
- きのこ
- 海藻

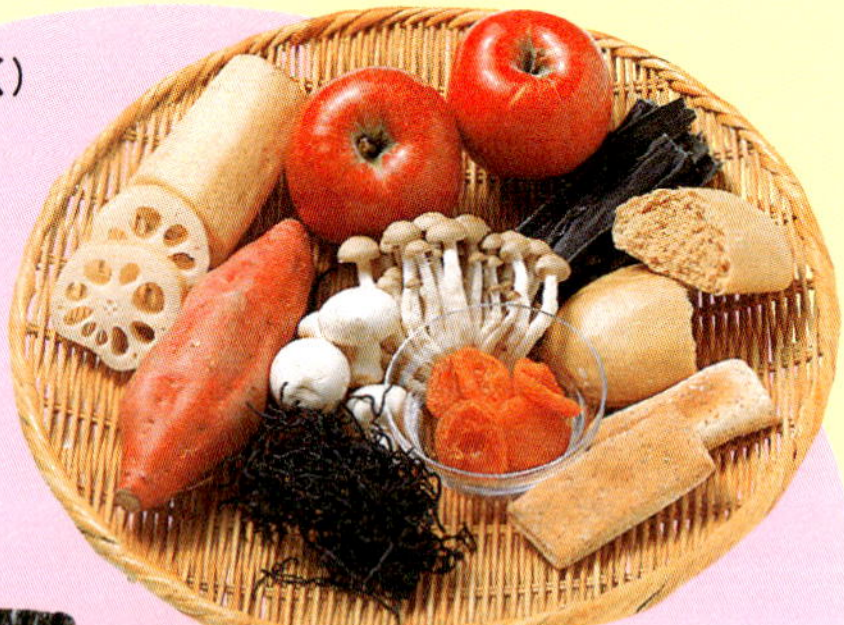

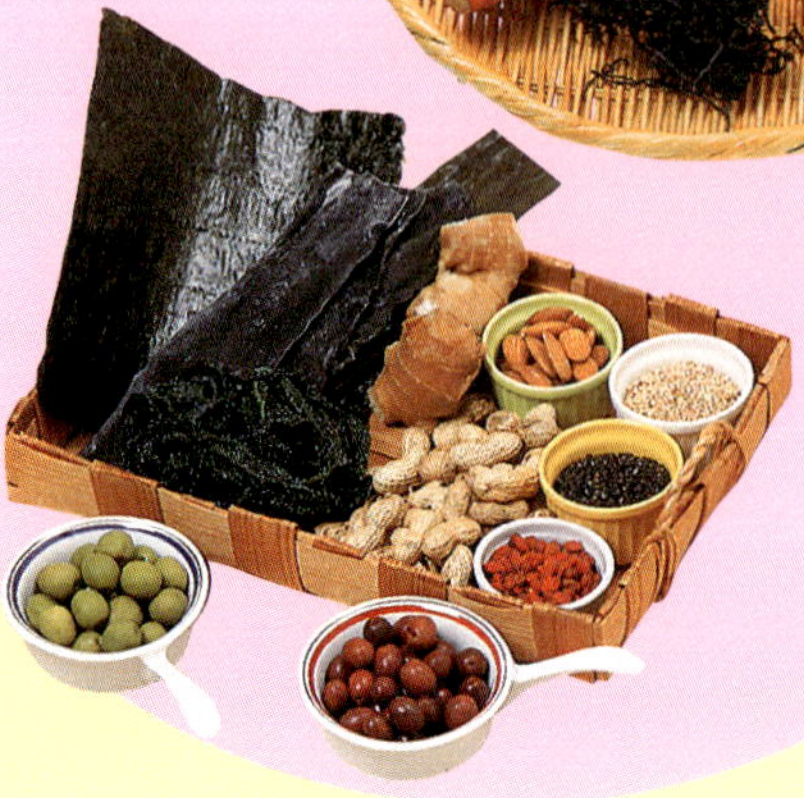

患予防ガイドライン（2012年版）では、**1日のコレステロール摂取量を200㎎以下に抑える**ことを目標にしています。

特に気をつけたいコレステロール含有量が多い食品は、**鶏卵やたらこ、イクラなどの魚卵、ししゃもなど丸ごと食べる小魚、レバーなどです。マヨネーズなどの卵を使った加工食品、卵と牛乳や生クリームを組み合わせたケーキ類**も要注意食品です。

こうした食品の中には1食分でコレステロール摂取量が200㎎を超えることもあるので、1回に食べる量を少なくしたり、食べる回数を減らすようにしましょう。

なお、コレステロールは動物の体内に多く存在し、植物にはほとんど含まれていないため、植物性の食品にはコレステロールがまったく含まれないか、含んでいてもわずかです。

コレステロールが多い食品と、含まないか少ない

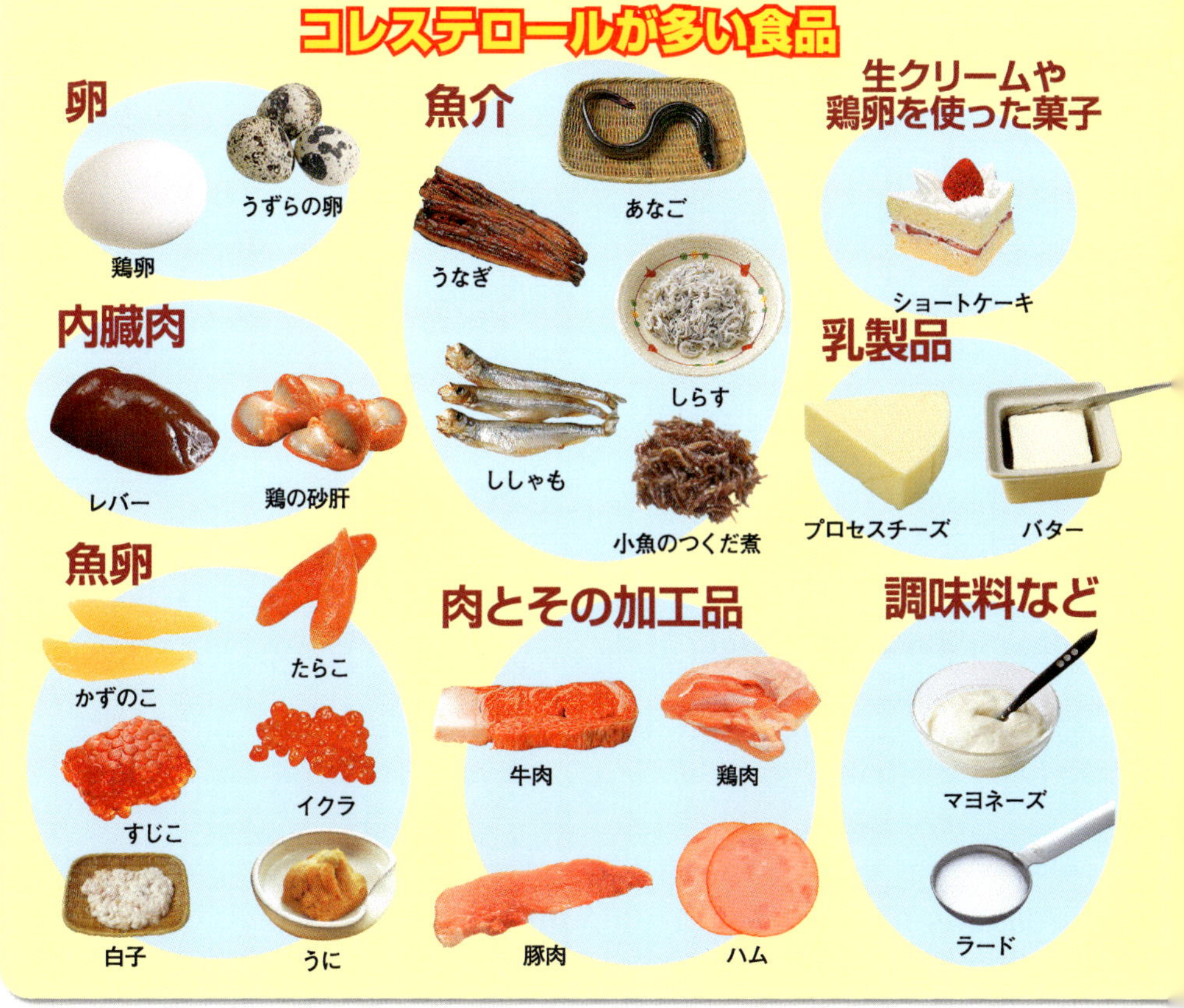
コレステロールが多い食品
卵
うずらの卵
鶏卵
魚介
あなご
うなぎ
しらす
ししゃも
小魚のつくだ煮
生クリームや鶏卵を使った菓子
ショートケーキ
内臓肉
レバー
鶏の砂肝
乳製品
プロセスチーズ
バター
魚卵
かずのこ
たらこ
すじこ
イクラ
白子
うに
肉とその加工品
牛肉
鶏肉
豚肉
ハム
調味料など
マヨネーズ
ラード

食品のランク表

魚介類

●いか（内臓除去）〈110g/中$\frac{1}{2}$ぱい〉…**297**mg

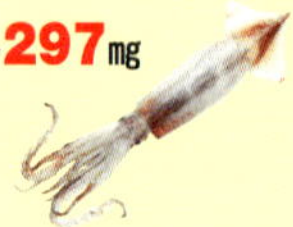

●ゆでだこ〈150g/足1本〉…**225**mg

●うなぎ（蒲焼き）〈90g/1人分・1串〉…**207**mg

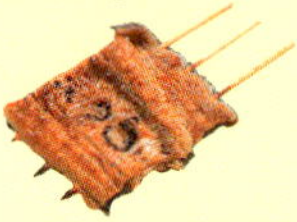

●たら白子〈50g/1人分〉…**180**mg

●ししゃも〈60g/3尾〉…**174**mg

●あん肝〈30g/1人分〉…**168**mg

●すじこ〈30g/1人分〉…**153**mg

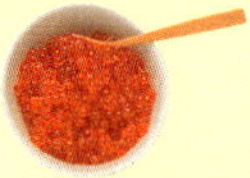

●イクラ〈30g/大さじ約2杯〉…**144**mg

●かずのこ〈60g/2本〉…**138**mg

●いか（刺し身）〈50g/1人前〉…**135**mg

●たらこ〈35g/小$\frac{1}{2}$腹〉…**123**mg

●あわび（殻つき）〈250g/大1個〉…**110**mg

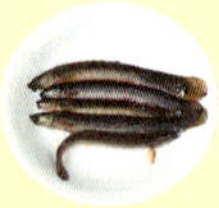

●どじょう〈50g/1人分〉…**105**mg

●あなご（蒸し）〈60g/1尾〉…**104**mg

●からし明太子〈35g/$\frac{1}{2}$腹〉…**98**mg

●キャビア〈17g/大さじ1杯〉…**85**mg

●するめ〈20g/1人分〉…**76**mg

●さんま（頭・骨つき）〈150g/1尾〉…**69**mg

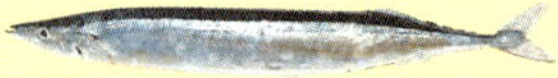

●いわし丸干し〈120g/3尾〉…**68**mg

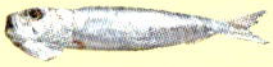

●すずき〈100g/1切れ〉…**67**mg

●あまだい〈120g/1切れ〉…**62**mg

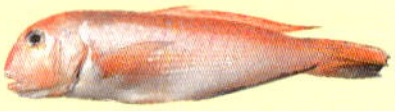

●あじ（頭・骨つき）〈150g/小1尾〉…**54**mg

●さば〈80g/1切れ〉…**54**mg

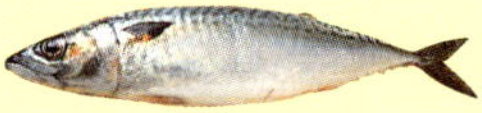

●塩鮭〈80g/1切れ〉…**51**mg

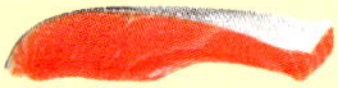

●きす（頭・骨つき）〈120g/2尾〉…**50**mg

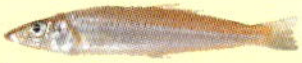

●いか塩辛〈20g/1人分〉…**46**mg

●いわし（頭・骨つき）〈120g/1尾〉…**46**mg

●うに〈15g/にぎりずし2個分〉…**44**mg

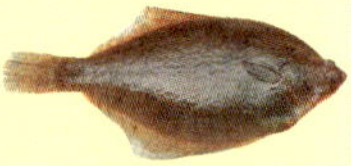

●かれい〈60g/半身〉…**43**mg

●かき〈75g/5個〉…**38**mg

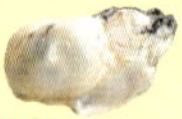

●くるまえび〈20g/1尾〉…**34**mg

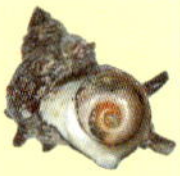

●さざえ（殻つき）〈140g/1個〉…**29**mg

●たたみいわし〈4g/1枚〉…**28**mg

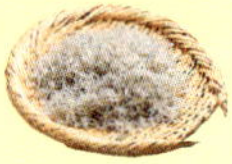

●しらす干し〈6g/大さじ1〉…**14**mg

●かに（殻つき）〈40g/足1〜2本〉…**12**mg

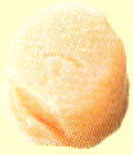

●ほたて（貝柱）〈25g/1個〉…**8**mg

●しじみ（殻つき）〈30g/1人分〉…**5**mg

「五訂日本食品標準成分表」をもとに作成

1食にとる量あたりで見たコレステロールが多い

コレステロールの摂取量を調整するためには、どんな食品にどれくらいのコレステロールが含まれているかを把握しておくことがたいせつです。ここに示した表は、1食にとる分量でみた、コレステロール含有量の多い食品の順位です。高コレステロール食品を控えるときの目安にしましょう。

肉類・卵類

- ●フォアグラ〈40g/1人分〉…260mg
- ●鶏レバー〈50〜60g/1人分・卵大〉…185〜222mg
- ●うずら卵〈45g/5個〉…212mg
- ●鶏卵（全卵）〈50g/中1個〉…210mg
- ●卵黄〈15g/中1個分〉…210mg
- ●豚レバー〈50〜60g/1人分・卵大〉…125〜150mg
- ●牛レバー〈50〜60g/1人分・卵大〉…120〜144mg
- ●鶏もも肉（皮つき）〈80g/1人分〉…78mg
- ●牛タン〈60g/1人分〉…60mg
- ●鶏砂肝〈30g/1人分〉…60mg
- ●牛霜降り肉（和牛もも肉・脂身つき）〈80g/1人分〉…58mg

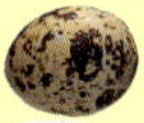
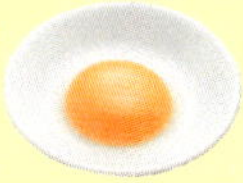
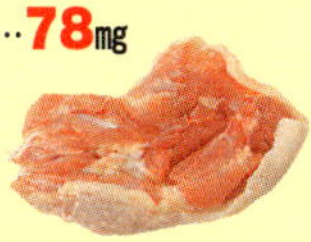

- ●豚バラ肉〈80g/1人分〉…56mg
- ●豚もも肉〈80g/1人分〉…54mg
- ●鶏ささ身〈80g/2本〉…54mg
- ●牛ヒレ肉〈80g/1人分〉…52mg
- ●手羽元〈50g/1本〉…34mg
- ●コンビーフ〈50g/2枚〉…34mg
- ●生ハム〈30g/2枚〉…29mg
- ●鶏皮〈20g/1串分〉…24mg
- ●ウィンナソーセージ〈40g/2本〉…23mg
- ●レバーペースト〈15g/大さじ1〉…20mg
- ●ベーコン〈40g/2枚〉…20mg
- ●ロースハム〈45g/3枚〉…18mg

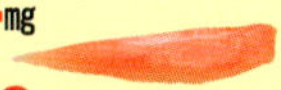
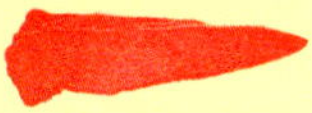
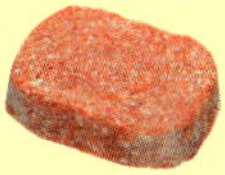
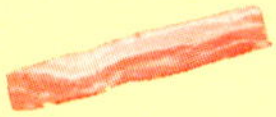

油脂類・乳製品・菓子類

- ●プリン〈110g/1個〉…154mg
- ●ショートケーキ〈80g/1個〉…120mg
- ●カステラ〈50g/1切れ〉…80mg
- ●生クリーム〈30g/大さじ2〉…36mg
- ●高脂肪アイスクリーム〈120g/小1個〉…34mg
- ●普通脂肪アイスクリーム〈150g/1個〉…32mg
- ●バター〈13g/大さじ1〉…27mg

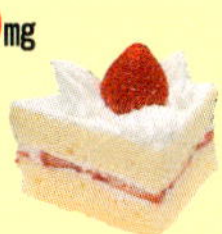

- ●牛乳〈210g/1カップ〉…25mg
- ●チェダーチーズ〈20g/2cm角2個〉…20mg
- ●プロセスチーズ〈20g/約1cm〉…16mg
- ●ラード（豚脂）〈13g/大さじ1〉…13mg
- ●ヘット（牛脂）〈13g/小1片〉…13mg
- ●ヨーグルト〈100g/$\frac{1}{2}$カップ〉…12mg
- ●全卵型マヨネーズ〈14g/大さじ1〉…8mg

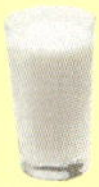
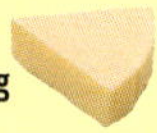

食事でとる脂肪の量は、1日に必要なエネルギー量の25%以下にします

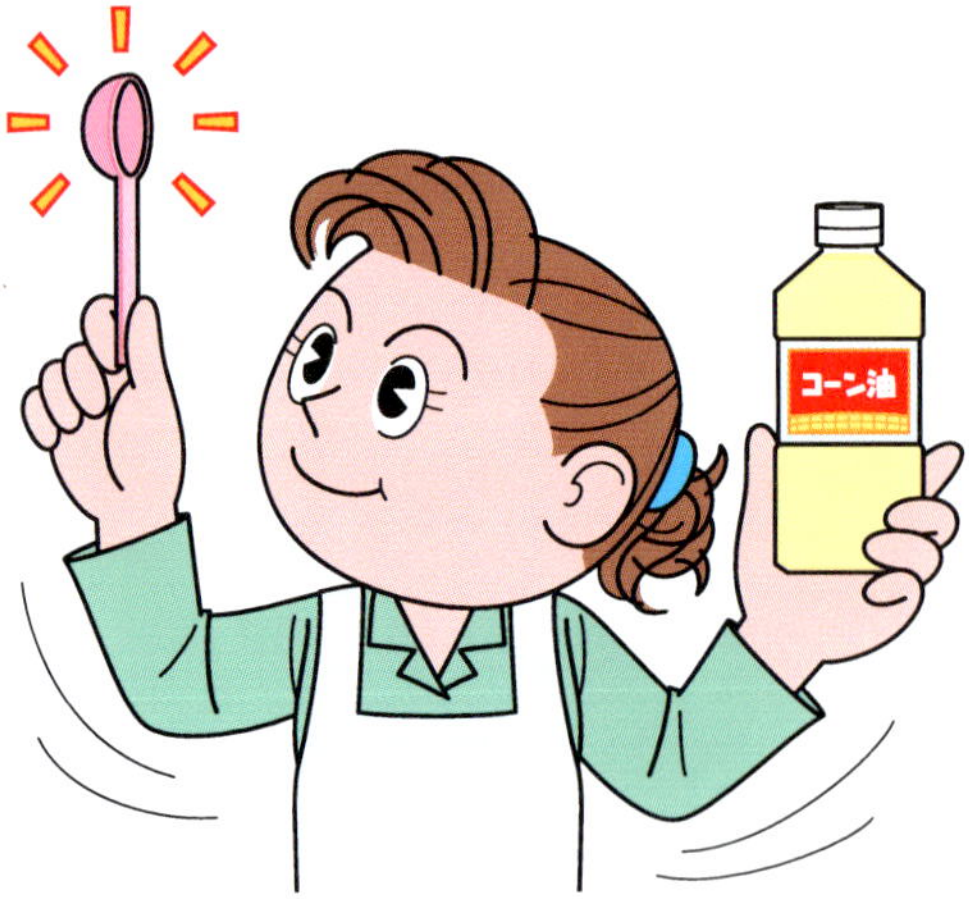

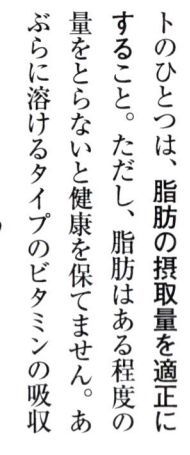

脂質値を下げる食事改善のポイントのひとつは、**脂肪の摂取量を適正にすること**。ただし、脂肪はある程度の量をとらないと健康を保てません。あぶらに溶けるタイプのビタミンの吸収が悪くなったり、体に必要な脂肪酸がとれなくなったりします。疲れやすくなったり、肌のトラブルなどの症状が出ることもあります。

脂肪でとるエネルギー量は、1日に必要なエネルギー量の25%以下を目安にします。たとえば1日に2000kcalの食事をする人であれば、脂肪でとるエネルギーは500kcal以下にするということ。油脂量でいえば、およそ50gです。

この油脂量には、調理用の食用油脂（サラダ油やバター、ラードなど）だけでなく、食材自体に含まれるあぶら分（肉の脂や魚の油など）のすべてが含まれます。

脂肪の摂取量を適正にするために

◆日常よく使う油脂類のエネルギー

	小さじ1杯（5mℓ）		大さじ1杯（15mℓ）	
食品名	重さ	エネルギー	重さ	エネルギー
植物油	4g	37kcal	13g	120kcal
マーガリン	4g	30kcal	13g	99kcal
バター	4g	30kcal	13g	97kcal
マヨネーズ	5g	35kcal	14g	98kcal
ドレッシング	5g	20kcal	15g	61kcal

「五訂日本食品標準成分表」より作成

は、**調理用の食用油脂の使用を控えめにしましょう。**

植物油はコレステロールをほとんど含みませんし、植物油などに多く含まれるリノール酸などの不飽和脂肪酸（脂肪の成分）はコレステロールを減らす働きがあります。しかし、だからといって無制限にとってよいわけではありません。

おかずとしてとる魚や肉などの食材自体に含まれるあぶら分から考えて、**調理に使ってとる植物油やバターなど食用油脂の適量は、成人で1日に大さじ1〜1.5杯（12〜18g）程度と**いわれています。揚げ物などの調理の

炒める場合の工夫

炒め油は必ず植物性のものにします。フライパンを事前に十分に熱し、油を控えめに入れてよくなじませ、材料を入れてからは終始強火で炒めるのがポイントです。

❶調理油は、容器から直接、なべやフライパンに入れると量がつい多くなりがち。計量スプーンではかって使うことを習慣化する

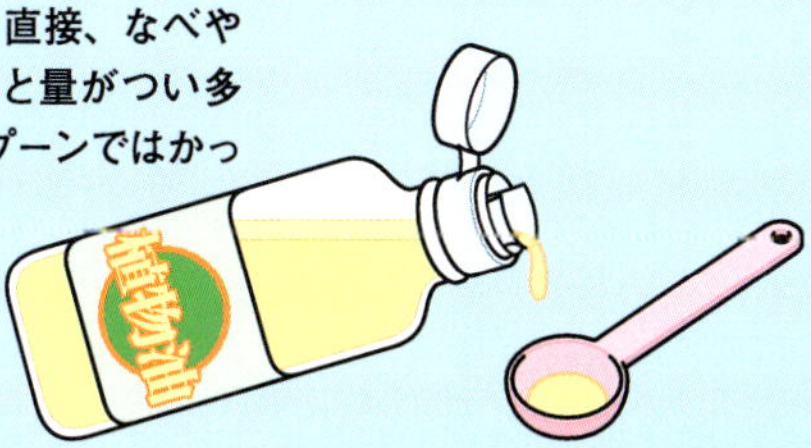

❷フッ素樹脂加工やセラミック加工などのフライパンを使うと、炒め油が少なくてすむ

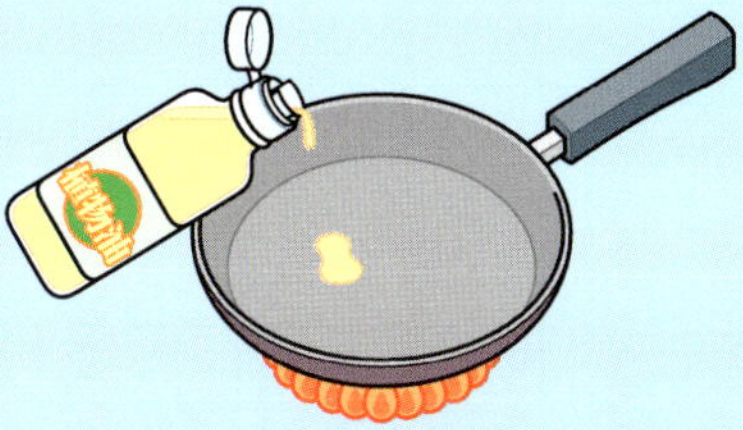

❸使い込んで十分に油なれした鉄製のフライパンを使うと少量の油ですむ

❹フライパンをよく熱してから材料を入れ、強火で短時間に調理すると油が少なくてすむ

❺材料は大きめに切って油にふれる面積を減らし、表面につく油の量を減らす

❻ピーマンやにんじんなど火が通りにくいかための野菜や、大きめに切った材料は一度サッと下ゆでするか、電子レンジで加熱してから炒める。こうすれば、少量の油でも短時間で火が通る

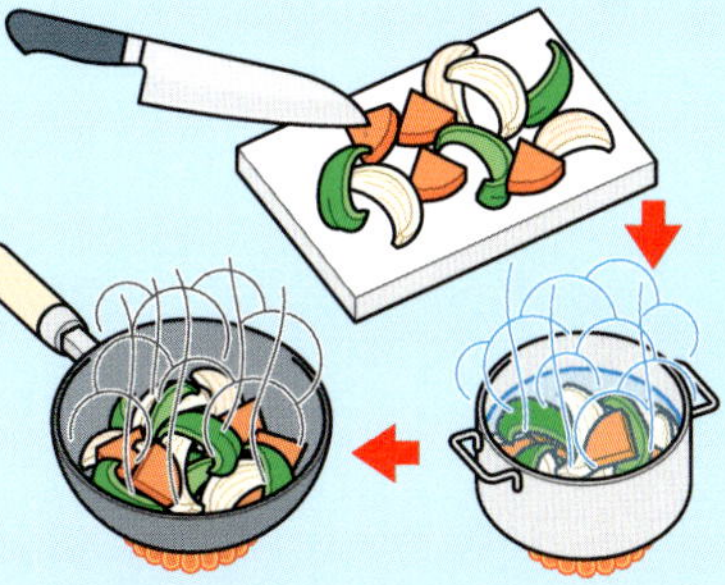

❼なすのように油をよく吸う材料は、油をからめて電子レンジで加熱してから、すでに炒めたほかの材料とまぜる

❽1人分より数人分をまとめて炒めるほうが、1人分あたりの油の使用量が少なくてすむ

❾炒め物の調味料は前もって作っておき、さっと加えれば炒め時間も短縮できて吸油量を減らせる

❿小さめのフライパンを使い、ふたをして蒸し焼きにすると少量の油ですむ

都合でやむをえずとる場合をも含めて、1日大さじ2杯程度にとどめます。

なお、食用油脂を控えめにするには、次のような配慮がおすすめです。

❶和食献立を中心にする

❷油脂を使わない料理をふやす

揚げ物、炒め物、ドレッシングやマヨネーズを使ったサラダなどは控えめにして、煮物、焼き物、蒸し物、あえ物などをふやすようにします。

❸1食につき油を使った料理は1品だけにする

揚げ物、炒め物、サラダなど、油を使った料理は1品だけにします。たとえば、主菜を炒め物にするなら、副菜は煮物やあえ物にする、といったように。

❹パンにはバターやマーガリンをつけないか、少なめにする

❺サラダにはノンオイルドレッシングを使う

加えて、炒め物や揚げ物をするときは、イラストに示したように調理法を工夫して、できるだけ油脂分が少なくなるようにします。なお、揚げ物は、脂肪の摂取量を抑え、エネルギーのとりすぎを避けたい人にとっては控えたい料理です。

◆炒め物の吸油率

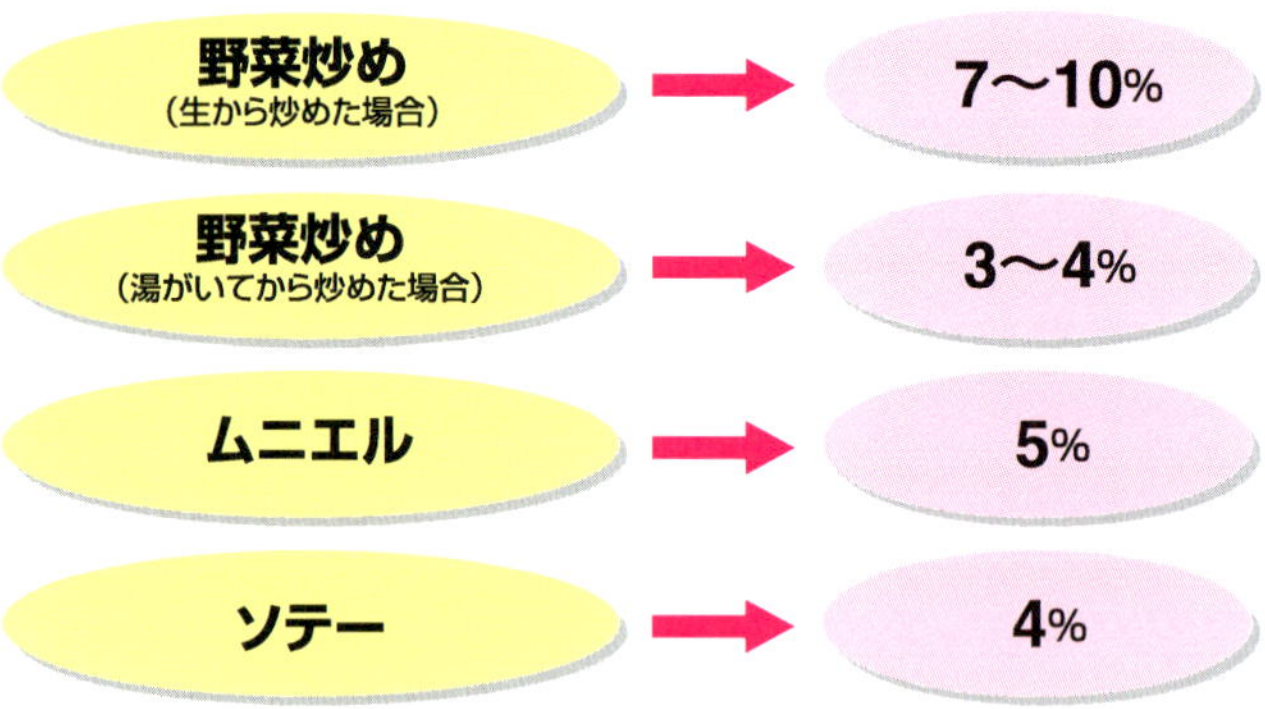

(数値は、材料の重量に対する油の重量の割合を示しています)

◆揚げものの吸油率

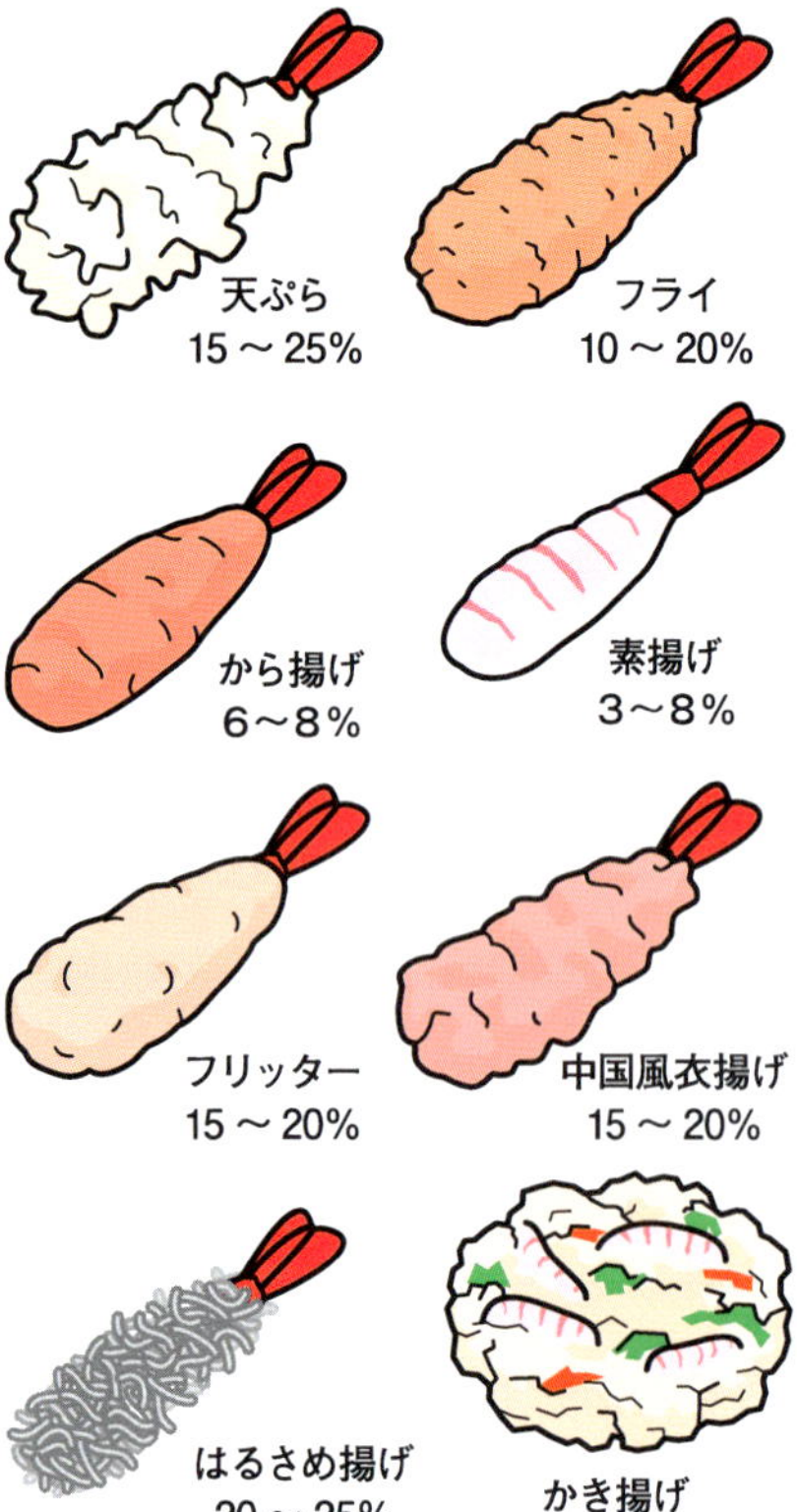

(数値は、材料の重量に対する油の重量の割合を示しています)

揚げる場合の工夫

同じ材料でも、揚げ方や衣によって油の吸収率(吸油率)には差が出るものです。吸油量を少なくするには「衣はできるだけ薄く」が大原則。また、吸油量を減らすには、衣に小麦粉よりかたくり粉を使うほうが効果的です。使用する食材によっては、かたくり粉を衣に使うようにしましょう。

1 高温で短時間で揚げる

2 吸油量を抑えるために、材料はできるだけ大きく切る

同じ分量なら材料を大きめに切るほど油にふれる表面積が広くなり、吸油量が抑えられます。特に肉や魚は大切りがおすすめ。

3 衣は少なめにし、薄くつける

揚げ物は、衣がたくさんつくほど、その衣が吸収する油の量が多くなりエネルギーが高くなります。衣はできるだけ薄くしましょう。

4 脂の多い素材は素揚げにする

揚げ物はフライ→天ぷら→から揚げ→素揚げの順でエネルギーが低くなります。素揚げにする場合は、材料に塩やこしょうなどでしっかり下味をつけます

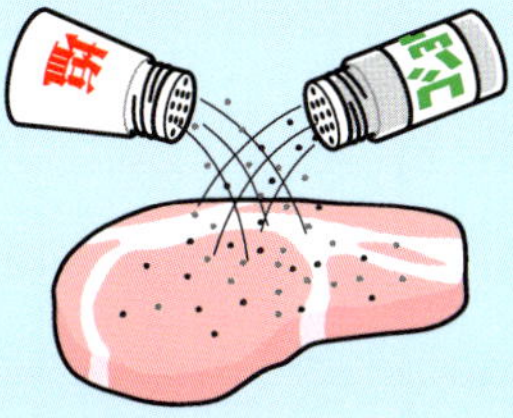

5 材料を素揚げやから揚げにしたら、それを冷水にくぐらせるか、熱湯をかけて油を抜く

揚げなすや鶏のから揚げなど素材がしっかりしたものに向いた方法です。

6 フライは、少量の油を使ってフライパンで焼くか、オーブンを使うのも一法

オーブンシートか、サラダ油を塗ったアルミホイルを天板に敷き、その上に油を少ししみ込ませたパン粉をまぶした食材を並べてオーブントースターで焼くと、フライ風になります

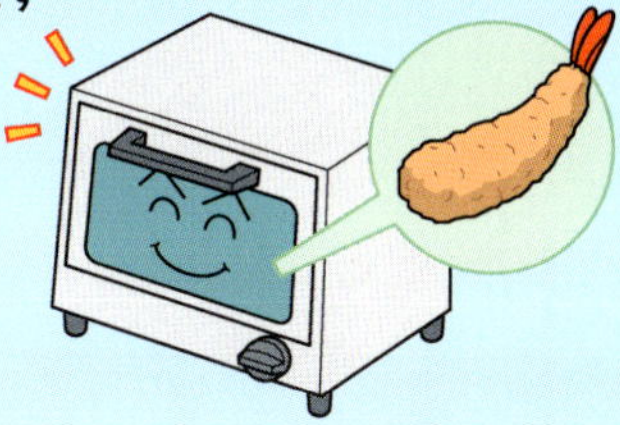

7 でき上がった揚げ物は網に並べて油をしっかりきり、ペーパータオルなどにのせて油を吸わせる

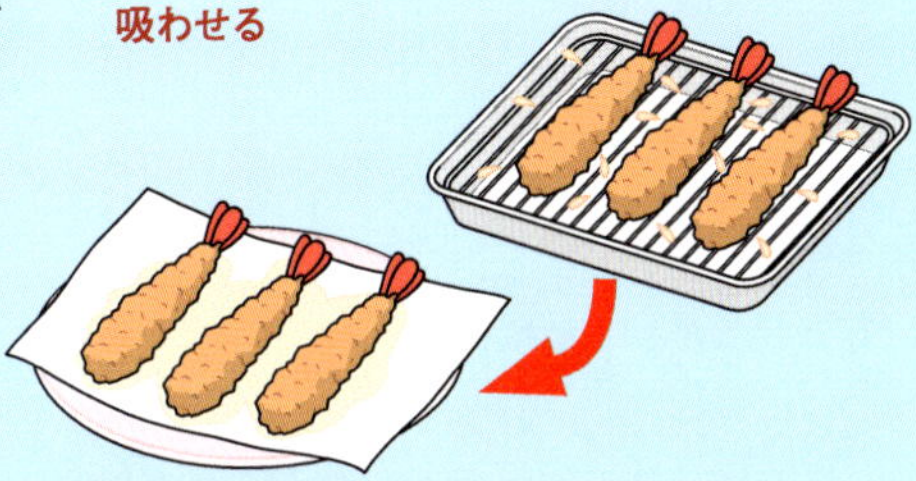

8 なすや玉ねぎ、しいたけなど油を吸いやすい材料は揚げ物に使わない

その他の工夫

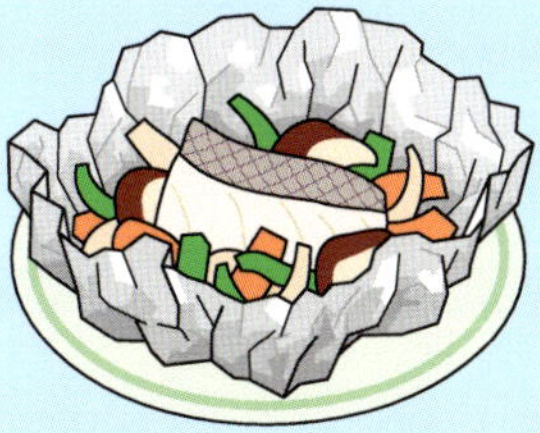

❶白身魚や鶏肉などの淡白な食材は、炒める・焼くなどの調理法は避け、野菜といっしょにアルミホイルで包んで蒸し焼きにすると、バターや調理油が減らせるうえに、うまみが逃げない

❷たとえば卵料理であれば、油を使うオムレツや卵焼きのかわりに茶碗蒸しやゆで卵にする

❸サラダに使うマヨネーズやドレッシングは、市販品なら、ノンオイルドレッシングや、エネルギーを抑えたマヨネーズを選ぶ。ポン酢を使うのも手。あるいは、油を控えたドレッシングを手作りする

肉は、じょうずに部位を選んで脂肪の摂取量を少なくします

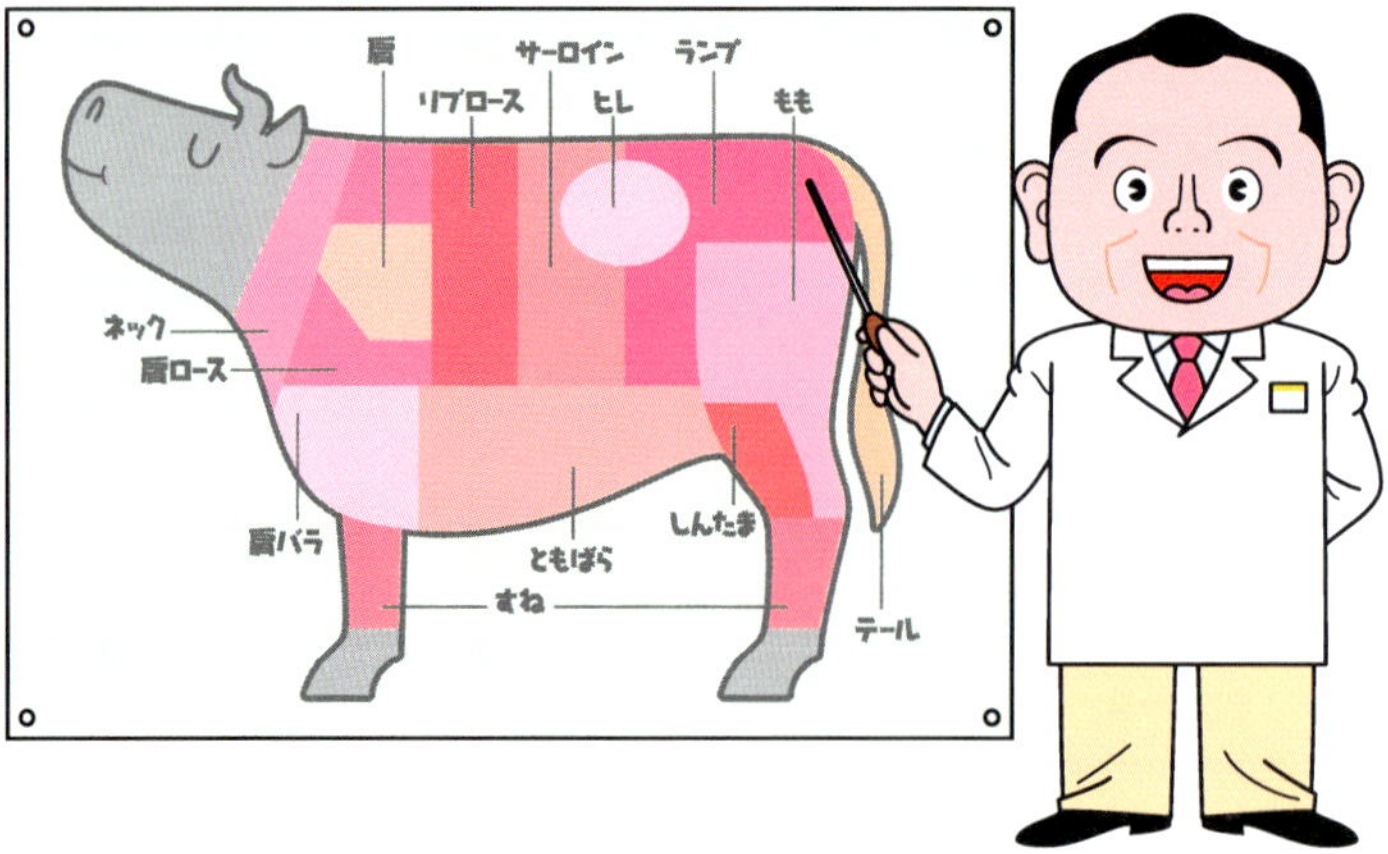

肉は、コレステロールが含まれているだけでなく、脂肪が多い食品です。しかも、その脂肪には飽和脂肪酸が大量に含まれているため、**肉の脂肪をとりすぎると結果的にＬＤＬコレステロール値を上げます。**

ただ、肉は良質なタンパク質が含まれています。**１日に40～60ｇ程度はとりたいもの**です。脂肪の含有量は肉の部位によって差があるので、できるだけ脂肪分の少ない部位を選びましょう。

もも肉やヒレ肉などのいわゆる赤身肉がこうした部位です。霜降り肉やバラ肉、脂身のついた肉は避けます。

また、ベーコンやウインナーソーセージ、サラミソーセージ、コンビーフなどの脂が多い肉の加工品も、とる量を控えめにします。

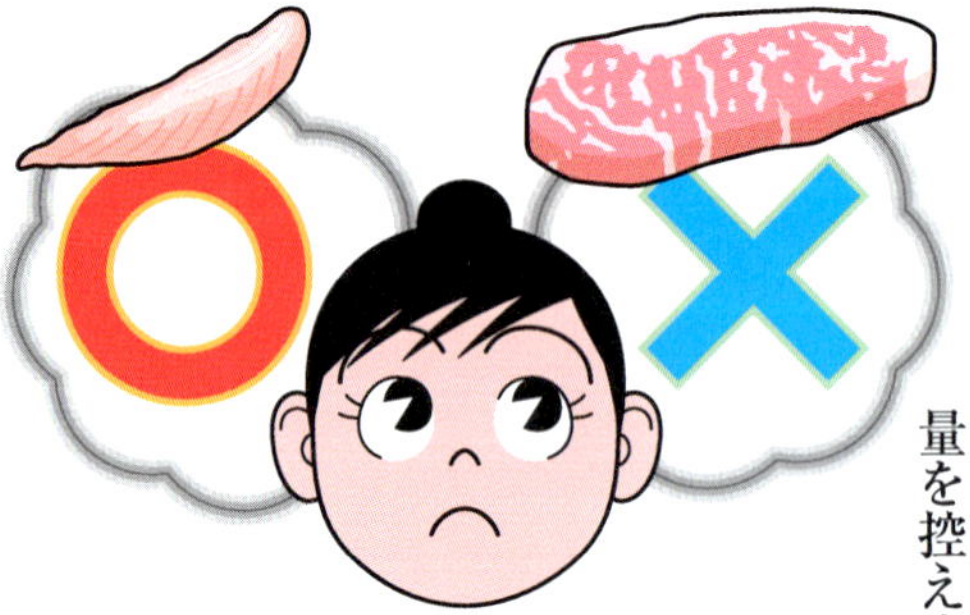

鶏肉は豚肉や牛肉より低脂肪のイメージがありますが、皮つきのものは豚もも肉などより高脂肪で、鶏皮そのものにコレステロールが多く含まれます。皮のない鶏肉を選びましょう。ちなみに、コレステロールの含有量は、牛肉、豚肉、鶏肉とも同じくらいです。

牛肉

牛肉の中で脂肪が最も多い部位はバラ肉です。サーロインにも多く含まれます。逆に、脂肪が最も少ないのは外もも肉の赤身。ヒレ肉も脂肪は少なめ。薄切り肉を使うときは、外もも肉やもも肉の赤身を選びましょう。

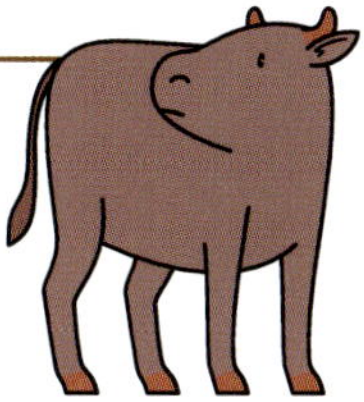

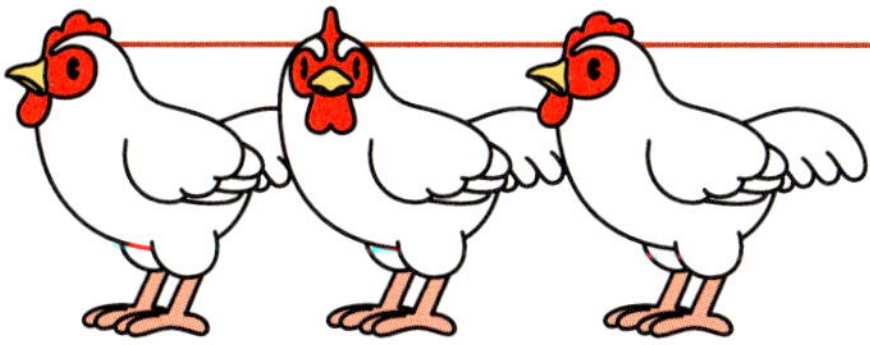

鶏肉

鶏のささ身は、肉類の中で最も少ない部位です。また、皮なしの胸肉も低脂肪。

豚肉

豚肉の中で脂肪が最も多い部位はバラ肉です。一方、脂肪が最も少ないのはヒレ肉。肩やももの赤身肉なども比較的脂肪の少ない部位です。

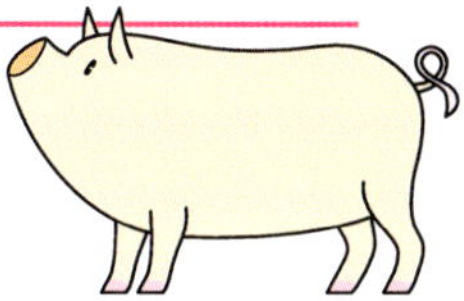

◆肉の部位別の脂肪含有量、エネルギー量、コレステロール量（100gあたり）

…脂肪の少ない部位　…脂肪の多い部位

	食品名	脂肪の含有量	エネルギー	コレステロール
牛肉（国産牛）	もも肉	9.9g	181kcal	67mg
	ヒレ肉	9.8g	185kcal	65mg
	サーロイン（脂身つき）	27.9g	334kcal	69mg
	赤身ひき肉	15.1g	224kcal	67mg
豚肉	ヒレ肉	1.9g	115kcal	64mg
	もも肉（脂身つき）	10.2g	183kcal	67mg
	ひき肉	15.1g	221kcal	76mg
	ロース肉	22.6g	291kcal	62mg
	バラ肉（脂身つき）	34.6g	386kcal	70mg
鶏肉	ささ身	0.8g	105kcal	67mg
	もも肉（皮つき）	14.0g	200kcal	98mg

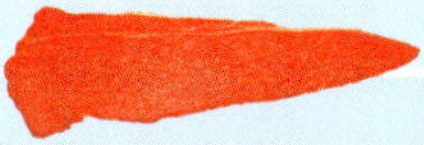
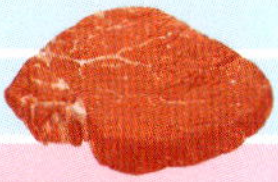
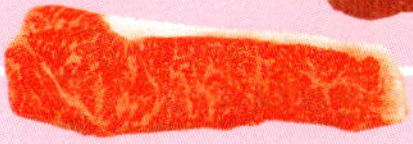
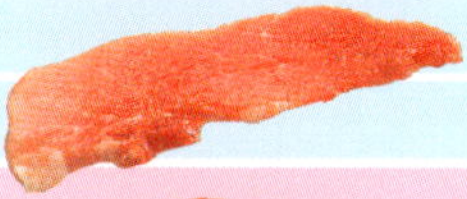
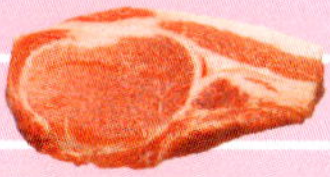
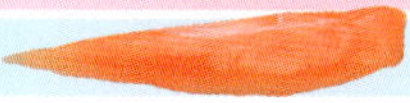
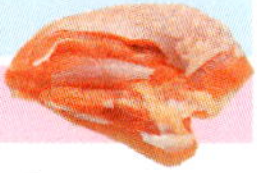

[脂肪の多い加工肉の脂肪含有量、エネルギー量、コレステロール量]

	食品名	脂肪の含有量	エネルギー	コレステロール
加工肉	コンビーフ	13.0g	203kcal	68mg
	ウインナソーセージ	28.5g	321kcal	57mg
	ベーコン	39.1g	405kcal	50mg
	サラミソーセージ	43.0g	497kcal	97mg

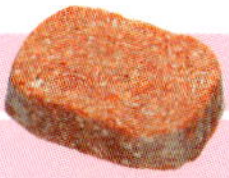
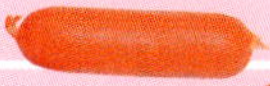
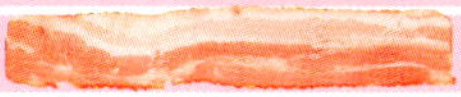
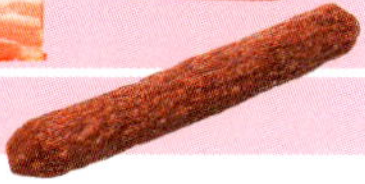

「五訂日本食品標準成分表」より

肉は調理法を工夫することによっても脂肪分を減らせます

肉に含まれる脂肪を減らすために、調理法も工夫します。そのためのコツと調理法を紹介しましょう。

下ごしらえ

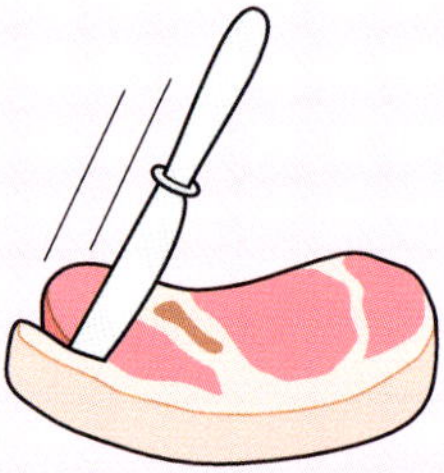

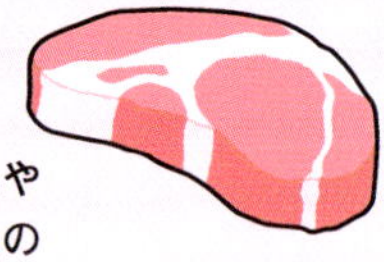

●豚ロース肉などの白い脂身部分は、調理の前にていねいに切りとっておく。脂肪分が肉のうまみやコクのもとなので、風味を残したいときは脂身をつけたまま調理し、食べるときにとり除いてもよい

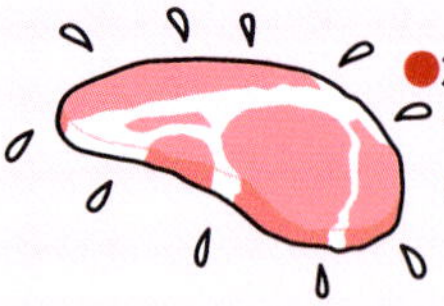

●加熱すると脂肪が落ちやすいので、肉は薄いものを選ぶか薄切りにする

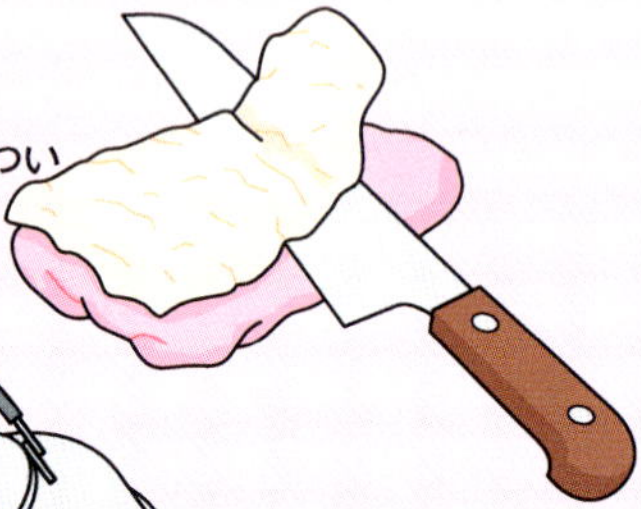

●鶏肉は皮の周りに脂肪がついているため、鶏肉の皮と黄色い脂肪などはとり除いてから調理する

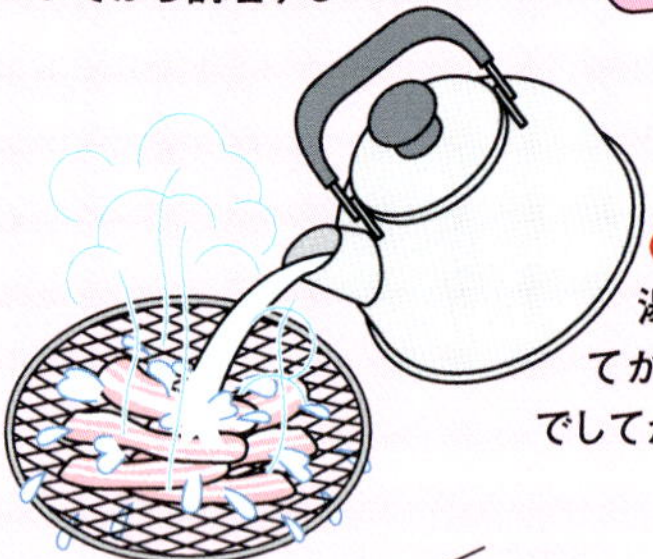

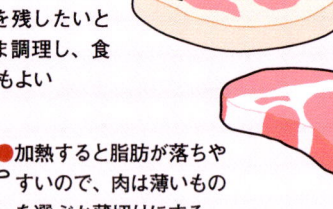

●ベーコンの薄切りは熱湯を回しかけて脂を落としてから、また、バラ肉は下ゆでしてから調理する ※

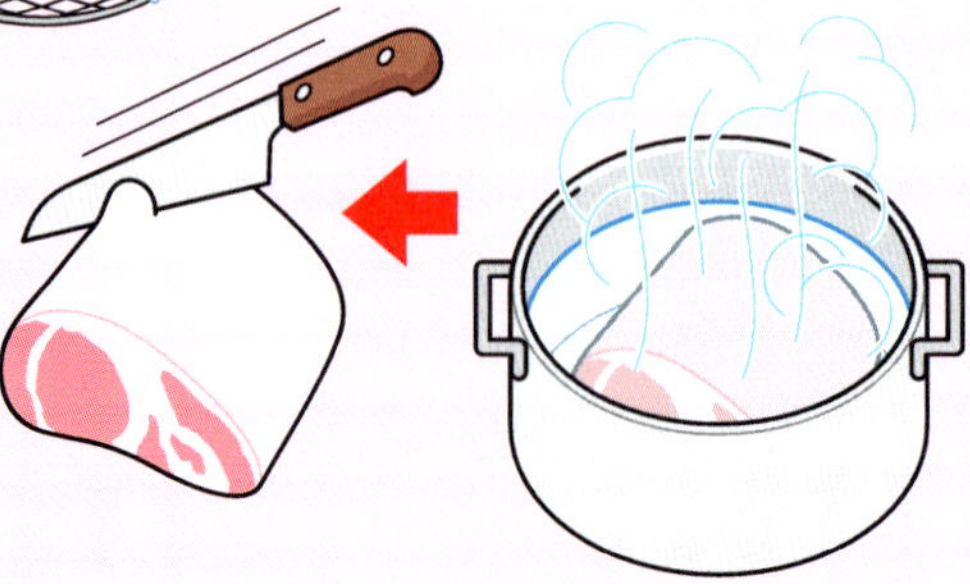

●豚肉のかたまりは脂肪がかなり多いので、ゆでていったんゆでこぼすか、ゆでてそのまま冷やし、肉の表面に白く固まった脂をとり除いてから料理に使う

※肉に限らず、油揚げや生揚げ、がんもどき、魚の切り身なども、油抜きといって同様の下ごしらえ法があります。たっぷりの熱湯でさっと下ゆでしたり、熱湯を全体に回しかけたりするもので、余分な油脂分を落とすことができます。

煮る・ゆでる

●肉の煮込み料理では、浮いた脂肪やアクはていねいにすくいとる。肉のゆで汁や煮汁には、うまみも溶け出しているため、スープなどに活用するときは、表面に浮いた脂や、冷まして白く固まった脂をきれいにとり除く

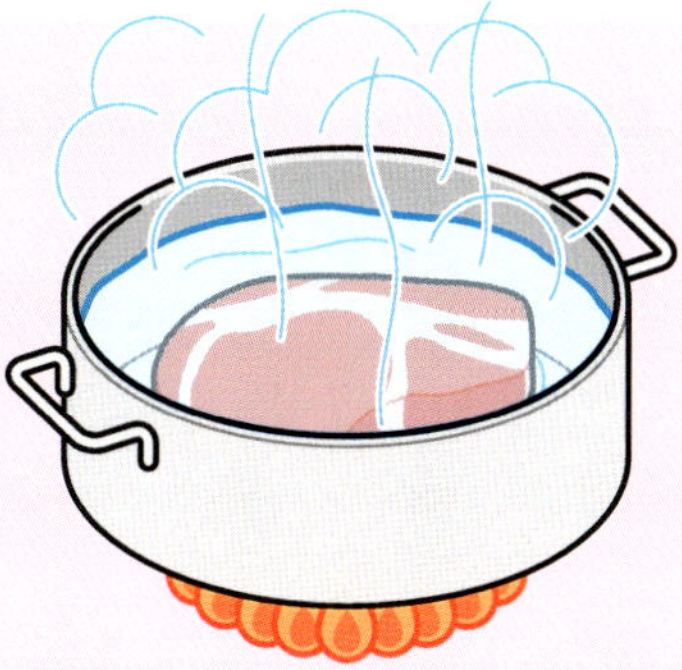

蒸す

●蒸し器の底に置いた皿の上に箸を渡し、その上に肉をのせて蒸す

●少量の植物油で肉をサッと焼いて表面の脂をとり除いてから蒸す

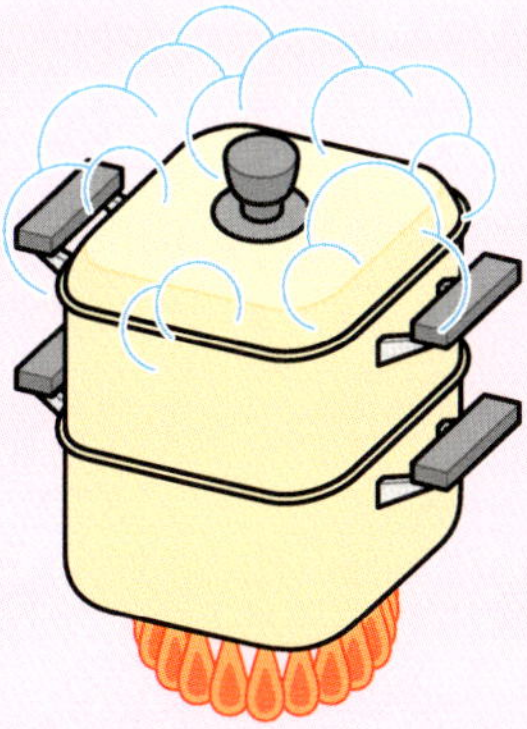

●電子レンジで蒸すときは、耐熱皿に肉を並べ、少量の日本酒をふってラップを軽くかけて加熱する

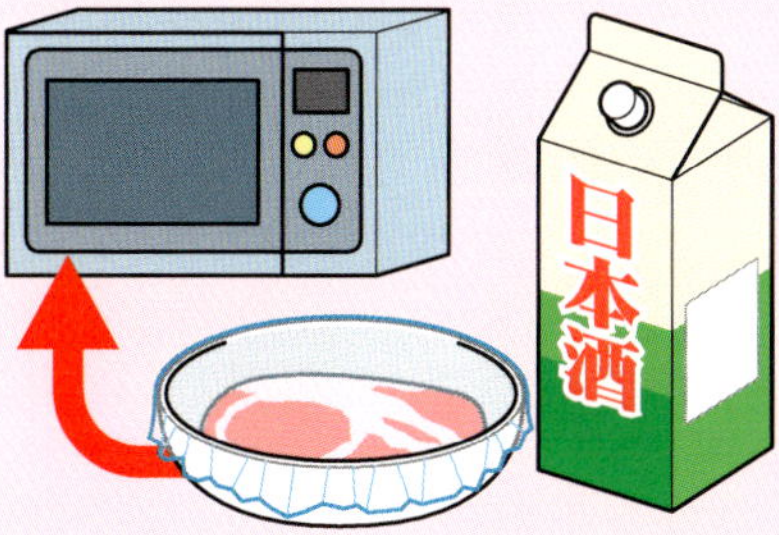

焼く

●ステーキや焼き肉は網で焼くか、グリルパンで焼くと、油を使わずにすむうえ、包丁では切りとりにくい身に入り込んだ余分な脂肪が溶けて落ち、脂肪分を20％ダウンできる

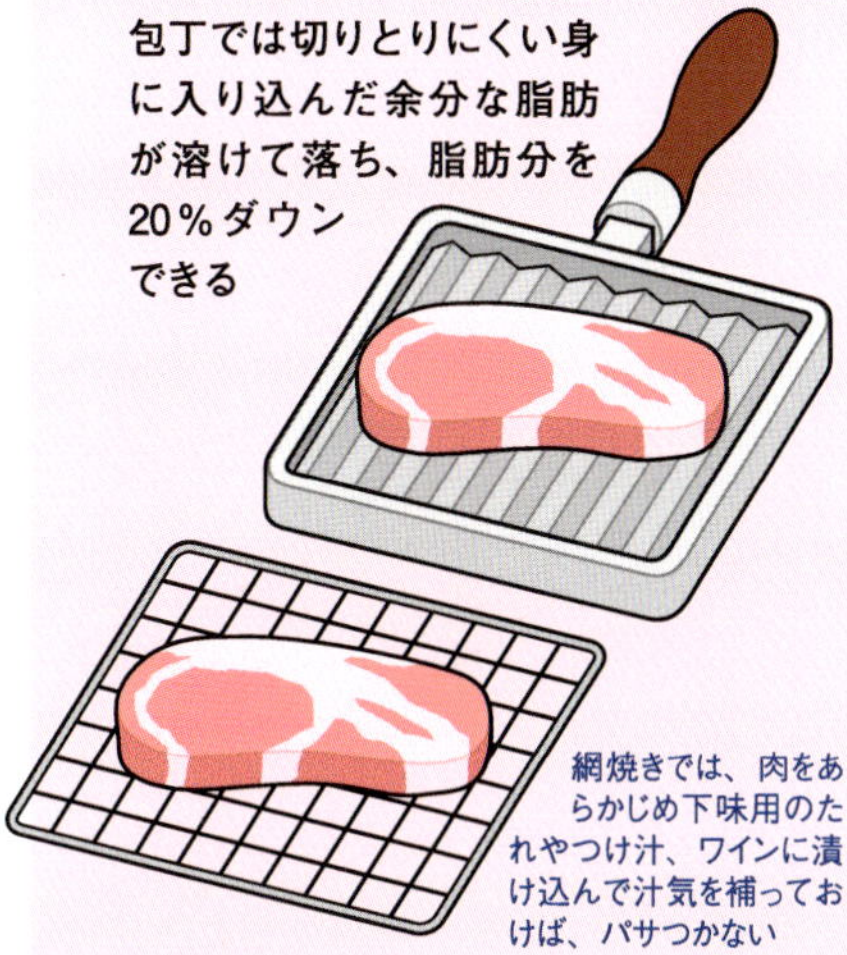

網焼きでは、肉をあらかじめ下味用のたれやつけ汁、ワインに漬け込んで汁気を補っておけば、パサつかない

●ベーコンや脂肪分の多い肉はフライパンに油を引かずによく焼き、フライパンに溶け出た脂肪をペーパータオルなどでよくふきとる

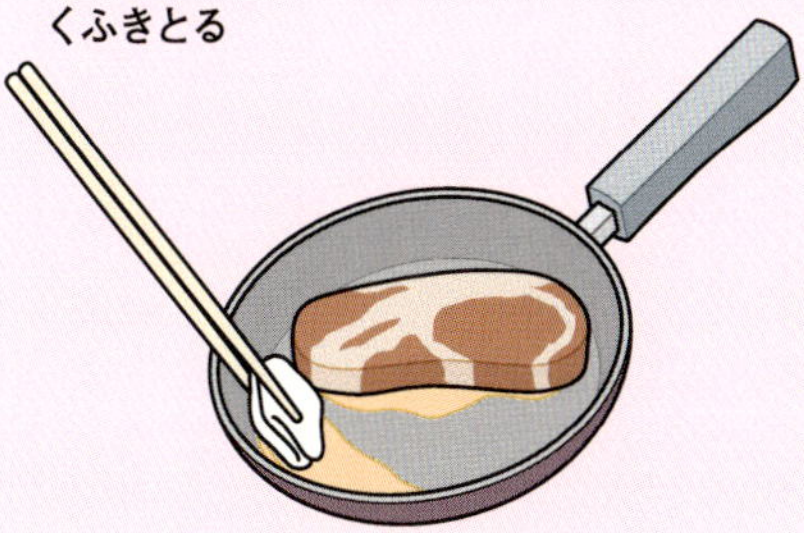

油脂は、その成分によってコレステロールをふやすものと減らすものがあります

食事でとる脂肪（油脂）の種類にも気をつけると、ＬＤＬコレステロール値を下げるなど、血中脂質値のコントロールに役立ちます。

食品に含まれる脂肪分の多くは中性脂肪で、これはグリセリンに**脂肪酸**がついた物質です。油脂の成分の実に90％はこの脂肪酸です。

脂肪酸は、私たちの体内でさまざまな働きを担っています。また、油脂の性質は、その構成成分である脂肪酸の種類によって違ってきます。そして、とる脂肪酸の種類によって、コレステロール値にも大きな影響が出てきます。

脂肪酸は、大きく**飽和脂肪酸**と**不飽和脂肪酸**に分けられます。

飽和脂肪酸をとりすぎると、血液中のＬＤＬコレステロールをふやします。これは、主に肝臓の細胞のＬＤＬ受容体が減って、ＬＤＬが処理されにくくなることによります。

一方、不飽和脂肪酸には血液中のＬＤＬコレステロールを減らす働きがあります。これは、不飽和脂肪酸をとると、肝臓に蓄えられたコレステロールから胆汁酸への変換が進むため、肝臓のＬＤＬのとり込みがふえ、その結果、ＬＤＬコレステロール値が低下するのです。

不飽和脂肪酸は**一価不飽和脂肪酸**と**多価不飽和脂肪酸**の２つの種類があります。つまり、脂肪酸は次のように３つのグループに大別できます。

❶飽和脂肪酸

動物性脂肪に多く含まれます。魚の油の成分も３分の１程度はこの脂肪酸です。

❷一価不飽和脂肪酸

広く動物性食品、植物性食品ともに含まれます。オリーブ油の成分の７割以上を占めるオレイン酸はこのグループに属します。飽和脂肪酸のかわりに一価不飽和脂肪酸をとるようにすると、ＨＤＬ（善玉）コレステロールを減らすことなく、ＬＤＬコレステロールだけを減らします。

❸多価不飽和脂肪酸

植物油や魚油に多く含まれます。リノール酸やα‐リノレン酸、魚油に多く含まれるＥＰＡやＤＨＡなどがこの

グループに属する脂肪酸です。リノール酸は、とりすぎるとLDLコレステロールだけでなく、HDLコレステロールまでも減らしてしまいます。一方、α-リノレン酸は、HDLコレステロールを減らすことなく、LDLコレステロールだけを減らします。EPAやDHAには中性脂肪値を下げる作用があります。

油脂の主成分である脂肪酸の種類とコレステロール値に与える影響

［コレステロール値に及ぼす影響］

分類			脂肪酸	多く含まれるもの	LDL（悪玉）コレステロール	HDL（善玉）コレステロール	総コレステロール
飽和脂肪酸			パルミチン酸、ステアリン酸など	ラード、ヘット(牛脂)、肉の脂身、鶏の皮、バター、生クリーム、卵黄など動物性の脂に多い。パーム油、ヤシ油、カカオ油など一部の植物性油脂にも多く含まれる	↑↑（とりすぎると）ふやす	↑↑ふやす	↑↑ふやす
不飽和脂肪酸	一価不飽和脂肪酸		オレイン酸	オリーブ油、菜種(キャノーラ)油、高オレイン酸型紅花(サフラワー)油※、アボカド、アーモンドなどに多い。特にオリーブ油に多く、その7割以上がこの脂肪酸でできている	↓やや減らす	→変わらない	↓やや減らす
不飽和脂肪酸	多価不飽和脂肪酸	n-6系	リノール酸	サラダ油、コーン油、紅花(サフラワー)油、大豆油、ごま油、ひまわり油など、一般によく使われる植物油のほとんどに含まれる。くるみ、松の実などにも多い	↓↓減らす	↓↓（とりすぎると）減らす	↓↓減らす
不飽和脂肪酸	多価不飽和脂肪酸	n-3系	α―リノレン酸	えごま油、しそ油、菜種(キャノーラ)油などに多い。α―リノレン酸はEPAやDHAの合成に使われる	↓やや減らす	→変わらない	↓やや減らす
不飽和脂肪酸	多価不飽和脂肪酸	n-3系	EPA(エイコサペンタエン酸)・DHA(ドコモヘキサエン酸)	さんまやさば、いわしなど青背の魚に多い	↓やや減らす	→変わらない	↓やや減らす

※紅花油にはリノール酸の多い従来のタイプと、品種改良した紅花を原料にしたオレイン酸を多く含む新しいタイプの紅花油がある。

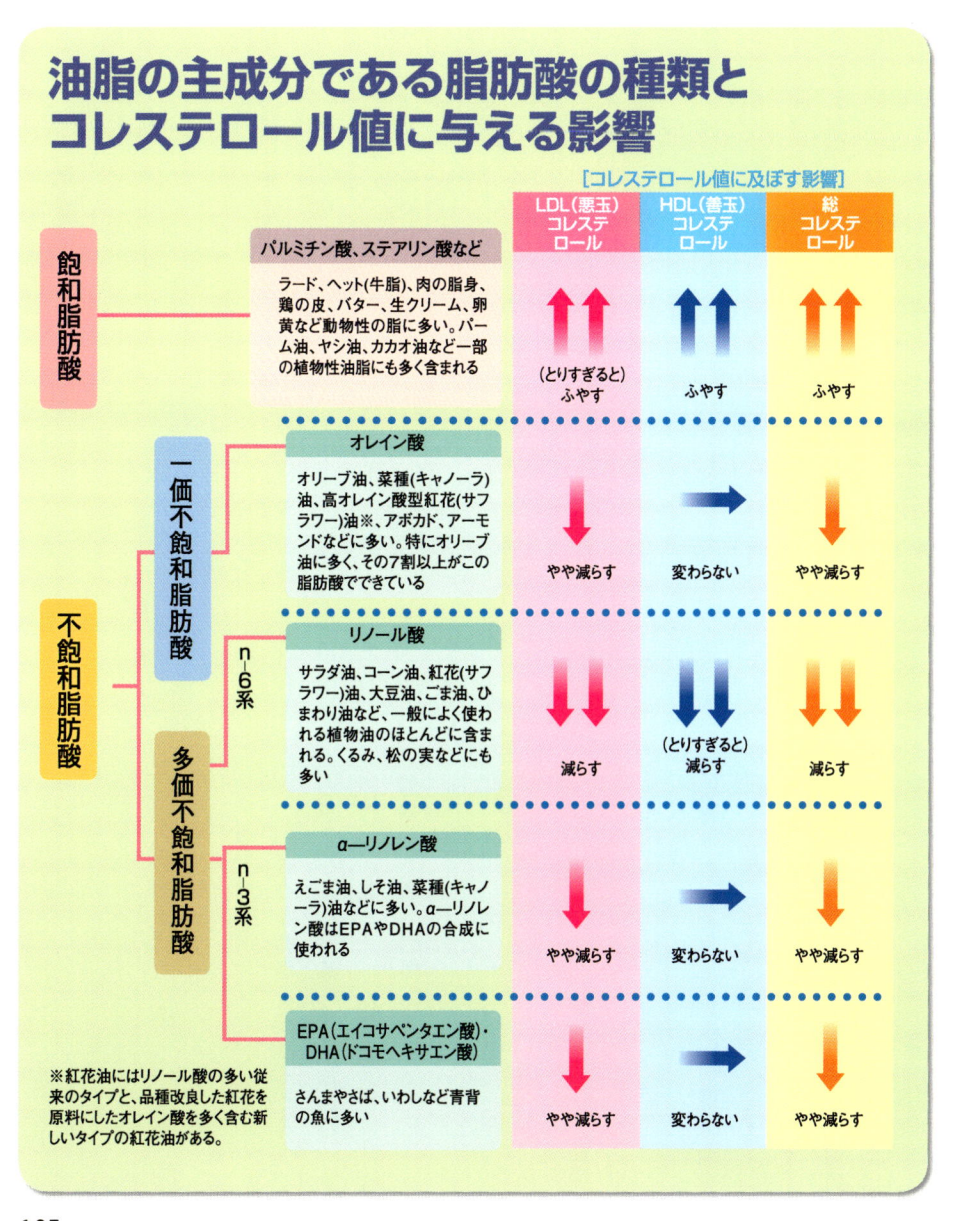

油脂は、含まれる脂肪酸を見きわめてバランスよくとるようにします

油脂からバランスよく脂肪酸をとるための望ましい比率はこれ

善玉のＨＤＬコレステロール値を下げずに、悪玉のＬＤＬコレステロール値だけを下げるように油脂をとるには、脂肪酸の性質の一長一短を考えて、バランスに配慮します。

たとえば、動物性脂肪に多く含まれる飽和脂肪酸は、とりすぎるとＬＤＬコレステロール値を上げます。しかし、動物性食品の摂取が不足すると血管がもろくなる、貧血を起こしやすくなるといったマイナス面が出てきます。健康を維持するうえで一定量はとる必要があります。

また、多価不飽和脂肪酸の一種であるリノール酸は、とりすぎるとＨＤＬコレステロールを減らすうえに、アレルギー反応が強く出やすくなるという欠点も持っています。しかし、人間の体を維持していくのに欠かせない必須脂肪酸であるため、一定量はとらなくてはいけません。

このような特徴をおさえたうえでの望ましい脂肪酸の摂取割合は、飽和脂肪酸30％、一価不飽和脂肪酸40％、多価不飽和脂肪酸30％とされています。

◆脂肪酸のとり方の理想的なバランス

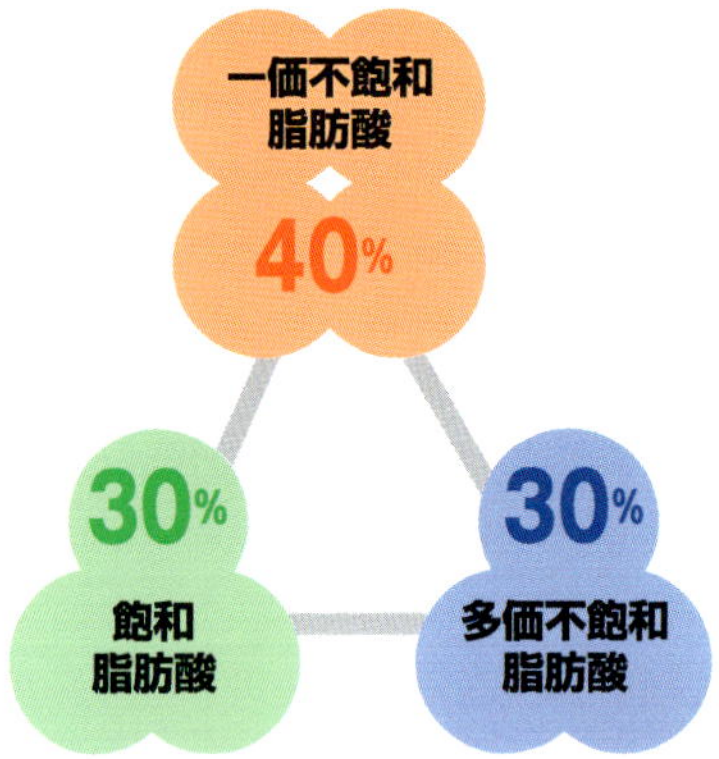

動物性脂肪よりも、植物性の油や魚の油を多めにとるようにします

この割合を油脂のとり方でいえば、動物性脂肪を40％、植物性油脂を50％、魚の油を10％の割合でとるということ。**動物性脂肪はとりすぎず、植物性油脂は不足しないように注意し、魚をしっかり食べる**、ということです。

日常の食生活では、まず**和食の献立の回数をふやします。**動物性脂肪は、肉類を適宜食べていれば、40％にあたる量がたちまちとれてしまいます。そこで、**肉料理はほどほどにして、魚を食べる回数をふやしましょう。**1日の食事のうち、肉のおかずは1食にして、ほかの2食は魚や大豆製品を使ったおかずをとるようにします。肉は脂身の少ないものを選び、脂身がついていたら切り落とします。

◆実際の油脂の理想的な摂取割合

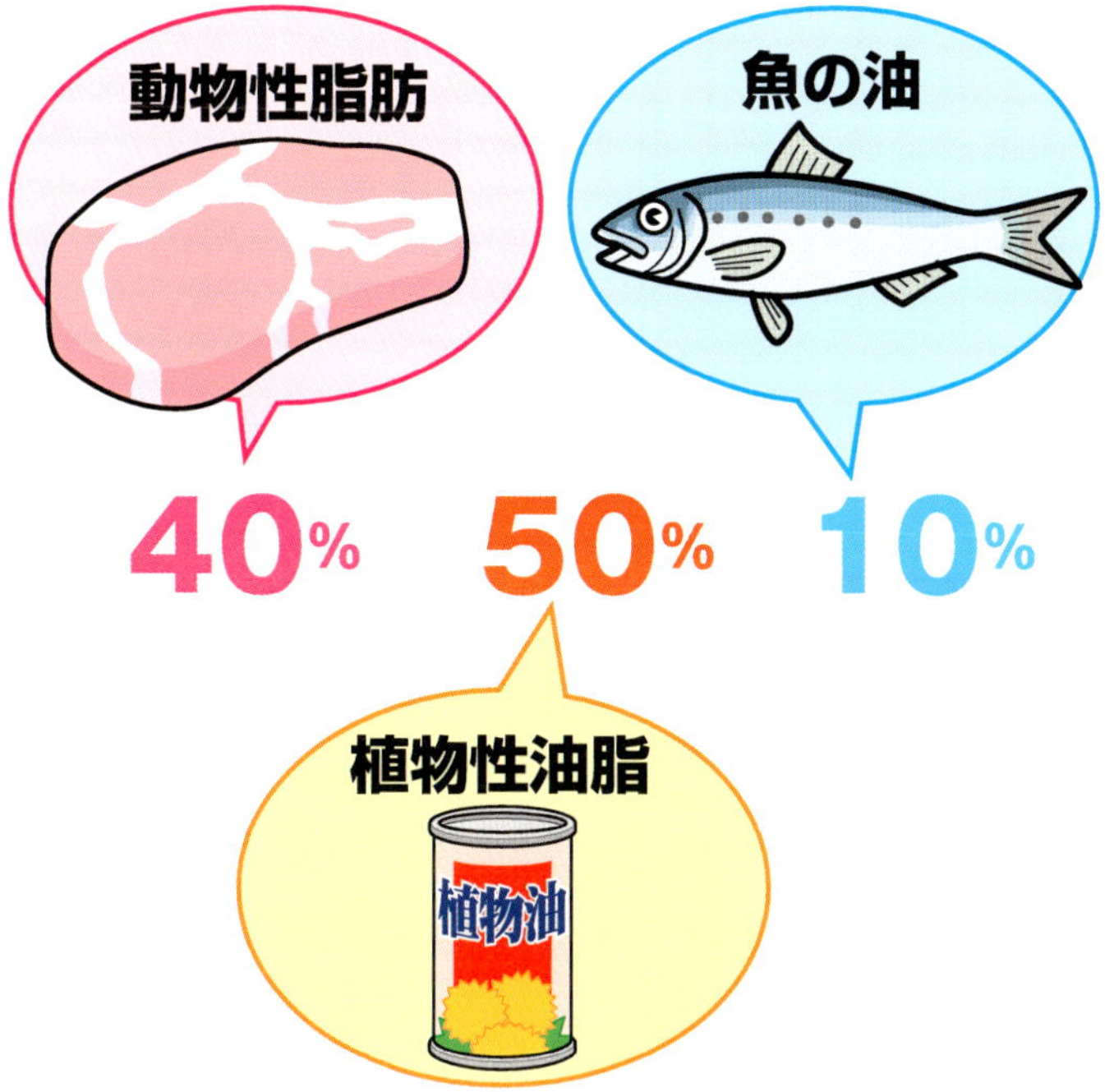

いろいろな種類の植物油を1日に大さじ2杯程度とります

多価不飽和脂肪酸と一価不飽和脂肪酸の主な供給源は植物性の食用油です。

そこで、植物油は、一価不飽和脂肪酸のオレイン酸の多い**オリーブ油を含めたさまざまな種類を使うようにし、その1日の使用量は合わせて大さじ1杯半〜2杯程度にします。**

できれば**リノール酸の多い油**（サラダ油など）**を減らし、α-リノレン酸の多い油をふやすように心がけます。**α-リノレン酸は、HDLコレステロールを減らさずにLDLコレステロールを減らす働きがあるうえ、リノール酸のような欠点がありません。また、α-リノレン酸、EPA、DHAなどのn-3系の脂肪酸は、炎症を抑えたり、血管の内皮の働きを改善したりする作用があり、動脈硬化性疾患を予防することが知られています。

こうしたことを意識して毎日行えば、飽和脂肪酸30％、一価不飽和脂肪酸40％、多価不飽和脂肪酸30％の比率に近づいていくでしょう。

糖質、特に砂糖や甘い菓子類、甘い飲み物をとりすぎないようにします

甘いお菓子は中性脂肪値を上げやすくします

糖質の多い食品をとりすぎると、体内で中性脂肪の合成を高めます。糖質で問題なのは砂糖とそれを使った菓子類です。砂糖は、同じ糖質の仲間であるデンプン質とくらべて、体内に入ると消化・吸収が早く、余った分は容易に中性脂肪に変わります。このため、**中性脂肪値を下げるには、砂糖や砂糖を使った菓子類の摂取を控えめにします。**

特に、生クリームやバターなどの脂肪と砂糖がたっぷり使われているケーキには要注意。高エネルギーであるうえに、脂肪と糖質を同時にとると互いに吸収を助け合って体脂肪をふえやすくします。

大福やだんごなどの和菓子にも注意が必要です。脂肪分が少ないとはいっても、2つも食べればケーキと同じことで中性脂肪がふえます。

甘い飲み物のとりすぎも問題です

甘みのある清涼飲料水、サイダーやコーラなどの炭酸飲料には、1缶に20～30g前後の砂糖が使われています。

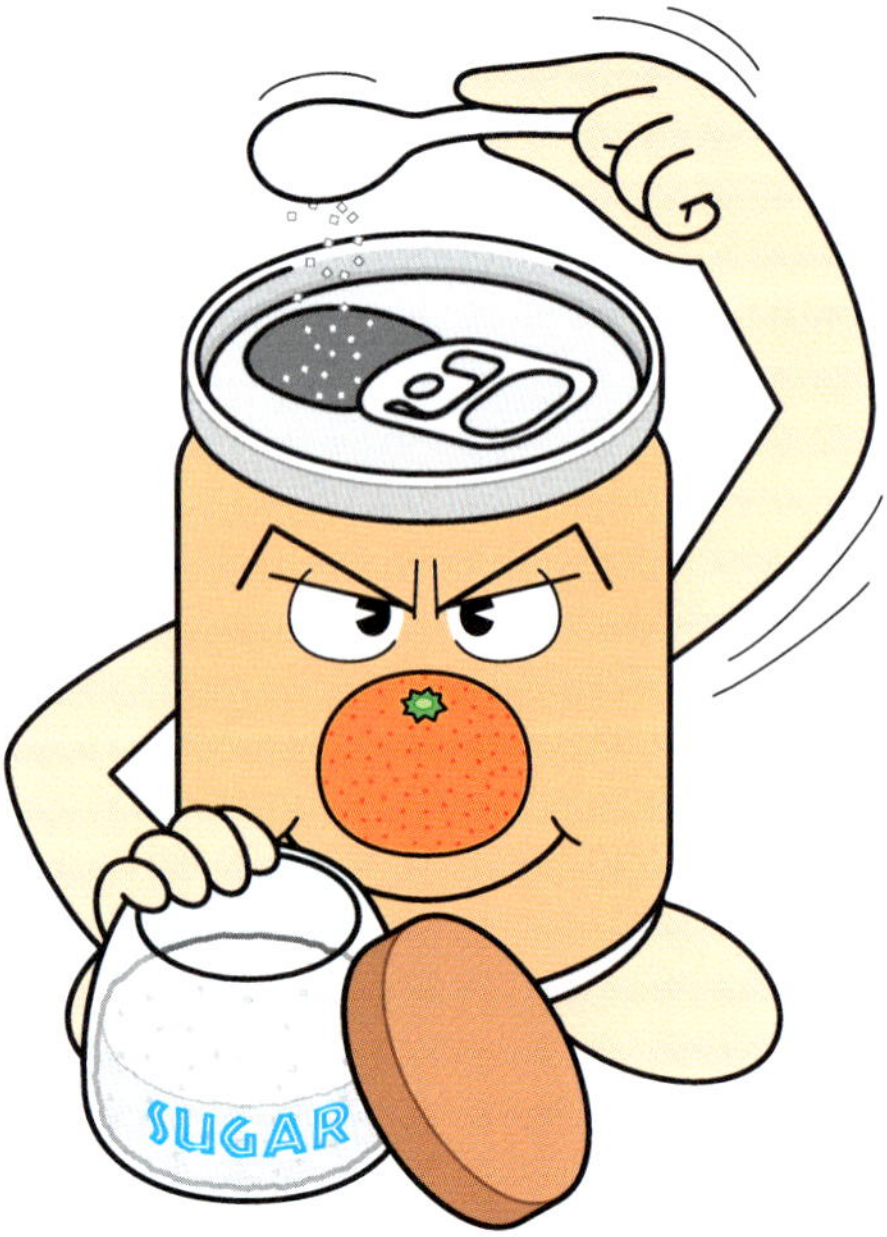

また、果汁入り飲料には、かなりの量の甘味料が添加されていますし、天然果汁100％のジュースも、味をよくするために砂糖が添加されている場合もあります。

「ノンシュガー」と表示されている飲

料についても、使用していないのはあくまで〝砂糖〟であって、はちみつやブドウ糖を使っている場合も多いものです。

いずれも水分ですから含まれている糖分の吸収が速く、**飲みすぎれば肥満を招き、中性脂肪値を上げる要因になります**。できるだけ控えるようにしましょう。

飲みすぎに注意したい甘みのある飲み物

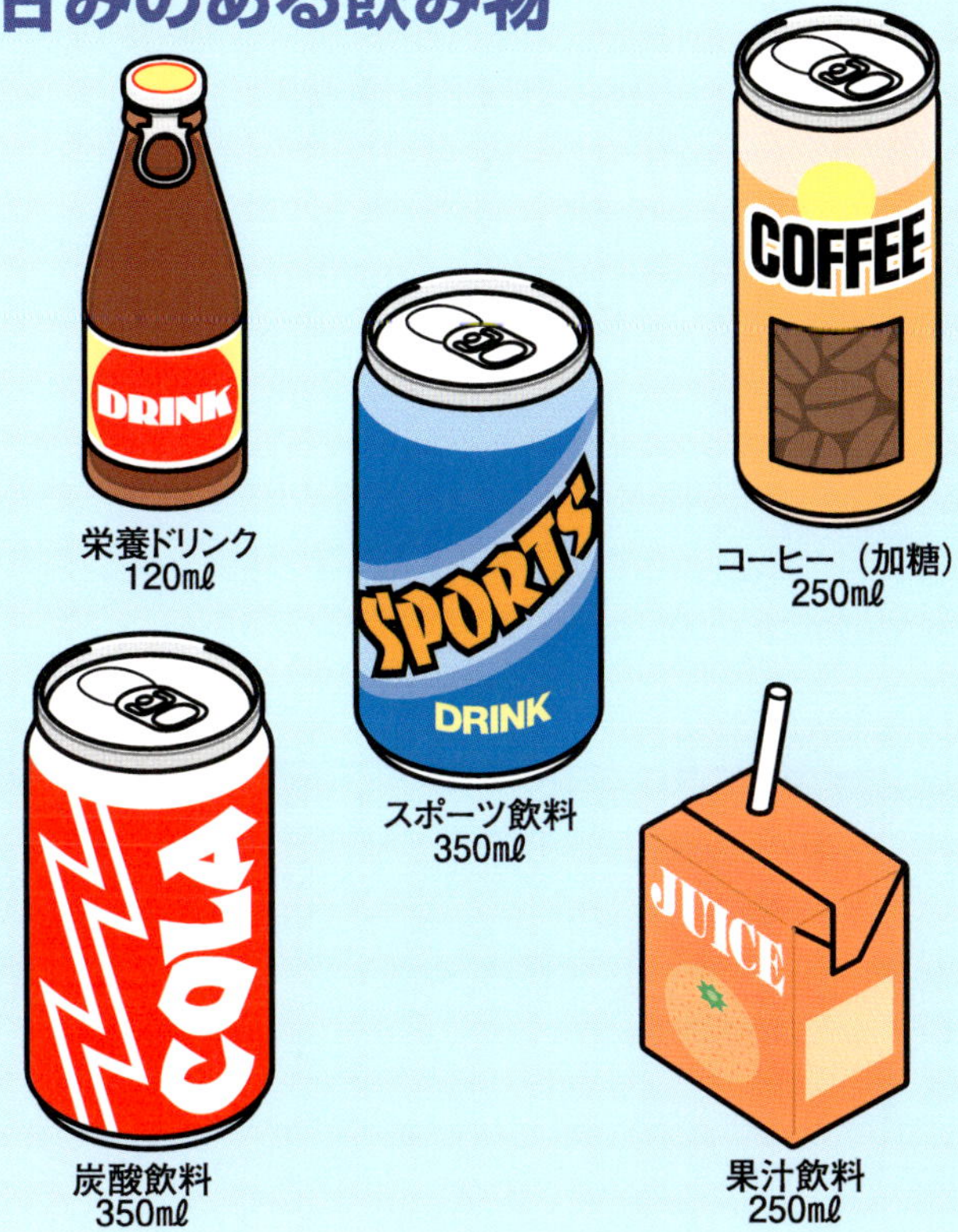
DRINK
栄養ドリンク
120mℓ
SPORTS
DRINK
スポーツ飲料
350mℓ
COFFEE
コーヒー（加糖）
250mℓ
COLA
炭酸飲料
350mℓ
JUICE
果汁飲料
250mℓ

甘いお菓子は1個以下、清涼飲料水は1缶以下に

1日にとる砂糖の量は、30～35g以内が目安です。調味料としての砂糖は普通に使い、**甘いお菓子をとるのは1個以下か、あるいは清涼飲料水は1缶以下にします。**

ちなみに果物も、果糖などの糖質がたくさん含まれているので、やはり食べすぎは避けます（111ページ参照）。

砂糖、果物だけでなく、ジャムやはちみつなども含めて甘いものはできるだけ控えることです。

あんパンやメロンパンなどの菓子パンや、甘くはなくてもポテトチップスなどのように油で揚げたスナック菓子類も、甘いお菓子類と同様に考え、食べすぎないことです。

お菓子を食べるなら、こんなお菓子をこの程度にします

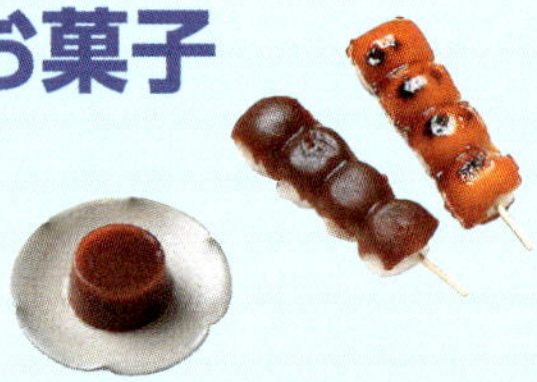

ここに紹介したようなコレステロールや脂肪分が少ないお菓子を、夕食後を除いた食後に、示された分量だけ食べます。

蒸しまんじゅう	2/3個(30g)	豆かん	1/2人前(70g)
カステラ	1/2切れ(25g)	串だんご(あん)	1/2本(40g)
大福	1/2個(35g)	串だんご(しょうゆ)	2/3本(40g)
練りようかん	1/3切れ(25g)	おはぎ	1/3個(30g)
水ようかん	1/2個(45g)	中華あんまんじゅう	1/3個(30g)
もなか	3/4個(30g)	フルーツゼリー	3/4個(120g)
みつ豆	1/2人前(70g)	ドロップ	7粒(20g)

甘いものやお菓子のとりすぎを防ぐテクニック

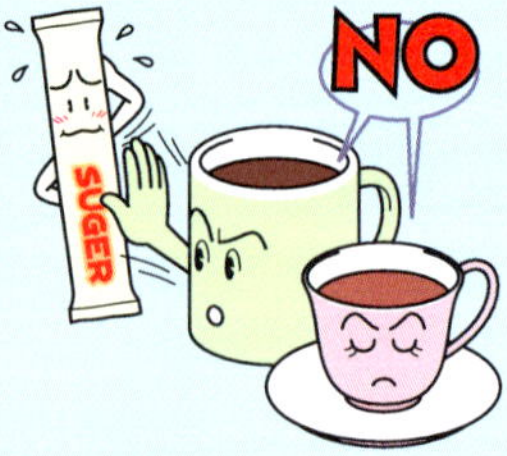

1 甘いものやお菓子を買いおきしない

2 コーヒーはブラックで、紅茶はノンシュガーで飲む

3 目につく場所や、すぐに手の届く場所におかない

4 ダイエット甘味料をほどほどに利用する

5 スナック菓子やおかき類は小袋タイプを利用する

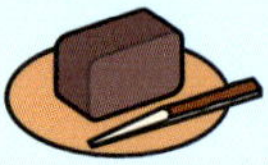

6 1日3度の食事をしっかりとる

7 バターなどと砂糖をいっしょに使った洋菓子より和菓子にする

8 甘い清涼飲料水やジュースのかわりに、緑茶やウーロン茶、ミネラルウォーターを飲む

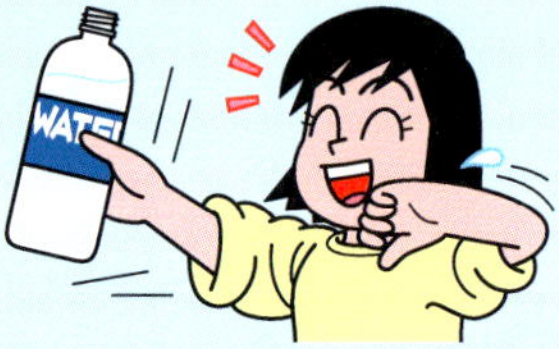

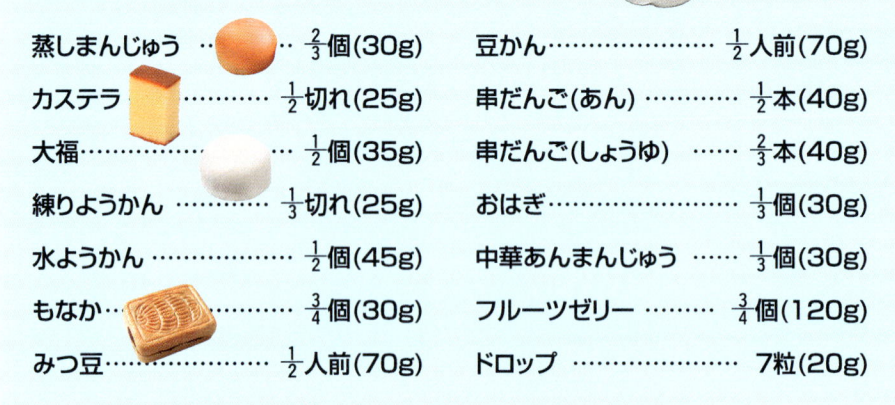

果物は間食にも適した食品ですが、適量を守ることが鉄則です

果物は、ビタミンやミネラル、食物繊維の供給源ですが、しょ糖（砂糖）や果糖（果物の中に入っている天然の糖）などの糖質がたくさん含まれていて、食べすぎると肥満を招き、血中脂質値を高くします。

果物の適量の目安は1日に80〜100kcal分くらいか、あるいは200gくらいです。

同じ果物といっても、シロップ漬け缶詰やドライフルーツは少量でも高エネルギーなので、避けます。

80〜100kcal分の果物の目安量と正味量

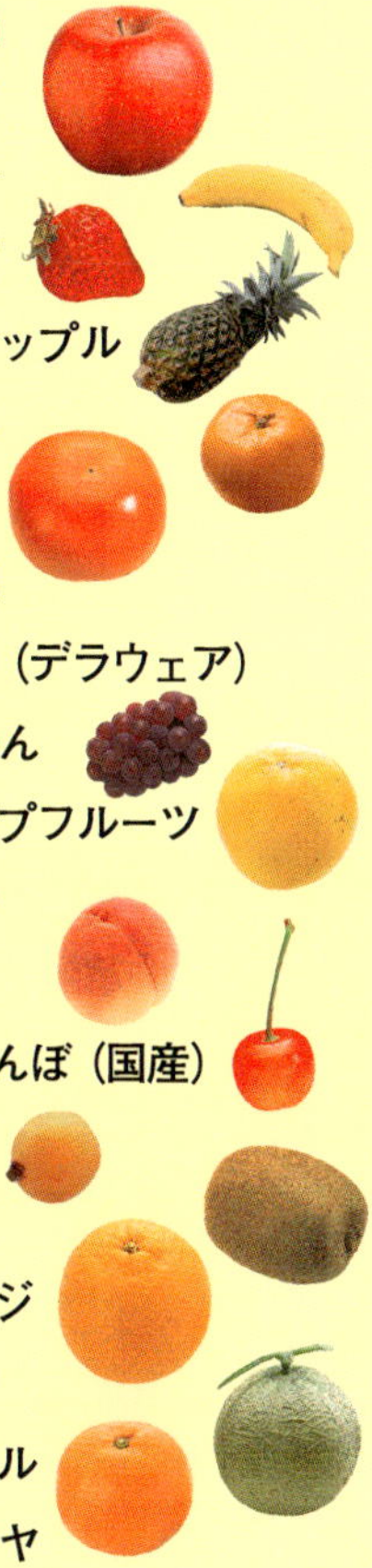

食品名	目安量	正味量	エネルギー量	糖質量
りんご	大$\frac{1}{2}$個	150g	81kcal	19.6g
バナナ	中1本	90g	77kcal	19.3g
いちご	中15粒	240g	82kcal	17.0g
パイナップル	$\frac{1}{6}$個	180g	92kcal	21.4g
みかん	中2個	180g	83kcal	19.8g
柿	中$\frac{3}{4}$個	140g	84kcal	20.0g
日本梨	大$\frac{1}{2}$個	190g	82kcal	21.3g
ぶどう（デラウェア）	大1房	130g	77kcal	19.7g
夏みかん	中1個	200g	80kcal	17.6g
グレープフルーツ	中1個	200g	76kcal	18.0g
すいか	中$\frac{1}{8}$個	220g	81kcal	20.3g
桃	大1個	200g	80kcal	17.8g
さくらんぼ（国産）	小30粒	130g	78kcal	18.3g
びわ	大5個	200g	80kcal	18.0g
キウイ	中2個	170g	90kcal	18.7g
オレンジ	中2個	240g	94kcal	21.6g
メロン	中$\frac{1}{3}$個	190g	80kcal	18.6g
ネーブル	中1$\frac{1}{2}$個	195g	90kcal	21.0g
パパイヤ	$\frac{3}{4}$個	200g	76kcal	14.6g

※正味量とは、皮や芯、種などを除いた実際に食べられる部分の重量

「五訂日本食品標準成分表」をもとに作成

コレステロールの吸収を抑える食物繊維は欠かさずとるようにします

食物繊維はコレステロールや中性脂肪を減らします

LDLコレステロール値を下げるには、毎日の食生活に食物繊維を積極的にとり入れることです。

食物繊維とは、人間の消化酵素では分解されない食物中の成分です。野菜や果物、豆、きのこ、海藻、いも、穀類など主に植物性の食品に含まれています。この食物繊維には、次のような作用で**LDLコレステロール値を下げる**効果があります。

消化液の一種である胆汁（胆汁酸が主成分）は、コレステロールを原料に肝臓でつくられ、肝臓から十二指腸に分泌されます。胆汁酸は消化の役目を終えると腸壁から吸収されて肝臓に戻ります（**胆汁酸の腸肝循環**）。この腸壁からの吸収を妨げるのが食物繊維です。食物繊維は胆汁酸を包み込んで、そのまま便として体外に排出してしまうのです。排出されて不足した分の胆汁酸は補う必要があり、新しく合成するための主な原料として使われるのが血液中のLDLコレステロールです。つまり、食物繊維によって間接的に血液中のLDLコレステロールが減少するのです。

また、食物繊維には、腸内のコレステロール自体もからめとって、そのまま体外に排出する性質もあるため、**腸から吸収されるコレステロールの量を抑えてくれます。**

さらに、食物繊維は腸内で糖質や脂肪の吸収を遅らせたり、妨げたりする働きをします。このため、食後の急激な血糖値の上昇を抑えたり、中性脂肪をできにくくします。

コレステロールを下げる働きが強いのは水溶性食物繊維

食物繊維には、水に溶ける**水溶性**のタイプと、そうでない**不溶性**のタイプがあり、植物性の食品には、水溶性と不溶性の両方の食物繊維が含まれています。

特にLDLコレステロール値の低下作用が強いのは水溶性食物繊維とい

知っておきたい、食物繊維の多い代表的な食品

穀類

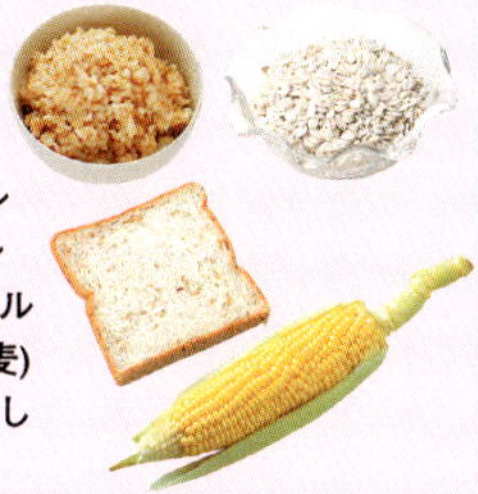

- 玄米
- 胚芽米
- 全粒粉パン
- ライ麦パン
- オートミール
- 押し麦(大麦)
- とうもろこし

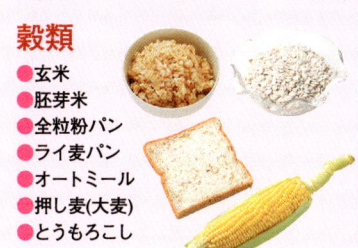

海藻・こんにゃく

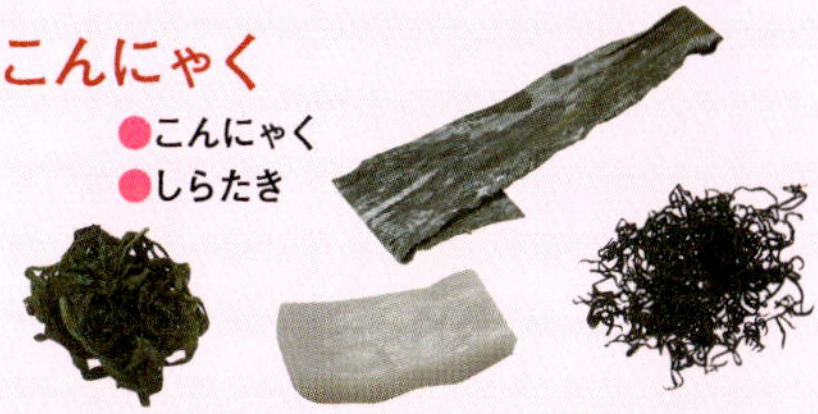

- わかめ
- 昆布
- ひじき
- のり
- 寒天
- こんにゃく
- しらたき

一度に多く食べられる食材ではないので、さまざまな料理に少しずつ使って献立にのる回数をふやしましょう。

いも

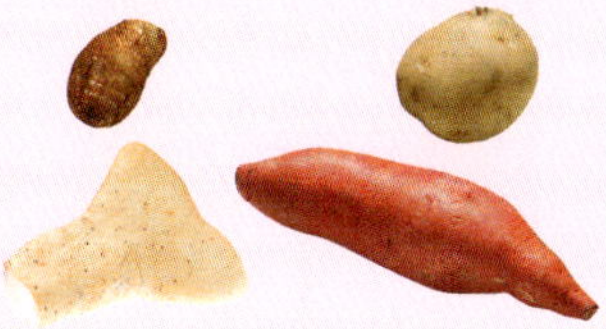

- 里いも
- さつまいも
- じゃがいも
- 山いも

豆類

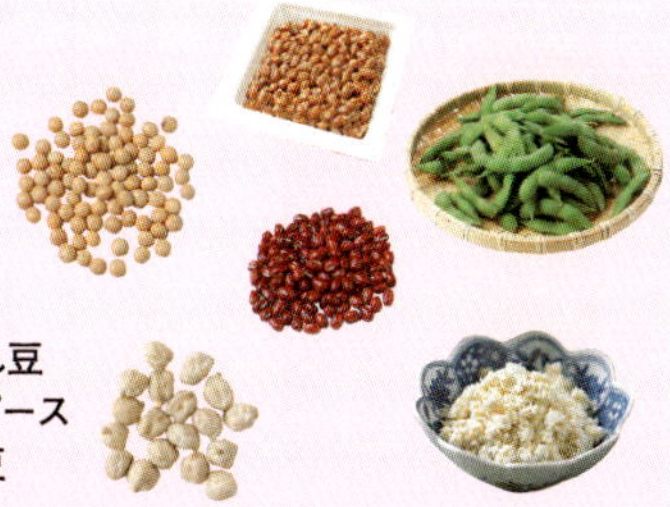

- 大豆
- 納豆
- おから
- 枝豆
- あずき
- いんげん豆
- グリンピース
- ひよこ豆

いんげん豆やあずき、大豆には食物繊維が多く含まれますが、特にひよこ豆の含有量はトップクラスです。

きのこ

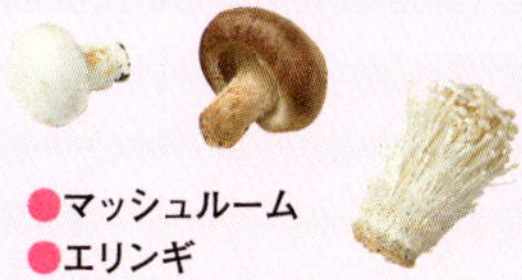

- しいたけ
- えのきだけ
- しめじ
- きくらげ
- マッシュルーム
- エリンギ

野菜

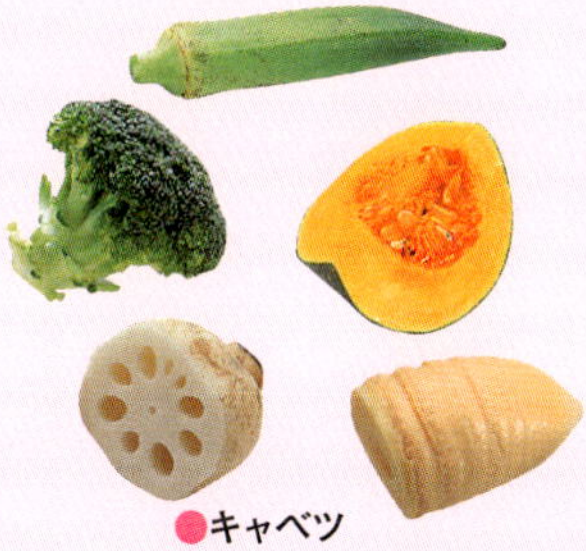

- ごぼう
- カリフラワー
- たけのこ
- れんこん
- にんじん
- かぼちゃ
- ほうれん草
- 春菊
- ブロッコリー
- オクラ
- さやいんげん
- キャベツ
- 大豆もやし
- 切り干し大根

ブロッコリーやカリフラワーは、つけ合わせなどとして食べやすいだけでなく、食物繊維の量をとりやすい野菜です。粘りけのあるオクラやモロヘイヤも食物繊維は豊富なので、献立のもう一品として、おひたしなどの小鉢料理に利用しましょう。

果物

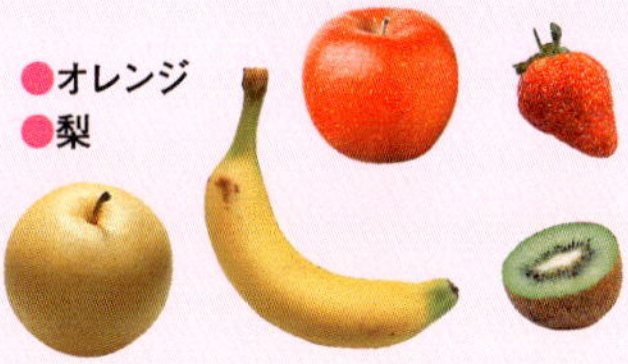

- りんご
- いちご
- キウイ
- バナナ
- 柿
- オレンジ
- 梨

われます。

　不溶性食物繊維は、それを多く含んだ食品は食べごたえがあって満腹感を感じやすくするので肥満予防を期待できます。また、便の量をふやし腸の働きを活発にして便秘の改善に役立つと同時に、有害な物質が腸の中に長時間とどまらないようにして腸の環境を整えます。

　水溶性食物繊維を比較的多く含む代表的な食品は、野菜です。たとえば、カリフラワーやブロッコリー、切り干し大根、にんじん、ごぼう、オクラなどです。こんにゃくやしら

たき、かんぴょう、そして、昆布、ひじき、わかめ、寒天などの海藻類にも多く含まれます。みかんやキウイ、いちご、バナナ、りんごといった果物にも豊富です。

不溶性食物繊維は、ごぼうやたけのこ、セロリなどの野菜、精製されていない穀類（胚芽米や玄米、押し麦、全粒粉パン、オートミールなど）、しいたけやなめこなどのきのこ、いもに多く含まれます。

食物繊維は1日に25g以上とるようにします

食物繊維の豊富な食材は、さまざまな方法で調理し食卓に上らせるようにしましょう。**1日にとりたい食物繊維の目標量は25g前後です。**

食材の具体的な目安量は、成人では1日に野菜を350g以上、いもを100g前後、果物を200g程度、あわせて穀類、きのこ、海藻、豆（特に大豆）を適量です。

これらの食材を少量ずつ多種類組み合わせて、毎食、欠かさずにとるようにすれば、25g前後の食物繊維をとることができます。

◆1日にとりたい食物繊維量

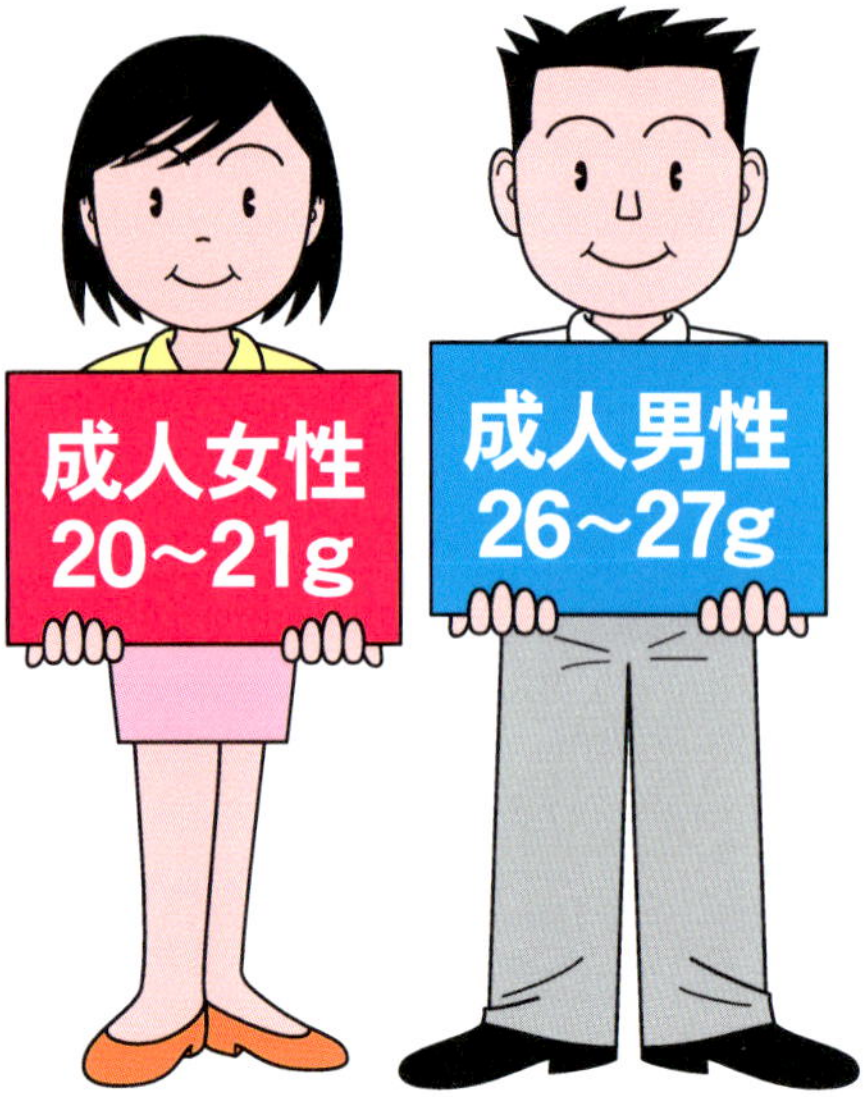

（日本人の食事摂取基準 2005 年版より）

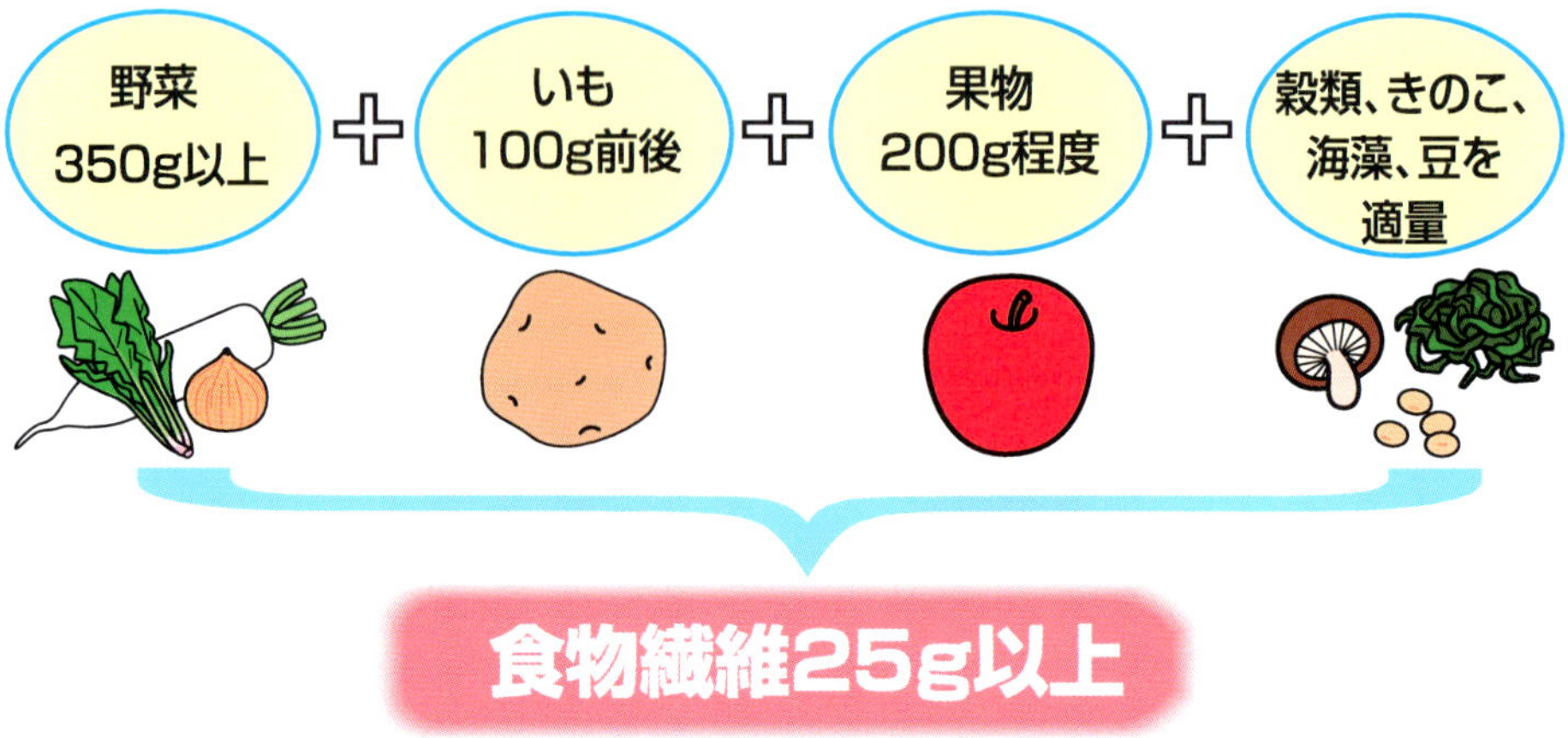

無理なくじょうずに食物繊維を多くとる工夫

次のような工夫で食物繊維が多く含まれる食品を毎日しっかり食べるようにしましょう。

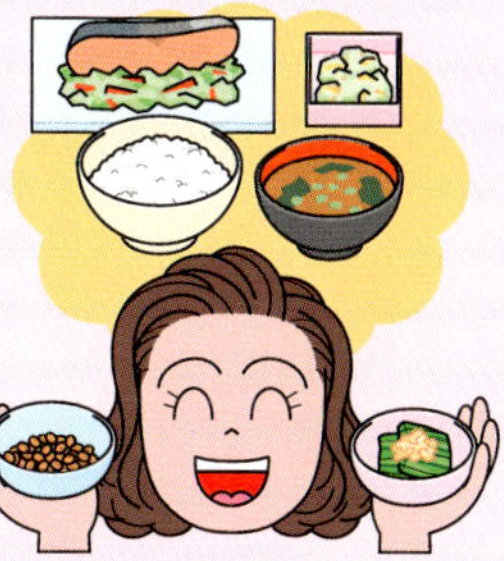

和食中心の献立にする

ご飯を主食とした和食の献立は、食物繊維をとりやすいものです。野菜やいも、豆、海藻、きのこ、こんにゃくといった食物繊維の多い食材を使ったおかずで献立を構成できるからです。たとえば、おかずとして納豆にほうれん草のおひたし、それにわかめのみそ汁を添えれば、それぞれから食物繊維がとれます。

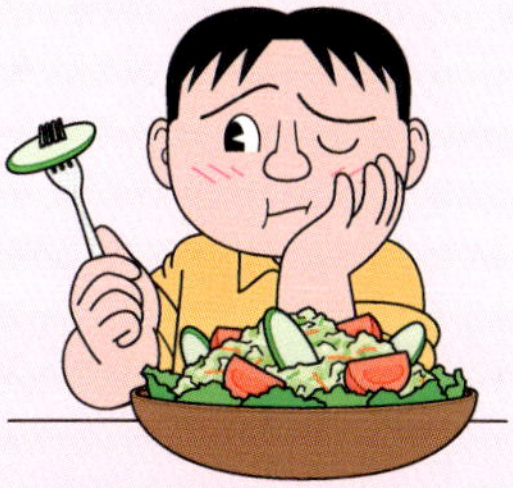

野菜は煮たり、ゆでたりして食べる

生野菜は水分が多くてカサがあるため、意外に量はとれないものです。野菜サラダで1日に300 gを食べるのはたいへんです。食物繊維の量も思ったほど多くはとれません。ところが、煮る、ゆでる、蒸すなど加熱すると、驚くほどカサが減って食べやすくなり、食物繊維を多くとれます。たとえば、おひたしや煮物、なべ物などにすれば、かなりの量の野菜でも無理なく食べられます。

乾物を積極的に利用する

切り干し大根や干ししいたけ、干しきくらげ、かんぴょうなどの乾物食品には、食物繊維が豊富です。ビタミンやカルシウム、鉄分などを多く含んでいることが少なくありません。

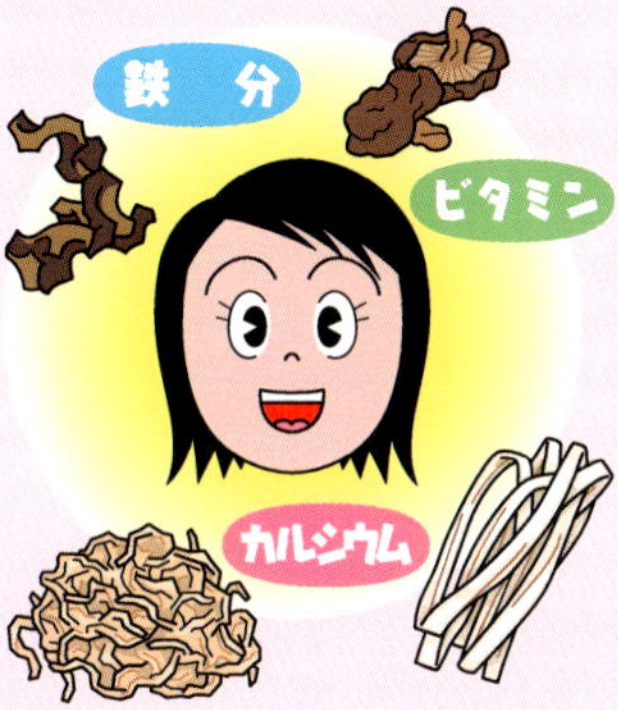

“おふくろの味”を食卓に上らせる

きんぴらごぼう、ひじきやおからの炒り煮、切り干し大根の煮物、煮豆、筑前煮といった、昔ながらのお惣菜料理をできるだけひんぱんに食べることで、食物繊維の摂取量をふやすことができます。

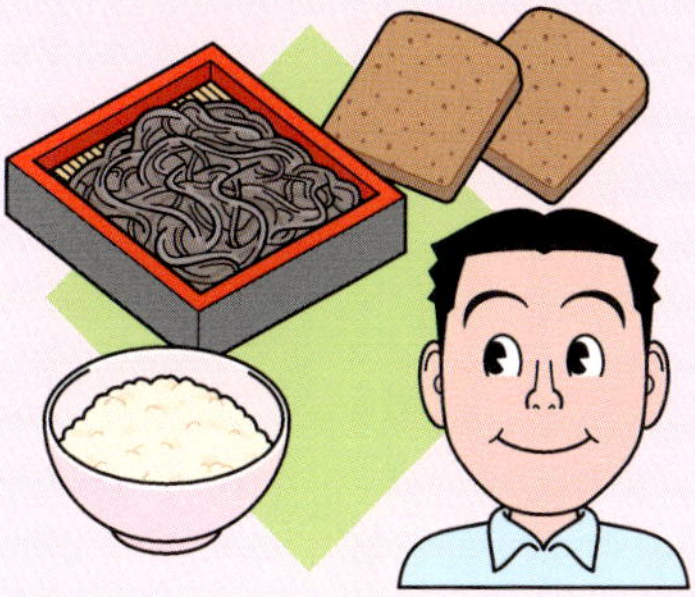

主食を工夫する

ご飯なら、白米に玄米や大麦(押し麦)をまぜたり、七分づき米、胚芽米にすると食物繊維が多くとれます。パンも、ライ麦パンや全粒粉パン、小麦胚芽入りのパンにかえると食物繊維の量をふやすことができます。また、うどんよりそばのほうが食物繊維は多めです。なお、少量でも食物繊維がたっぷりとれる穀類食品にシリアル類があります。

ＬＤＬの酸化を防いで動脈硬化を予防するビタミンEとCをとるようにします

ＬＤＬの酸化予防には抗酸化物質の摂取が欠かせません

動脈硬化を起こす大きな要因のひとつが**ＬＤＬコレステロールの酸化**で、その酸化を引き起こすのが**活性酸素**です。

本来、私たちの体には、この活性酸素による酸化を抑える働きが備わっています。しかし、喫煙や紫外線、ストレスなどが加わると、活性酸素を処理しきれなくなるうえに、年齢を重ねるとともに酸化を抑える働きが衰えてきます。

そこで、ＬＤＬの酸化を防いで動脈硬化を予防するためには、さまざまな**抗酸化物質**を体内にとり入れることが必要になってきます。

抗酸化物質とは、活性酸素を消去し酸化を抑える働き**（抗酸化作用）**を持った物質のことで、その大部分は食物からとり入れることができます。血管の強化と動脈硬化の予防には、抗酸化物質の豊富な食物を積極的にとることがたいせつです。

抗酸化ビタミンのEとCをたっぷりとりましょう

天然の抗酸化物質としてまずあげられるのが、**抗酸化ビタミンと呼ばれるビタミンEとC**です。

ビタミンEは、私たちの体の抗酸化システムの中でも、中心的な役割を果たし、血管壁の中でＬＤＬが酸化されるのを防ぐと考えられます。また、血管を丈夫にする、血行を促進する、ホルモンの分泌を調整するといった作用も報告されています。

ビタミンＣにも、活性酸素をすばやく消去し、脂質の酸化を抑えてくれる抗酸化物質としての働きがあります。血液中にビタミンＣがあると、ＬＤＬの酸化やビタミンＥの減少を食い止めてくれるのです。

動脈硬化を予防するために、食事を通してビタミンEとCをたっぷりとるようにしましょう。2ついっしょにとると抗酸化作用がアップします。

ビタミンＥは脂溶性（油脂に溶ける

性質）で、豆や穀類の胚芽、ナッツ類、それらを原料にした植物油などに多く含まれています。このほかにもいろいろな食品に含まれているので、バランスのよい食事を心がけていれば、不足することはまずありません。

ビタミンCは、よく知られているように果物や野菜に豊富です。

水溶性で熱に弱いため、洗ったりゆでたりすると流出したり破壊されたりして量がかなり減ってしまいます。野菜は切ったあと水に長く浸したり、長くゆでたりしないようにしましょう。

その点、果物は生で食べるのでビタミンCの損失が少なくてすみます。ただし、果糖やしょ糖が多く含まれるので食べすぎは禁物です。

ビタミンE、Cを多く含む食品

ビタミンE

脂溶性の抗酸化物質。脂質の過酸化を防ぐ。生体膜にとり入れられて、活性酸素による酸化から生体膜を守る。

所要量 男女とも 100mg

多く含む食品

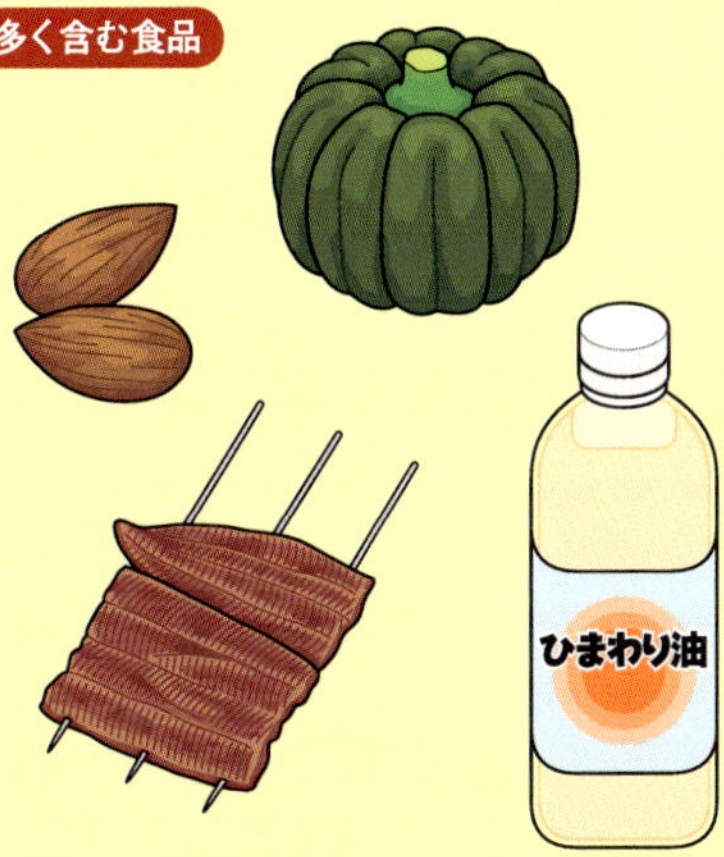

植物油（大豆油、コーン油、ひまわり油）、穀物類、ナッツ類（アーモンド、ピーナッツなど）、ごま、緑黄色野菜（かぼちゃ、ほうれん草など）、アボカド、豆類、うなぎ、まぐろ、さんま、さば、いわし、魚卵（すじこ、たらこ、イクラなど）

ビタミンC

水溶性の抗酸化物質。脂質の過酸化を防いだり、カゼやストレスに対する抵抗力を高める。

所要量 男性 10mg・女性8mg

多く含む食品

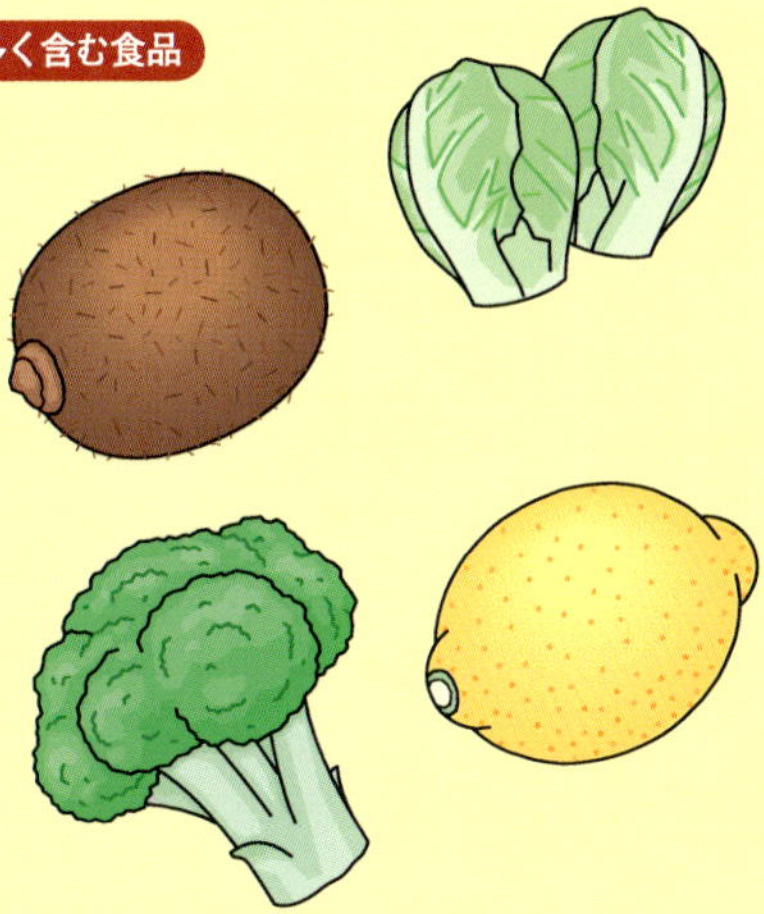

果物（柑橘類やいちご、キウイ、柿、レモンなど）、野菜（ブロッコリー、赤ピーマン、芽キャベツ、小松菜、ほうれん草、菜の花、ゴーヤなど）、いも（さつまいも、じゃがいも）

β-カロチンなど緑黄色野菜に多いカロチノイド色素もLDLを酸化から守ります

LDLの酸化を防ぐ抗酸化物質は、主に植物性の食品に多く含まれています。植物の葉や花、茎、果実などに含まれている色素や香り、渋み・苦みなどの成分の中に、強い抗酸化作用を持つものがあるのです。カロチノイドやポリフェノールというのがそれです。

まず**カロチノイド**ですが、これは赤や黄色などの植物色素の一つで、カロチンとキサントフィルの2つに大別されます。

カロチン色素の代表としてよく知られているのが、**β-カロチン**です。抗酸化物質の中でも最も抗酸化作用が強いもののひとつで、体内でビタミンAとして働きます。

β-カロチンを多く含む食品はなんといっても**緑黄色野菜**です。特に、にんじん、かぼちゃ、春菊、にら、小松菜、ほうれんそうなど、色の濃い野菜ほどその含有量がふえます。のりなど海藻にも豊富で、100gあたりなら緑黄色野菜に匹敵するほどです。

トマトに多い**リコピン**もカロチンの仲間です。

赤ピーマンの真っ赤な色素成分である**カプサンチン**は、**キサントフィル**に分類されます。その抗酸化作用は、β-カロチンよりも強いといわれます。カプサンチンは、**赤とうがらし**にも豊富に含まれています。実は、赤い魚介類の色素成分の**アスタキサンチン**もキサントフィルです。

どのカロチノイド色素も、活性酸素の酸化攻撃からLDLを守ってくれるので、毎日の献立に緑黄色野菜などの食品を多くとり入れるように努めましょう。

カロチノイドは油脂にとけて吸収されます。また、加熱による損失が少ないのが利点。このため、緑黄色野菜は油炒めなど油で調理すると吸収率はとても高くなります。ただし、油の使いすぎには要注意。緑黄色野菜をゆでて、すりごまや砕いたナッツであえるなど油脂分の多いあえ衣であえるのもβ-カロチンの吸収をよくする調理のコツです。

なお、毎日タバコを吸いすぎたり、お酒を飲みすぎたりすると、カロチノイドは減少することがわかっています。せっかくとったカロチノイドの効果が十分に上がるように、節酒節煙を心がけたいものです。

カロチノイド色素の一種がβ−カロチンです

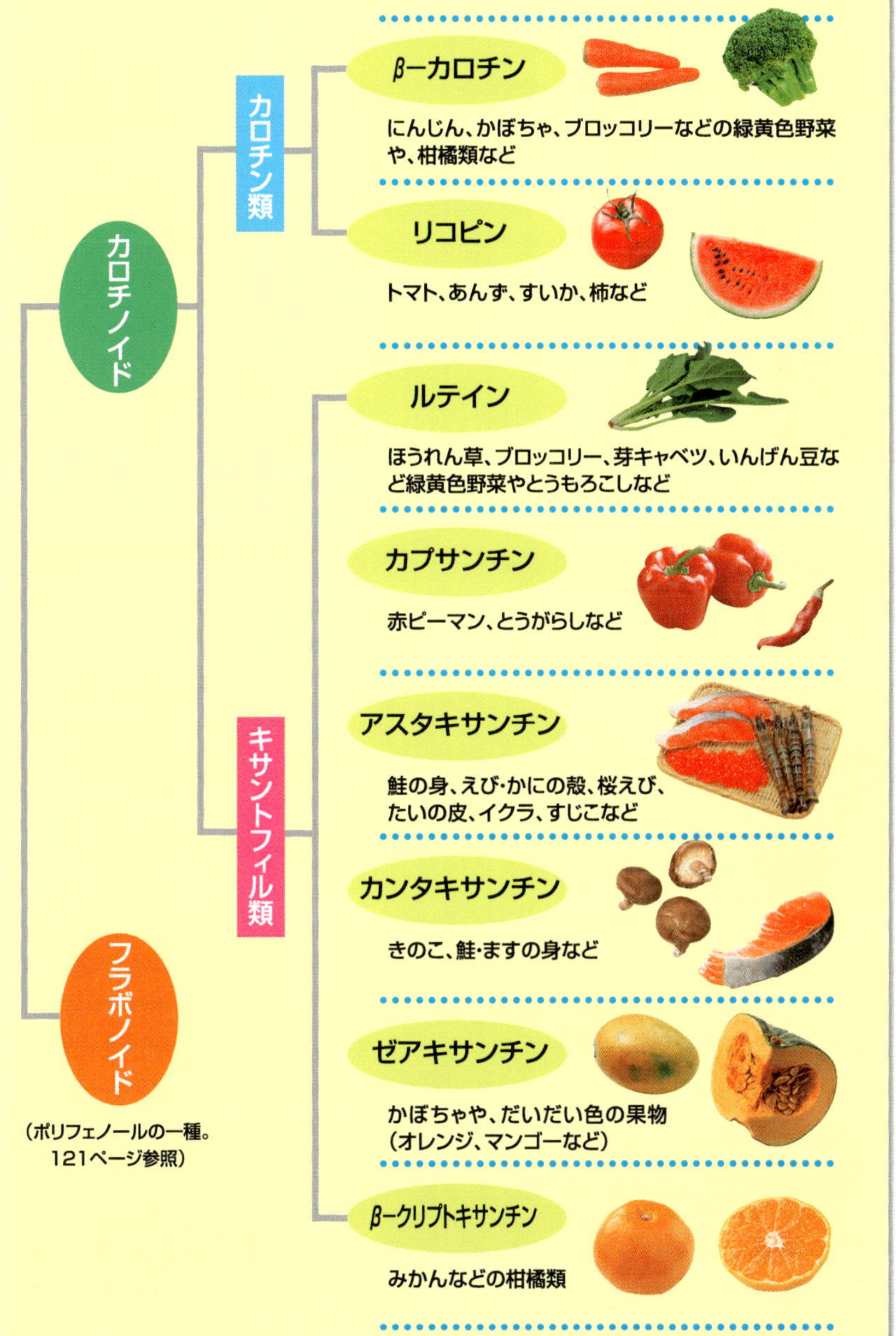

※カロチン類のリコピンや、キサントフィル類にも優れた抗酸化作用があります
※カロチノイドは温度の変化によって植物の中で合成されるため、植物の表面から内部まで広く存在します

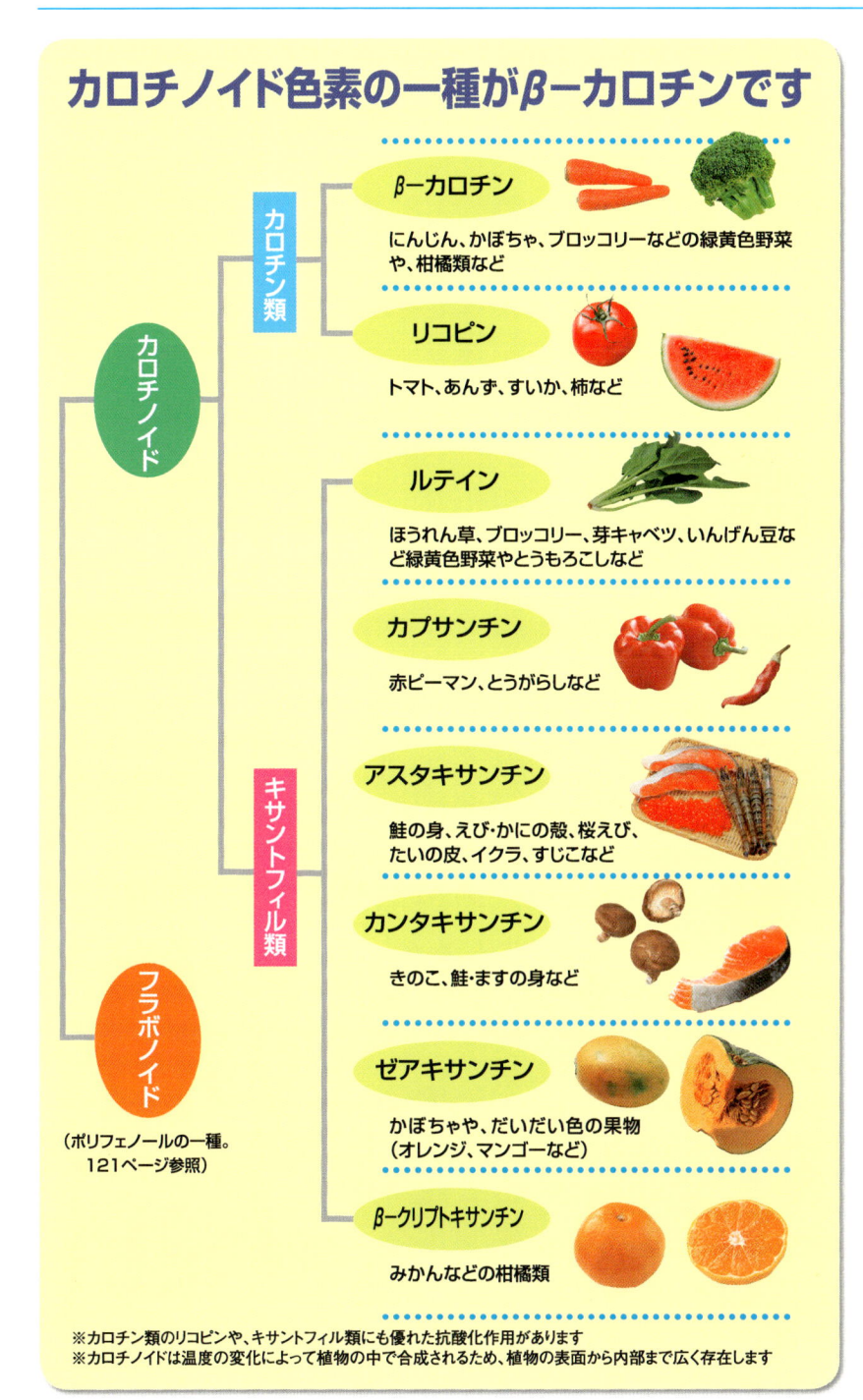

植物のポリフェノールも強い抗酸化作用を持った成分でLDLの酸化を防ぎます

天然の抗酸化物質の中でも、特に強い抗酸化作用を持った物質として注目されているのが**ポリフェノール**です。これは、光合成によってできた植物の色素成分（**フラボノイド**といいます）と、それ以外のやはり光合成によってできた植物の渋みや苦み、辛味、エグ味成分の総称です。

ごまに含まれる**リグナン**や、大豆や玉ねぎに含まれる白い色素成分などがポリフェノールの一種です。お茶の苦み成分として知られる**カテキン**や、いちごやぶどう、なすなどに含まれる赤や紫の色素の主成分である**アントシアニン**もフラボノイドです（アントシアニンはそのままでは黄色の色素ですが、酸にあうと赤色になり、鉄にあうと青紫色になります）。いずれも強い抗酸化力を持っています。

ポリフェノールには左の表に示したような種類があり、野菜や果物など、身近なさまざまな食品に含まれます。こうした成分を食品からたっぷりとって、LDLコレステロールの酸化予防や動脈硬化予防に努めましょう。

なお、ポリフェノールは水溶性なので、食品を水に長く浸さないなどの注意が必要です。

品例

ヘスペリジン

みかん、だいだい、ポンカン、レモンの皮・果汁など

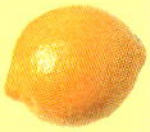

ナリンジン

夏みかん、ザボン、ぶんたんの皮など

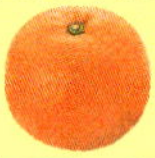

タキフォリン

柑橘類、ピーナッツなど

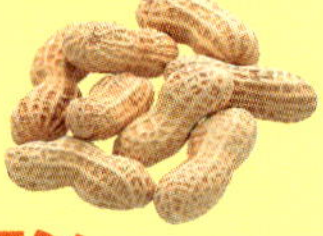

カルコン

あしたばなど

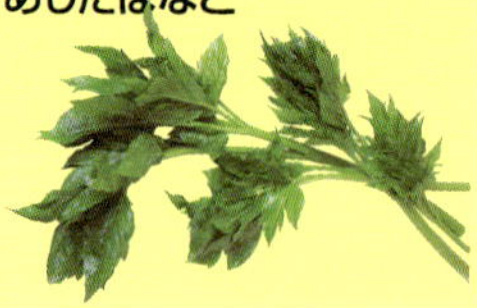

■カロチノイドとフラボノイドの違い

カロチノイドは温度の変化によって植物の中で合成されるため、植物の表面から内部まで広く存在します。これに対し、フラボノイドは光合成によってできるため、比較的植物の表面に存在します。また、カロチノイドは油脂に溶けるという性質があり、細胞膜や体内の脂質の部分を守りますが、一方、フラボノイドは水溶性で、細胞内外の水の多い部分や、血液など体液を守ります。

代表的なポリフェノールとそれをたっぷり含む食

ポリフェノール

フラボノイド

アントシアニン
いちご、なすの皮、ぶどう、ブルーベリー、しそ、あずき、紫いも、さくらんぼ、赤ワインなど

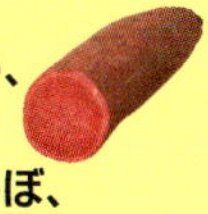

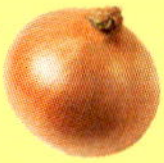

ケルセチン
玉ねぎ、ブロッコリー、りんご、レタス、いちご、そば、赤ワイン、ココアなど

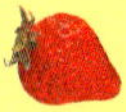

ルチン
そば、アスパラガスなど

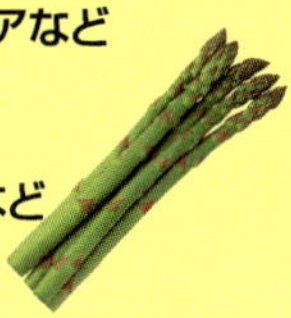

カテキン
緑茶、紅茶、ウーロン茶、ココア、チョコレート、果物、赤ワインなど

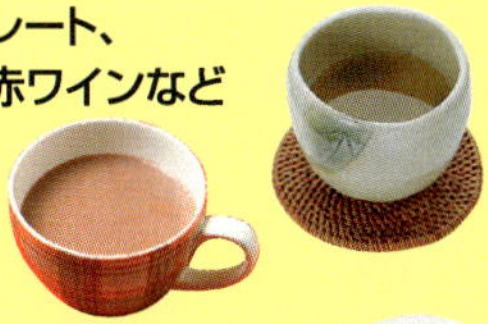

イソフラボン
大豆などの豆類、葛《くず》など

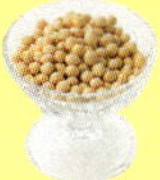

ルテオリン
春菊、セロリ、ピーマン、しそなど

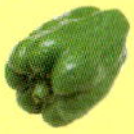

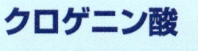

アピゲニン
セロリ、パセリ、ピーマンなど

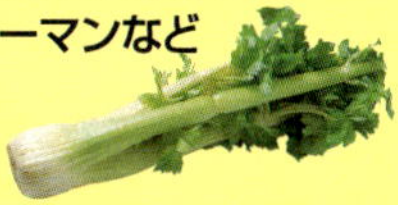

ケンフェロール
にら、ブロッコリー、大根、玉ねぎなど

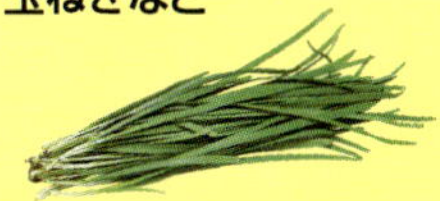

ミリセチン
クランベリー、ぶどう、赤ワインなど

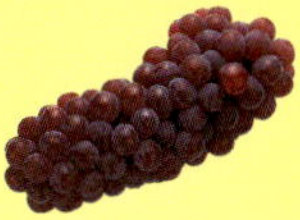

ノンフラボノイド

セサミン・セサミノール
ごま、ごま油

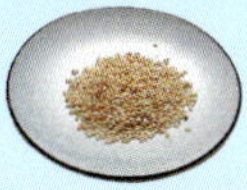

タンニン
お茶、柿、赤ワイン、しそ、よもぎなど

クロゲニン酸
オリーブ油、大豆など

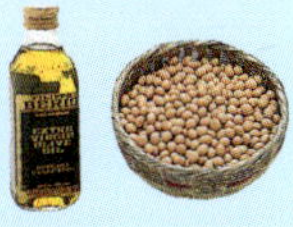

コーヒー酸
コーヒー、りんご、さつまいも

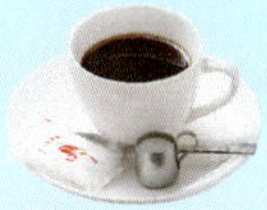

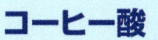

クルクミン
香辛料のターメリック

鶏卵は人によっては控えめにする必要があります。主治医の指示に従いましょう

鶏卵は、主治医や管理栄養士の指導に従って、適量をとるようにします

コレステロール含有量の多い食品の代表格が卵（鶏卵）です。重量あたりのコレステロール量が多く、M玉1個に約210mgも含まれます。

とはいえ、卵は、良質のタンパク質をはじめ、リンやカルシウム、鉄などのミネラル、また、ビタミンB_2をはじめとするビタミン類などがバランスよく含まれた、非常に優れた食品です。細胞膜やリポタンパクの重要な成分であるレシチンも含まれています。

こうした高い栄養価や特長を考えると、卵をまったく食べないのはもったいないうえに、食の幅を狭めてしまいかねません。

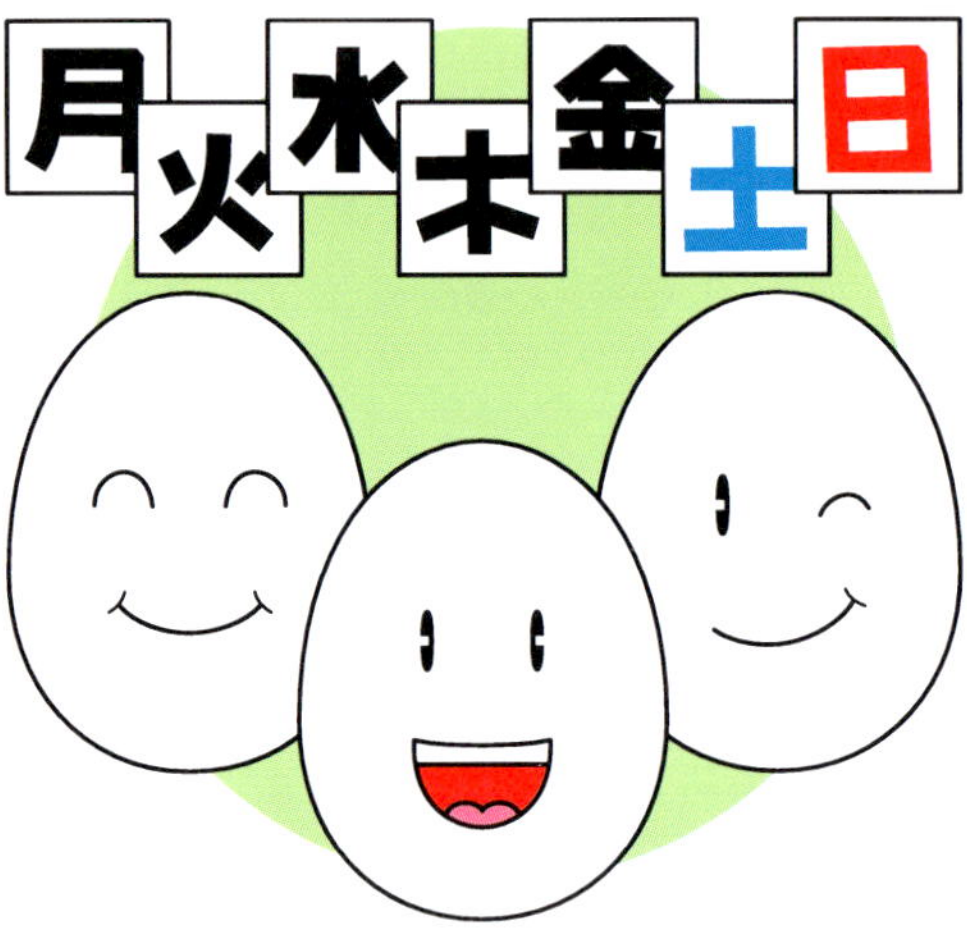

食べていけないわけではないので、食べる量や回数については主治医や管理栄養士に相談し、その指導に従って決めましょう。そして、1日に許されるコレステロール摂取量の範囲内で、栄養素のバランスを考えながらとるようにします。

鶏卵の使用量は週に2～3個が一般的な目安です

卵を食べる量の一般的な目安としては、1日に1個以下です。しかし、1日の食事の中で、魚介や肉類などコレステロールを含む他の食品もとることを考えると、1日に$\frac{1}{2}$個以下にしておくと安心です。

食事からとる1日のコレステロール

量の目標を200㎎以下にする場合は、3日に1個以下にします。1週間に卵料理として食べるのは2回にし、鶏卵の使用量は合計2個程度と考えればいいでしょう。

コレステロール値が高い人で医師からの制限がない場合は、2日に1個、あるいは1週間に3個程度をとるようにしておくと安心です。また、LDLコレステロール値に警戒すべきサインが出ている人は、卵をとりすぎないように注意が必要です。

卵黄はできるだけ避けて、卵白を大いに利用しましょう

料理に卵を使う場合は一工夫します。目玉焼きや卵焼き、ゆで卵のように、鶏卵そのものを食べることは避けて、野菜を卵とじにしたりスープに入れたりと、他の食材といっしょに何人か分を調理します。こうすると、鶏卵の使用量を1個以下に抑えることができます。

また、**コレステロールのほとんどは卵黄（黄身）に含まれ、卵白（白身）にはあまり含まれていません**（卵黄100g中140㎎、卵白100g中1㎎）。しかも卵白は良質なタンパク質が豊富です。卵白だけをじょうずに調理して大いに食べましょう。生の卵白ならかき玉汁に、ゆで卵の白身は小さくさいの目切りにして、サラダに散らしてみるなどが、卵白の利用例です。

◆見えない形で鶏卵が使われている加工食品

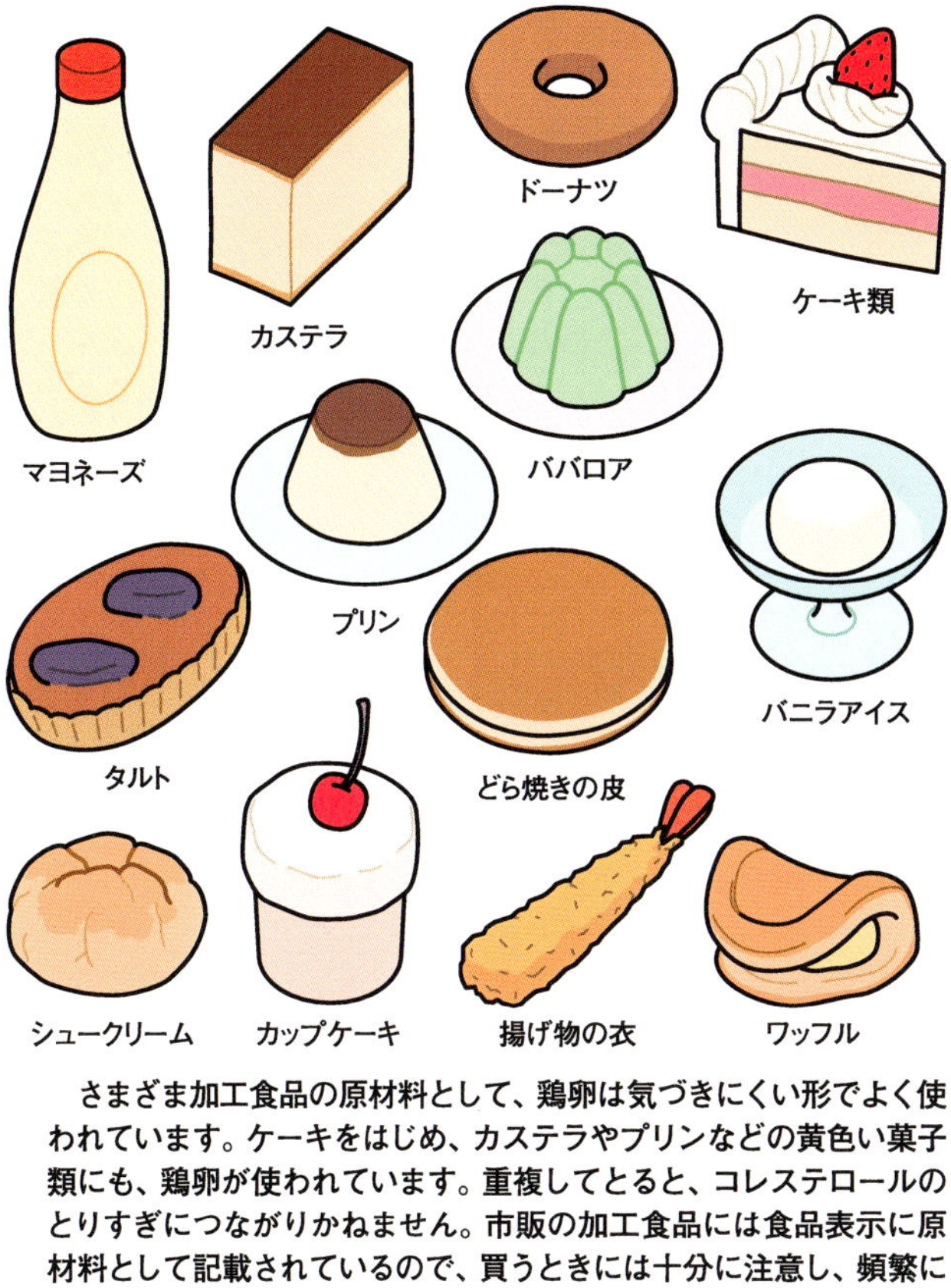
マヨネーズ
カステラ
ドーナツ
ケーキ類
ババロア
プリン
バニラアイス
タルト
どら焼きの皮
シュークリーム
カップケーキ
揚げ物の衣
ワッフル

さまざま加工食品の原材料として、鶏卵は気づきにくい形でよく使われています。ケーキをはじめ、カステラやプリンなどの黄色い菓子類にも、鶏卵が使われています。重複してとると、コレステロールのとりすぎにつながりかねません。市販の加工食品には食品表示に原材料として記載されているので、買うときには十分に注意し、頻繁に食べるのは避けましょう。

牛乳や乳製品は特に制限されていない限り、量に注意してとれば問題ありません

牛乳は、飲みすぎない限りコレステロール値を上げません

牛乳を飲んでも、必ずしもＬＤＬコレステロール値は上がりません。成分無調整の普通牛乳の場合、200㎖（210g）あたりコレステロール量は約25㎎、乳脂肪分は8gしか含まれていないのです。

近年の科学的な研究や実験によっても、牛乳を毎日飲んだとしても1日に2～3ℓもの量でない限り、ＬＤＬコレステロール値は上昇しないことが明らかになっています。

◆牛乳類の成分規格はこうなっています

種類別		使用割合	成分：乳脂肪分	成分：無脂乳固形分
牛乳（普通牛乳）		生乳100％	3.0％以上	8.0％以上
成分調整牛乳	成分調整牛乳	生乳100％	－	8.0％以上
成分調整牛乳	低脂肪牛乳	生乳100％	0.5％以上 1.5％以下	8.0％以上
成分調整牛乳	無脂肪牛乳	生乳100％	0.5％未満	8.0％以上
加工乳		－	－	8.0％以上
乳飲料		－	乳固形分3.0％以上	

［資料］乳及び乳製品の成分規格等に関する省令

特別な場合を除いて200㎖前後ならとってもかまいません

牛乳は、良質なタンパク質やビタミン・ミネラル類を豊富に含んだ非常に栄養価の高い食品です。特にカルシウムの含有量が多く、そのカルシウムはたいへん吸収しやすい形で含まれています。

日本人に不足しがちなカルシウムを効率よくとることができて、良質なタンパク質も補給できるのですから、血中脂質値が極端に高くて医師から厳しい食事制限を指示されているのでない限り、**1日にコップ1杯（200㎖）程度なら、とってもかまいません。**

飲むなら低脂肪乳や無脂肪乳がおすすめです

ただし、牛乳に含まれる脂肪分（乳脂肪）には飽和脂肪酸が多く含まれます。つまり、普通牛乳の脂肪分は約3.5％で、その約7割が飽和脂肪酸な

のです。この飽和脂肪酸はとりすぎると血液中のLDLコレステロールをふやします。このため、LDLコレステロール値が高い人や、肥満の改善が必要な人には、**低脂肪乳**（ローファット牛乳）や**無脂肪乳**（ノーファット牛乳）の利用がおすすめです。ちなみに低脂肪乳の飽和脂肪酸量は、普通牛乳の3分の1以下、コレステロール量は、普通牛乳の約半分（200g中12mg）です。

こうした加工乳ではあっても、とりすぎは禁物。やはり、1日にコップ1杯にとどめましょう。

チーズやヨーグルトは種類を選んでとりすぎないようにします

チーズは、乳製品の中では脂肪分を比較的多く含みます。プロセスチーズを1日に一切れ程度食べるのであれば問題ありませんし、脱脂乳でつくるカテージチーズも、食べすぎなければおすすめです。

クリームチーズなどのように乳脂肪分が多いタイプは、控えましょう。

ヨーグルトをとるなら、無糖のプレーンヨーグルトがおすすめです。

栄養成分は牛乳とほぼ同じで脂肪分が含まれていますが、食べすぎなければLDLコレステロール値に影響するほどではありません。やはり1日に200g（コップで1杯）程度にとどめます。

◆牛乳・乳製品に含まれるコレステロールと脂質の量

（赤）……………特に注意が必要な食品（普通牛乳よりも飽和脂肪酸が多いもの）
（緑）……………注意が必要な食品（飽和脂肪酸が3.5以上のもの（アイスクリームを基準））
（黄）……………おすすめの食品（飽和脂肪酸が2.0以下）

食品名	目安量	コレステロール量	脂肪酸量			エネルギー量
			飽和	不飽和		
				一価	多価	
普通牛乳（ホルスタイン種）	200mℓ（コップ1杯）	25mg	4.8g	1.8g	0.2g	138kcal
加工乳濃厚	200mℓ（コップ1杯）	33mg	5.7g	2.4g	0.3g	152kcal
低脂肪乳	200mℓ（コップ1杯）	12mg	1.4g	0.5g	0.1g	95kcal
無脂肪乳	200mℓ（コップ1杯）	6mg	0.1g	0.0g	0.0g	68kcal
脱脂粉乳（スキムミルク）	20g（大さじ2 1/2杯）	5mg	0.1g	0.0g	0.0g	72kcal
ヨーグルト（プレーン）	100g（1/2カップ）	12mg	1.8g	0.7g	0.1g	62kcal
プロセスチーズ	25g（1切れ）	20mg	4.0g	1.7g	0.1g	85kcal
クリームチーズ	25g（1切れ）	25mg	5.1g	1.9g	0.2g	87kcal
カテージチーズ	15g（大さじ1）	3mg	0.4g	0.2g	0.0g	16kcal

※目安量とは、成人１人あたり１食（１回）にとると思われる平均的な量のことです　「五訂日本食品標準成分表」より作成

いか、たこ、えび、かに、貝類は、適量をときどき食べるなら心配はありません

ＬＤＬコレステロール値の上昇を抑える不飽和脂肪酸が含まれています

いか、たこ、えび、かに、貝類などは、コレステロールが多い食品として知られてきました。しかし近年、精度の高い方法でコレステロール量を測定し直してみたところ、実際にはそれほど多くはないことがわかりました。

また、さまざまな実験の結果から、**これらの食品を食べたからといって、それほどＬＤＬコレステロール値を上げないこともわかっています。**

昔の測定値より少ないとはいえ、それなりの量のコレステロールが含まれているのに、ＬＤＬコレステロール値があまり上昇しないのは、コレステロールといっしょに含まれている脂肪酸の種類に理由があります。

私たちの体は、血液中の余分なＬＤＬを肝臓にとり込み、そのコレステロールを胆汁酸に合成し、胆汁として排出する仕組みになっています。ところが、食物中にコレステロールとともに飽和脂肪酸が多く含まれていると、ＬＤＬをとり込む肝臓のＬＤＬ受容体が減り、余分なＬＤＬコレステロールは肝臓にとり込まれなくなるのです。

これに対し、いかやたこ、えび、かに、貝類などに多く含まれる多価不飽和脂肪酸は、肝臓のＬＤＬ受容体を減らしません。こうしたことから、これらの食品を食べても血液中のＬＤＬコレステロールをふやすことにはつながらないのです。

タウリンや、コレステロールの吸収を抑える成分も含まれています

また、これらの食品にはタウリンというアミノ酸の一種が含まれています。タウリンは、胆汁酸の分泌を促進し、肝臓の働きをよくします。動物実験では、コレステロールの増加が抑えられるという報告も出ています。

さらに、これらの食品に含まれる**ステロール類**が、腸管でのコレステロールの吸収を抑制することもわかっています。

いか、たこ、えび、かに、貝類は、コレステロールを含んではいるものの、右に説明した理由から、**LDLコレステロール値が高めの人であっても、適量をときどき食べるぶんならあまり神経質になる必要はありません。**

ただし、LDLコレステロール値が異常に高い人や、食事に気を配ってもコレステロール値が下がらない人は、医師に相談してその指示に従いましょう。

◆いか、たこ、えび、かに、貝類に含まれるコレステロール量

食品名	目安量（生重量）	コレステロール量	エネルギー量
するめいか（内臓除去）	110g（中$\frac{1}{2}$ぱい）	297mg	97kcal
いか（刺し身）	50g（1人分）	135mg	44kcal
いか味つけ缶詰	50g（$\frac{1}{2}$缶）	210mg	67kcal
ほたるいか	30g（5〜6尾）	72mg	25kcal
まだこ（ゆで）	150g（足1本）	225mg	149kcal
ブラックタイガー	75g（3尾）	113mg	62kcal
大正えび	75g（5尾）	120mg	71kcal
芝えび	30g（10尾）	51mg	25kcal
くるまえび	20g（1尾）	34mg	19kcal
甘えび	30g（5尾）	39mg	26kcal
さくらえび（素干し）	3g（大さじ1）	21mg	9kcal
干しえび	8g（大さじ1）	41mg	19kcal
ずわいがに（ゆで）	140g（足6片）	60mg	68kcal
毛がに（ゆで）	400g（1ぱい）	64mg	100kcal
わたりがに（がざみ）	200g（1ぱい）	55mg	46kcal
しゃこ（ゆで）	60g（3尾）	90mg	59kcal
あさり（殻つき）	80g	12mg	9kcal
カキ（養殖）	75g（5粒）	38mg	45kcal
ほたて貝（ゆで）	60g（1個）	31mg	60kcal
さざえ	140g（1個・殻つき）	29mg	19kcal
あわび（殻つき）	250g（大1個）	110mg	82kcal
しじみ（殻つき）	30g（1人分）	5mg	3kcal
ほたて貝柱	25g（1個）	8mg	24kcal
なまこ	20g（$\frac{1}{4}$匹分）	0mg	5kcal

「五訂増補　日本食品標準成分表」より作成

飲みすぎると中性脂肪値を上げるアルコールも、適量なら善玉のHDLをふやします

59ページで説明したように、適量のアルコールをとると善玉のHDLをふやし、また、適量のアルコールを長期間とっている人は心臓病にかかる率が低いことも明らかにされています。

とはいえ、飲みすぎは、血液中の中性脂肪をふやします。特に中性脂肪値が高い人は、禁酒、あるいは節酒するだけで中性脂肪値が大きく下がることも少なくありません。日ごろからお酒は適量にとどめると同時に、できるだけ飲む回数を減らしましょう。

適量とは、個人差はあるものの、一般に1日にアルコールとして25～30g程度と考えられます（下の図参照）。

飲む回数は、週に1～2回が理想ですが、せいぜい2日に1回程度におさえます。それが無理なら、せめて週に1～2日は休肝日（アルコールを飲まずに肝臓を休める日）を設けてアルコールを完全に抜くようにしましょう。

◆飲酒は、1日あたりこの適量にとどめます

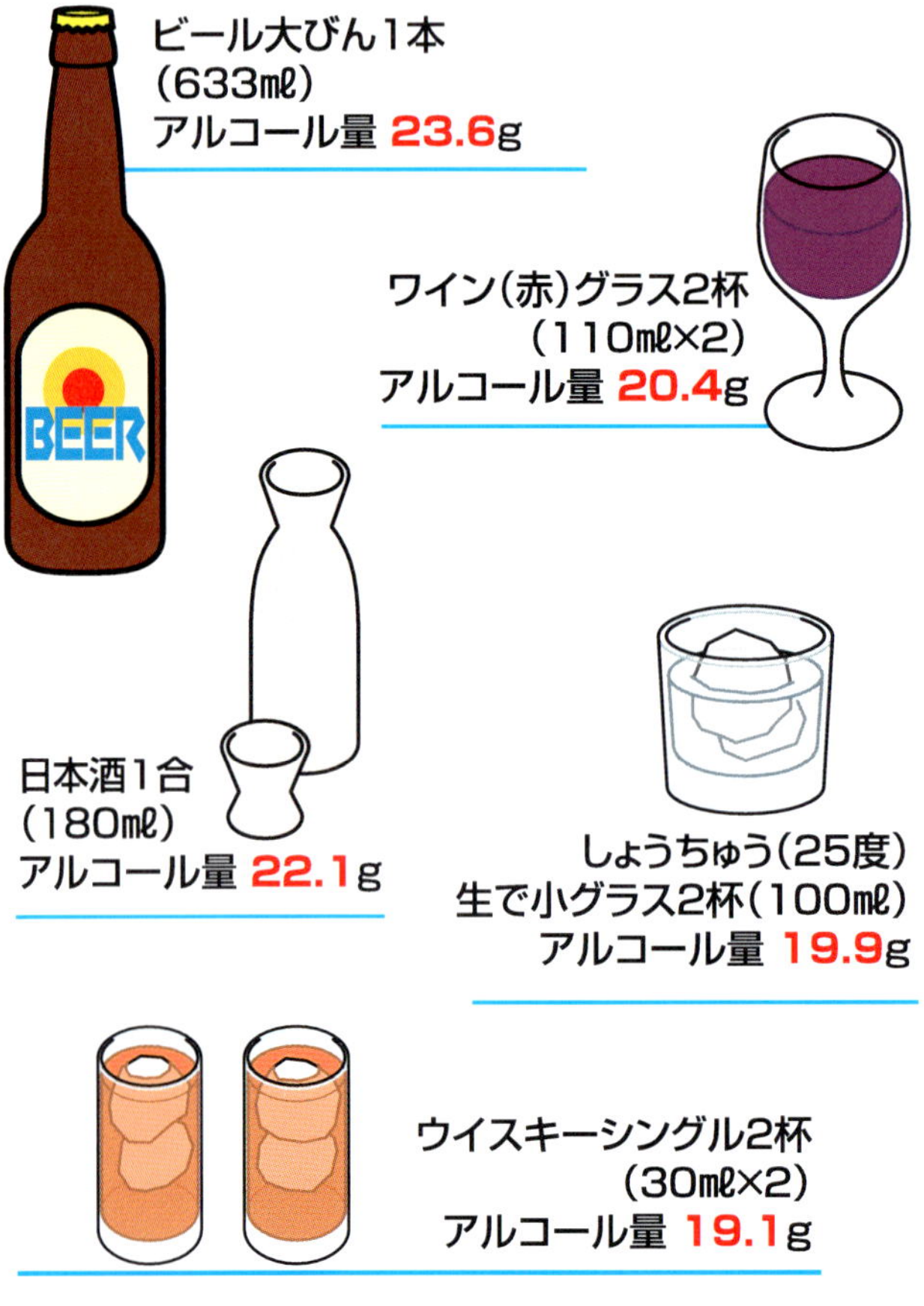

飲酒量を減らすには、こんなテクニックを使います

1 飲む量と時間を決めて、それを守る

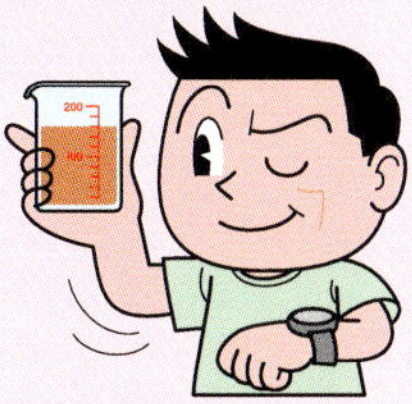

だらだら飲み続けると飲酒量がふえ、節制がきかなくなる

2 飲む前に水やお茶を飲んでおく

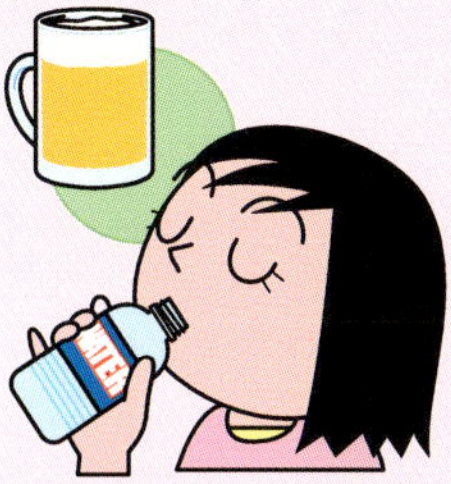

3 お腹がすきすぎると飲みすぎやすくなるため、朝・昼・夕食をしっかり食べる

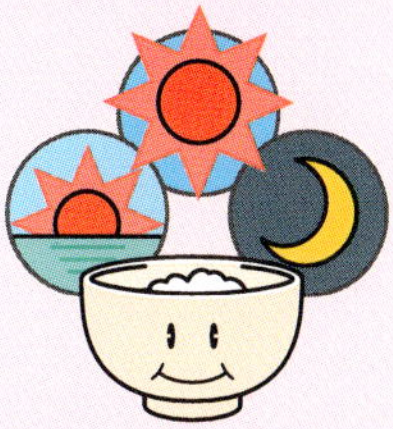

4 つきあいぐせを改めるため、夕食は家で家族と食べる

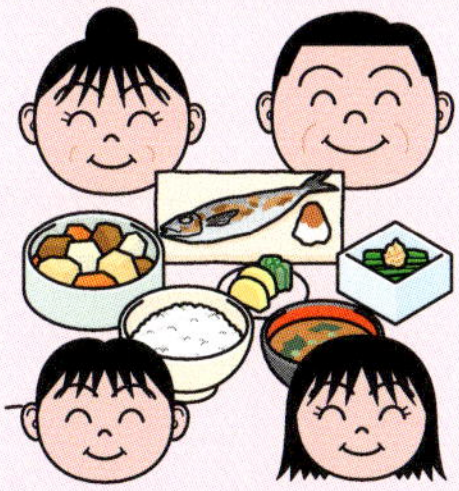

5 買い置きしないで、当日飲む分だけを買う

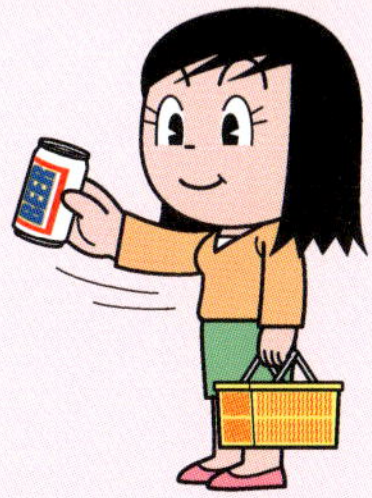

6 食前ではなく、食後に飲む

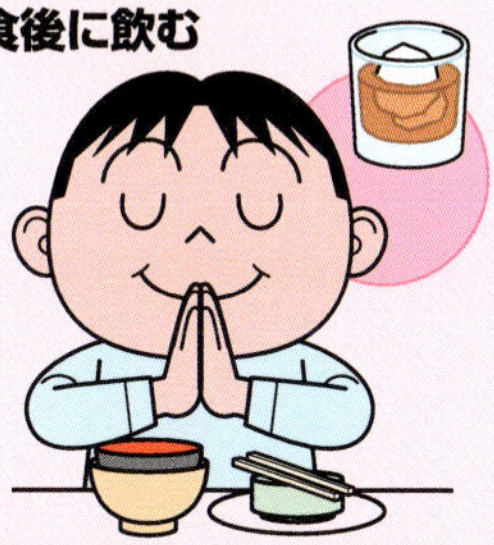

7 おいしいお酒を少しだけ楽しむ

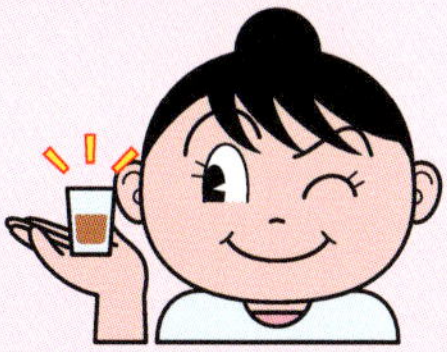

8 ウイスキーなど強めの酒は、飲みすぎないようにできるだけ薄めて飲む

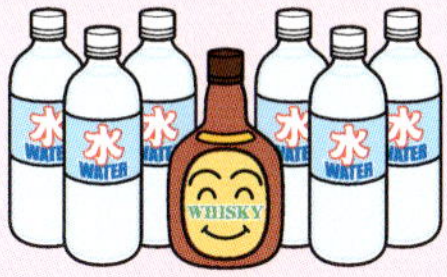

9 お酒もつまみも、できるだけ時間をかけて、ゆっくりとる

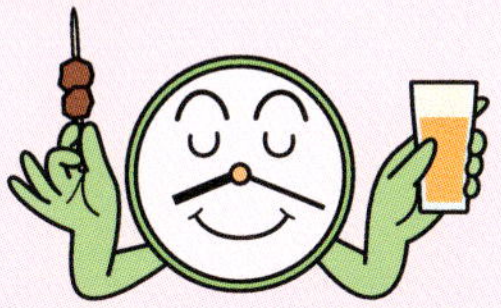

10 のどの渇きをとるだけのときはアルコールをとらない

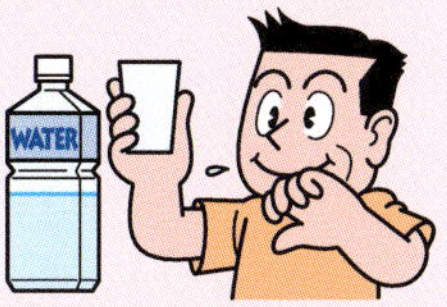

ノンアルコールのビールか、ペリエ（天然炭酸入りのミネラルウォーター）などにする。がまんできなければカロリーハーフのビールなどを

11 つい酒量が多くなるチャンポン飲みをしない

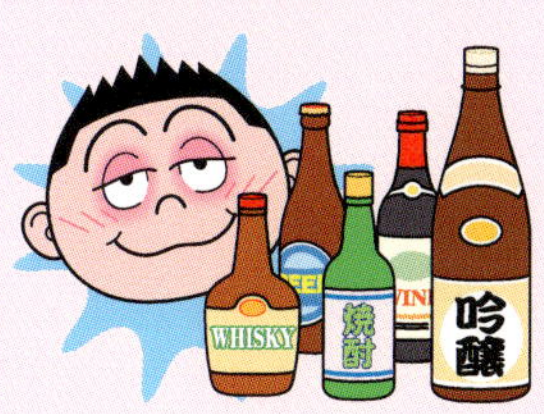

12 つきあい酒は2回に1回は断る

13 接待は、いたしかたがない場合だけにする

14 外では、さしつさされつのないお酒にする

毎日欠かさずとりたい食品❶

野菜

食物繊維や抗酸化成分が豊富

LDLコレステロール値を下げるには、やはり第一に、**毎日食べる野菜の量をふやすことが必要**です。

野菜には、食物繊維、ビタミンC、E、抗酸化成分（カロチノイドやポリフェノールなど）といったように、LDLコレステロールを減らし、その酸化を抑制する成分が豊富です。このため、野菜不足が、LDLコレステロール値の上昇の一因になるといっても過言ではありません。

野菜には、大根、玉ねぎ、キャベツなどのように色の薄い**淡色野菜**と、ほうれんそうやピーマン、にんじんなどのような色の濃い**緑黄色野菜**とがあります。淡色野菜は主にビタミンCを多く含み、緑黄色野菜にはβ-カロチンやビタミンEなどが豊富に含まれています。

1日に最低とりたい野菜の総量の目安は350gですが、そのうちの約3分の1（120g）を緑黄色野菜から、約3分の2（230g）を淡色野菜からとるのが理想とされています。ただし、この配分にこだわらないで、**毎日、緑黄色野菜と淡色野菜を合わせて350gとる**ようにしましょう。

そして、**たくさんの種類をとる**ことがたいせつです。少量ずつでも多種類の野菜をとったほうが、それだけさまざまな有効成分をとることができるからです。そのためのいちばんのコツは、とにかく朝・昼・夕食に欠かさず副菜として野菜料理を食べること

◆1食で食べたい野菜の量の目安

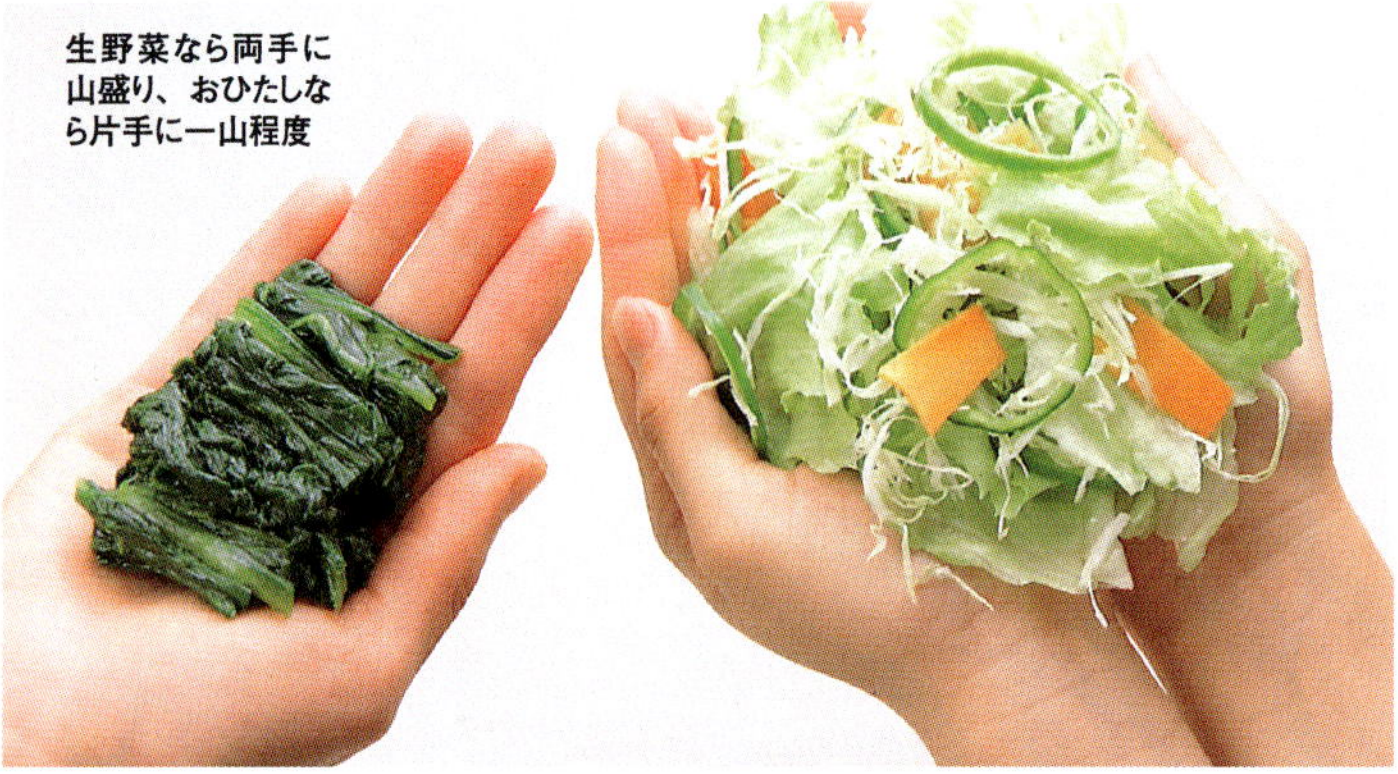

生野菜なら両手に山盛り、おひたしなら片手に一山程度

野菜は種類を問わずに必要量をしっかりとることがたいせつ

淡色野菜

キャベツ／なす／たけのこ／きゅうり／大根／玉ねぎ／セロリ／レタス／カリフラワー／大豆もやし／ゴーヤ／など

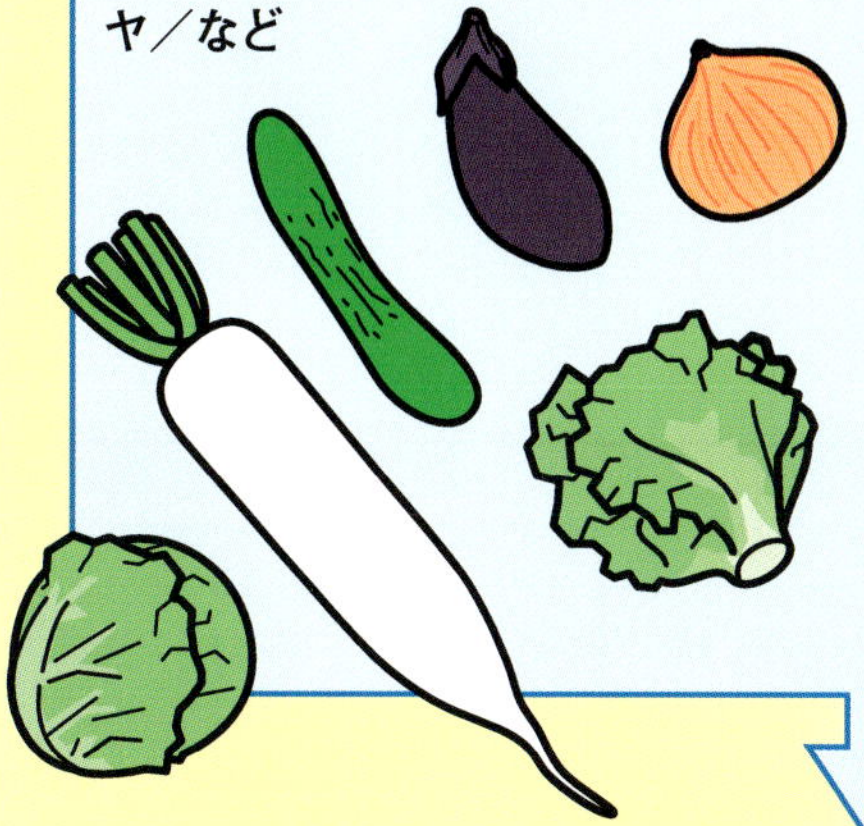

緑黄色野菜

ブロッコリー／かぼちゃ／ほうれんそう／にんじん／春菊／にら／さやいんげん／さやえんどう／ピーマン・赤ピーマン・黄ピーマン／芽キャベツ／小松菜／トマト／アスパラガス／など

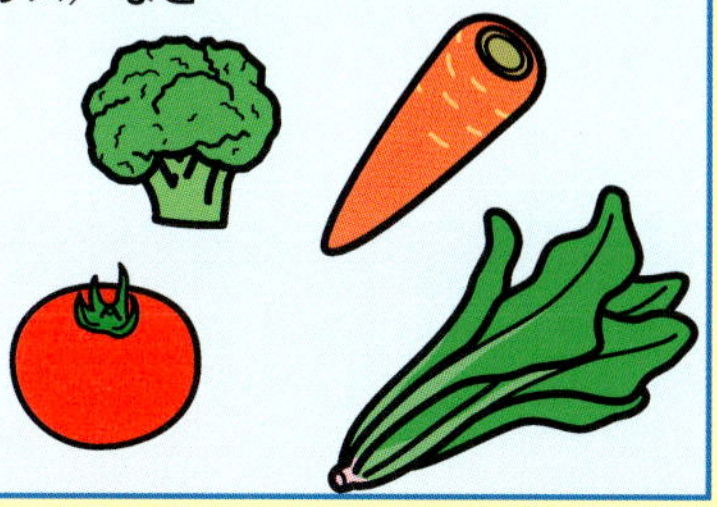

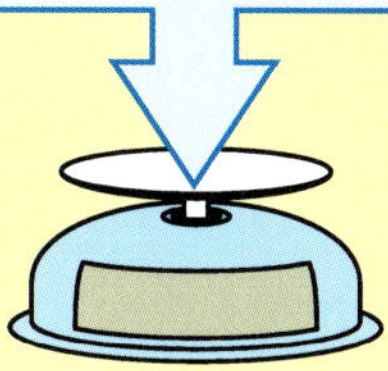

350g

です。

なお、野菜をとるというと、野菜サラダなど、野菜を生で食べることをイメージしがちですが、煮る、ゆでるなどして加熱すると、かさが減って食べやすくなり、量もとれます。

◆野菜が十分にとれないときは、缶入りの野菜ジュースやトマトジュース、にんじんジュースなどで補うというのも一つの方法です。

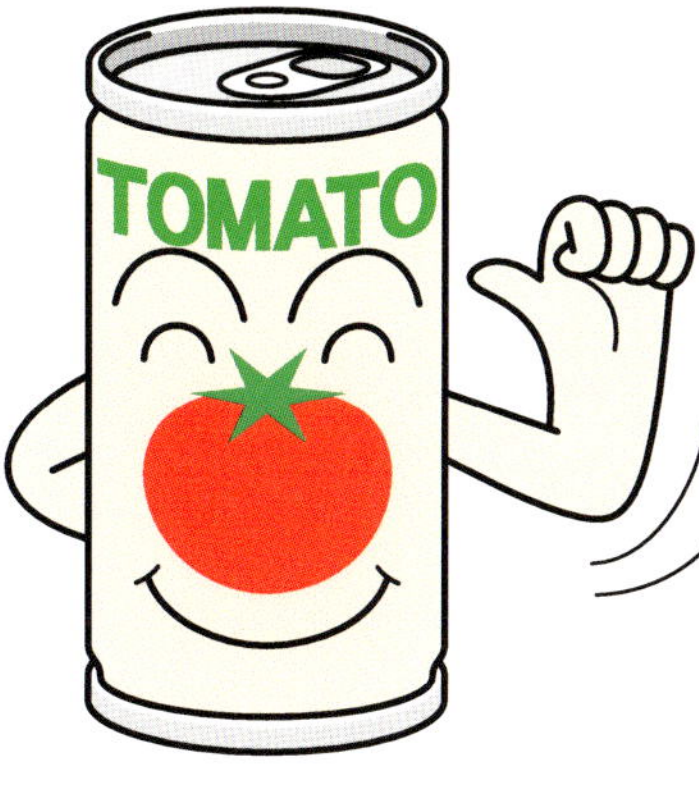

大豆・大豆製品

LDLコレステロール値を下げる成分の宝庫

LDLコレステロール低下作用がある大豆タンパクやイソフラボン

大豆には、LDLコレステロール値を下げる、さまざまな成分が含まれています。

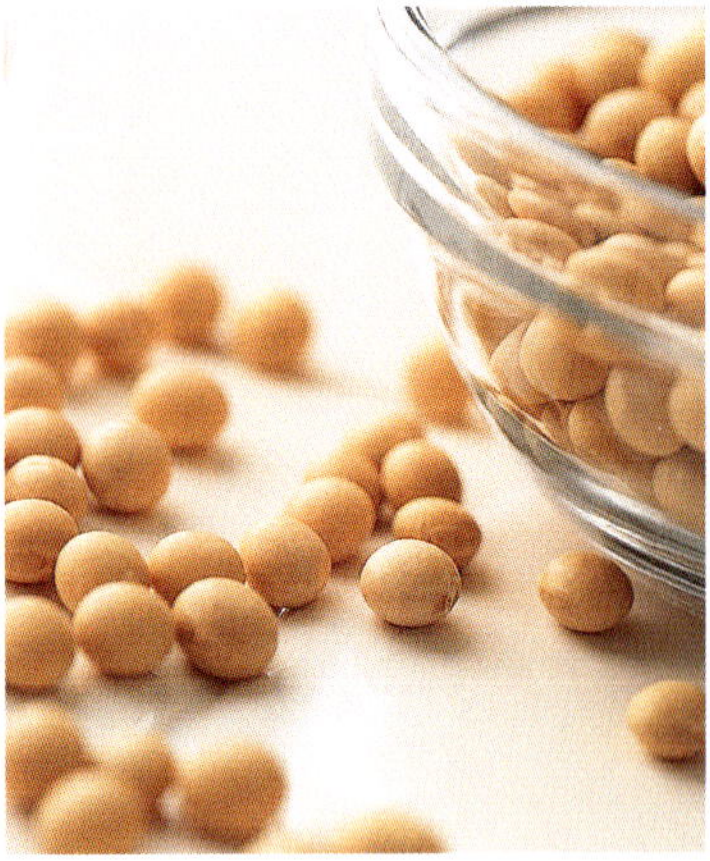

まず、そのタンパク質です。良質であるだけでなく、LDLコレステロール低下作用があります。

大豆タンパクが消化される過程で生じる物質が、肝臓から分泌された胆汁酸と結びついて、これを便の中に排泄されやすくします。すると、胆汁酸の再吸収が減って、その不足分を補おうと肝臓内のコレステロールが使われるため、肝臓のLDL受容体がふえて血液中からのLDLのとり込みがふえ、結果、LDLコレステロールを減らしてくれるのです。

女性ホルモンと似た作用を持つことで知られる**イソフラボン**という成分にも、LDLコレステロールを減らし、HDLコレステロールをふやす働きがあります。そして、私たちの身近な食品で唯一イソフラボンを含むのは大豆なのです。

イソフラボンはポリフェノールの一種でもあり、強力な抗酸化作用を持っています。LDLが酸化されるのを阻止して、動脈硬化を予防する効果もあります。

さらに、大豆の脂質には、コレステロール値を下げる働きをする不飽和脂肪酸(リノール酸やα-リノレン酸など)が多く含まれています。

脂質異常症を改善し、動脈硬化を予防する大豆に豊富なさまざまな成分

大豆には、このほかにも、サポニンやレシチン、ビタミンE、植物ステ

ロールといった、脂質異常症の改善に役立つさまざまな成分が含まれています。

人間の細胞膜には不飽和脂肪酸が多く、血管壁の細胞膜が酸化されて過酸化脂質がたまり障害されると、動脈硬化を起こすきっかけになります。**サポニン**は細胞膜の不飽和脂肪酸が酸化するのを防ぐと同時に、過酸化脂質が細胞を障害するのを防いでくれます。

レシチンは脂質の一種で、細胞膜を構成する重要な成分ですが、脂質の代謝を改善する働きがあるという報告もあります。

ビタミンEはすぐれた抗酸化ビタミンで、不飽和脂肪酸の酸化を防ぐ働きをすることは前に説明したとおりです。

カンペステロールなどの植物ステロールは、腸で吸収されるとき、コレステロールの吸収をじゃまする働きを

◆大豆に含まれる栄養成分の効能

栄養成分	効能
大豆タンパク	ＬＤＬコレステロール値を低下させたり、血圧を下げる。基礎代謝を高め、脂肪を燃えやすくして肥満を防ぐ
レシチン	善玉のＨＤＬコレステロールをふやしてＬＤＬコレステロールを減らし、中性脂肪も減少させる
不飽和脂肪酸	リノール酸やα-リノレン酸などがＬＤＬコレステロールの上昇を防いでくれる(近年、リノール酸の悪い作用が指摘されているが、大豆の場合、その他の成分が複合的に働いて、そうしたマイナス面を抑えてくれる)
カンペステロール (植物ステロールの一種)	余分なコレステロールの吸収を妨げ、コレステロール値を下げる
サポニン	コレステロール値や中性脂肪値を下げる。悪玉のＬＤＬコレステロールが酸化するのを防ぎ免疫力をアップさせる。さらに、血小板の凝集を抑える
イソフラボン	ポリフェノール(フラボノイド)の一種で、活性酸素を消去する強力な抗酸化作用がある。また、ＬＤＬコレステロールを減らし、ＨＤＬコレステロールをふやす働きがある。女性ホルモンに似た働きがあるため、更年期症状の軽減や骨粗鬆症の予防にも効果がある
食物繊維	ＬＤＬコレステロール値を下げるのに役立つ
オリゴ糖	腸内のビフィズス菌などの善玉菌の栄養になるため、腸の調子をととのえ、便秘解消や大腸ガンの予防に役立つ

ここにあげてある栄養成分のほかに、大豆には、ビタミンB群やビタミンE、それにカルシウムやカリウム、マグネシウム、フィチン酸など、まだまだ多くの有効成分が含まれています

します。つまり、余分なコレステロールの吸収を抑えてくれます。

　このように、大豆はＬＤＬコレステロール値を下げ、動脈硬化を予防する成分の宝庫です。豆腐や納豆など、大豆でつくられた食品にも、ほぼ同様の成分が含まれます。

　とりすぎに注意して、毎日の献立の中にとり入れるようにしましょう。なお、大豆や、大豆をそのまま加工した納豆などには、コレステロール値を下げる働きのある食物繊維が豊富ですが、豆腐やがんもどき、油揚げなどは、大豆から繊維分をとり除いて作ったものなので、食物繊維はあまり含まれていません。

さまざまな大豆食品のイソフラボン含有量

　あくまでも目安ですが、イソフラボンの有効な摂取量は約40mgといわれています。大豆のイソフラボンは体内ですみやかに利用され、食後7～8時間で体の外に排出されるといわれるので、毎食いろいろな形で食べるのがおすすめです

■目安量　★イソフラボン含有量

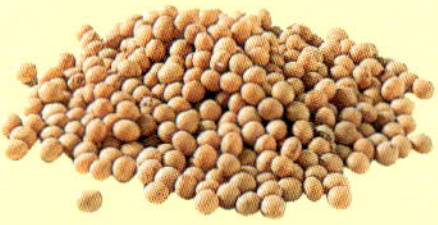

大豆（乾燥）
■五目豆1人分（20g）
★28mg

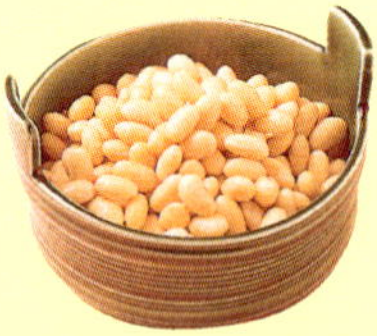

ゆで大豆
■五目豆1人分（40g）
★29mg

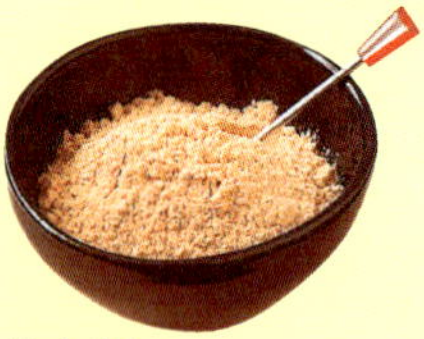

きな粉
■大さじ1杯（8g）
★21mg

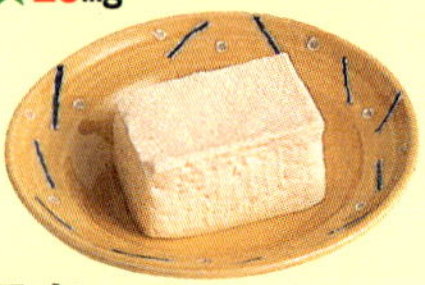

豆腐
■$\frac{1}{2}$丁（150g）
★30mg

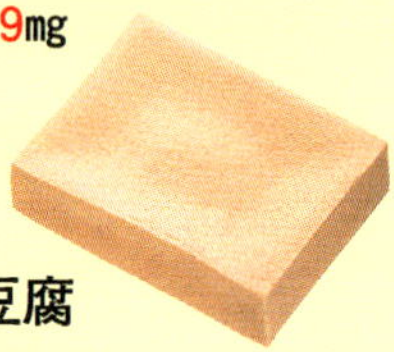

高野豆腐
■1個（16g）
★14mg

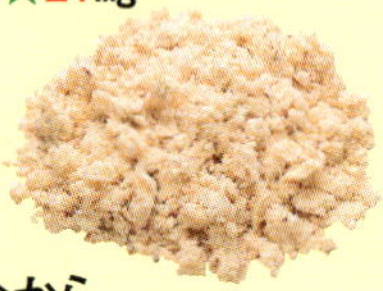

おから
■卯の花炒り1人分（90g）
★9mg

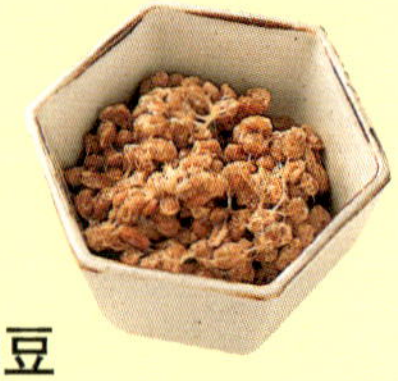

納豆
■小1パック（50g）
★37mg

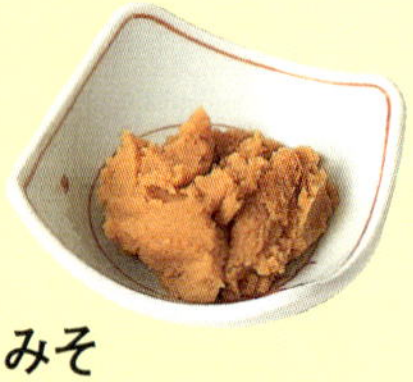

みそ
■みそ汁1杯分（15g）
★7mg

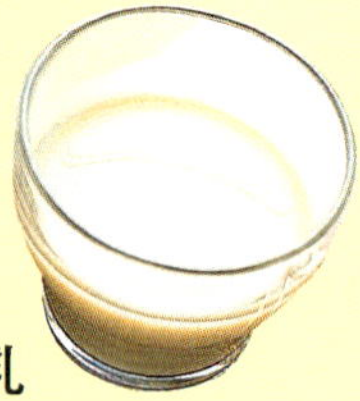

豆乳
■コップ1杯分（180g）
★45mg

「食品安全委員会：大豆イソフラボンを含む特定保健用食品の安全性評価の基本的な考え方（第30回会合修正案）、2005年12月」のデータをもとに概算

毎日欠かさずとりたい食品③

新鮮な青背魚

脂質値を下げ血栓を予防するEPAやDHAが豊富

LDLコレステロールを減らし血栓を予防する特効成分がたっぷり

魚に含まれる脂肪には、EPA（エイコサペンタエン酸）やDHA（ドコサヘキサエン酸）という多価不飽和脂肪酸（n-3系列）がたっぷり含まれています。

この2つの脂肪酸は、動脈硬化を予防するほぼ同様の働きを持っています。

まず、肝臓での**中性脂肪の合成、ひいてはVLDLの合成を抑えます**。このため、血液中の中性脂肪を減らし、結果的にLDLコレステロールも減らします。

また、血小板の凝集を抑える働きがあります。血液を固まりにくくし、血栓をできにくくするのです。

このほか、血管を広げて血圧を下げる、血管の弾力性としなやかさを保つなどの働きがあることもわかっています。

EPAやDHAは青背の魚に多く含まれています

EPAやDHAは、魚の中でも特にいわしやさば、さんま、あじなど背中の青い〝青背の魚〟に多く含まれています。

魚は良質なタンパク質の供給源でもあるので、これまで魚をあまりとらなかった人は、脂質異常症の改善や動脈硬化の予防のためにも、毎日最低でも一切れ食べるといったように、つとめて魚を食卓に上らせるようにしましょう。

ただし、EPAやDHAは脂が乗っている魚ほど豊富ですが、その分、エネルギーも高くなります。いくら体によいからといって、脂が乗った魚の食べすぎは禁物です。エネルギーのとりすぎを招き、逆効果になりかねません。

一度にたくさん食べるのではなく、1食にとる量は適量にして（正味量で70～80g程度）、1日1回とるようにしたいものです。なお、青背魚の缶詰にもEPAやDHAが豊富なので、じょうずに利用するのも一法です。

◆EPAとDHAの合計量が多い魚介と、可食部 100 g あたりのそれぞれの含有量

EPA とDHAの合計量が多い順に配列してあります

食品名	概　量	EPA量	DHA量	脂肪酸総量
本まぐろ（トロ） 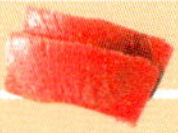	刺し身5〜6切れ	1.4g	3.2g	22.7g
さば（ノルウェー産）	大1切れ	1.6g	2.3g	21.4g
きんき 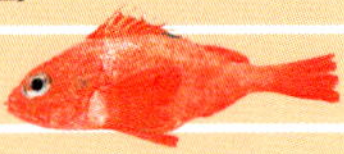	1尾	1.5g	1.5g	18.9g
はまち（養殖）	刺し身5〜6切れ	1.0g	1.7g	13.7g
ぶり 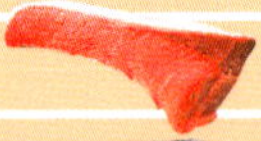	刺し身5〜6切れ	0.9g	1.7g	12.7g
さんま 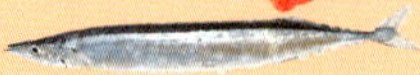	1尾	0.9g	1.7g	19.3g
いわし（まいわし） 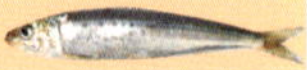	大1尾	1.2g	1.3g	10.5g
たちうお 	小1切れ	1.0g	1.4g	17.0g
さば（水煮缶詰） 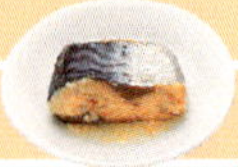	約$\frac{1}{2}$缶	0.9g	1.3g	9.0g
うなぎ（かば焼き） 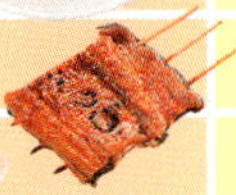	1串	0.8g	1.3g	18.6g
銀鮭 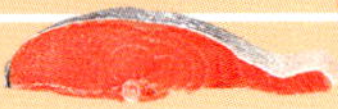	1切れ	0.7g	1.2g	8.7g
にしん 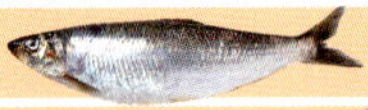	$\frac{2}{3}$尾	0.9g	0.8g	12.7g
真だい（養殖） 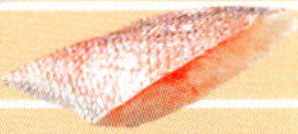	1切れ	0.6g	0.9g	8.5g
かつお（秋穫り）	刺し身5〜6切れ	0.4g	1.0g	4.7g
身欠きにしん 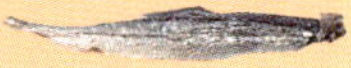	2本	0.8g	0.6g	14.1g
さわら 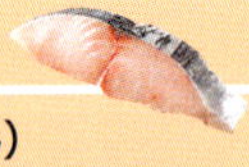	1切れ	0.4g	0.9g	7.7g
あなご（蒸し）	小2尾	0.8g	0.5g	9.9g
まさば 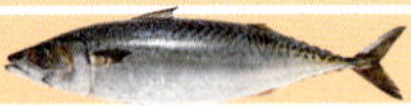	大1切れ	0.5g	0.7g	8.8g
ほっけ開き干し	$\frac{1}{2}$尾	0.6g	0.4g	5.3g
はたはた	5尾	0.5g	0.7g	4.5g
はも 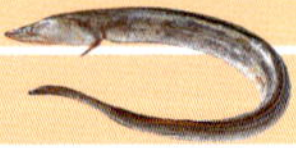	2切れ	0.2g	0.6g	4.2g
すずき 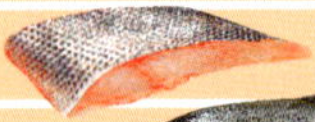	1切れ	0.3g	0.4g	3.3g
にじます 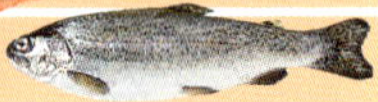	大1尾	0.1g	0.6g	3.6g
あじ（まあじ） 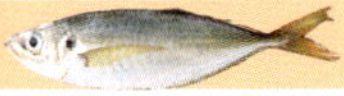	小2尾	0.2g	0.4g	2.6g
鮭（しろさけ）	1切れ	0.2g	0.4g	3.2g

「五訂増補　日本食品標準成分表　脂肪酸成分表　編」より作成

Part 5

こんなに簡単な運動法で、悪玉コレステロール値は下がり、善玉コレステロール値は上がって、恐ろしい病気を未然に防げます

LDLを減らしHDLをふやすには適度な有酸素運動をつづける必要があります

LDLコレステロール値や中性脂肪値を下げ、ひいてはHDLコレステロール値を上げるには、食生活の改善のほかに、**適度な運動をする必要**があります。

運動というと、すぐにスポーツを思い浮かべるかもしれません。しかし、スポーツだけが運動ではありません。本来、**運動とは、〝筋肉が活動すること〟**です。そうした運動の中でも、脂質値の改善に適しているのは、基本的には**有酸素運動**です。

有酸素運動とは、息を吸ったり吐いたりして体内にたくさんの酸素をとり入れながら、全身の大きな筋肉を比較的ゆっくりとリズミカルに繰り返し動かして行う、長時間つづけられる運動のこと。

有酸素運動をして血流がよくなると、中性脂肪を分解する酵素（リポタンパクリパーゼ）の働きが活発になってVLDLが分解されやすくなり、体内にとり込んだ酸素を利用してその中性脂肪の分解による遊離脂肪酸を効率的にエネルギーにかえてくれま

◆有酸素運動は脂質異常症をはじめとした動脈硬化の危険因子を改善してくれます

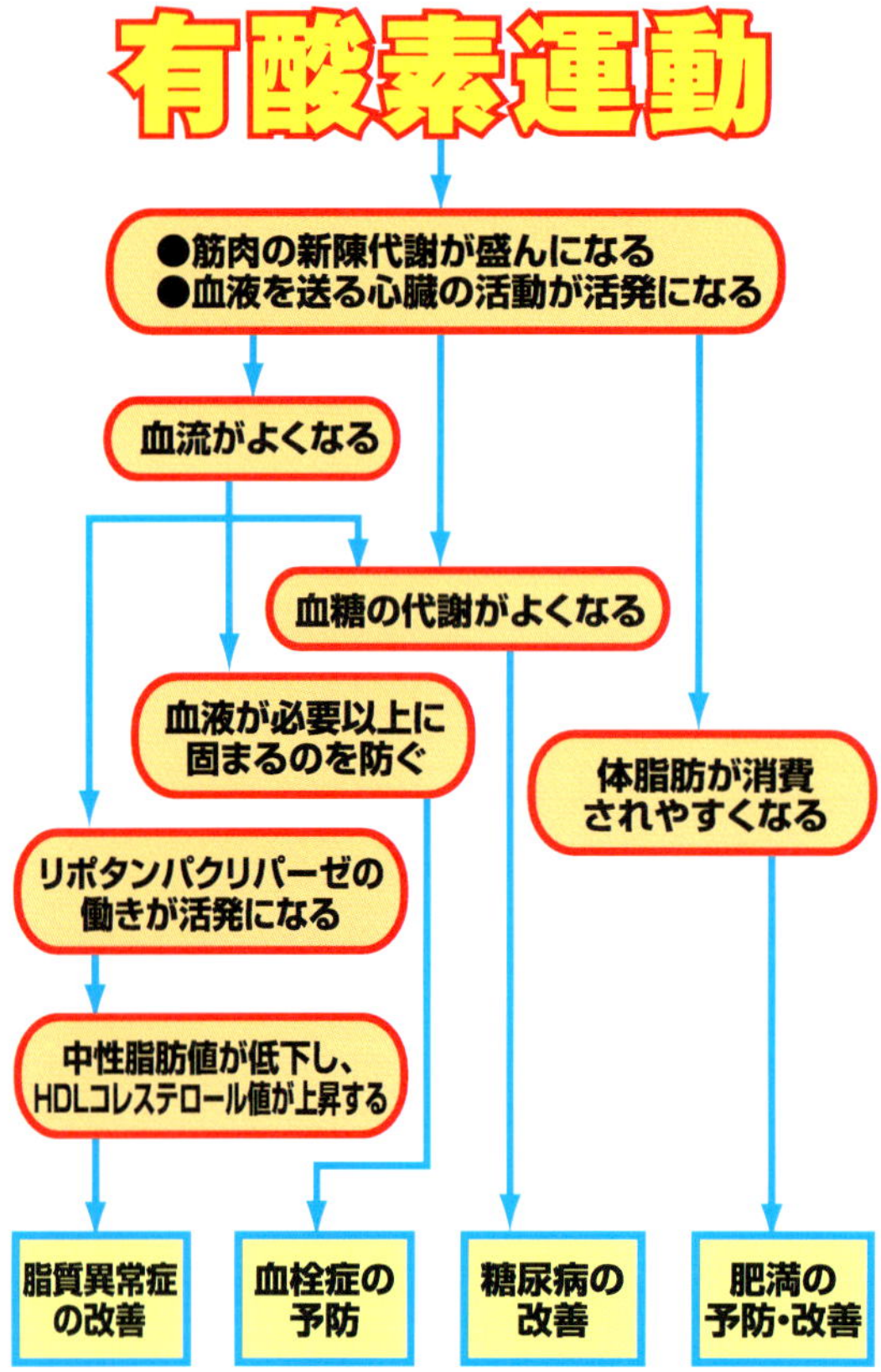
有酸素運動
●筋肉の新陳代謝が盛んになる
●血液を送る心臓の活動が活発になる
血流がよくなる
血糖の代謝がよくなる
血液が必要以上に固まるのを防ぐ
体脂肪が消費されやすくなる
リポタンパクリパーゼの働きが活発になる
中性脂肪値が低下し、HDLコレステロール値が上昇する
脂質異常症の改善
血栓症の予防
糖尿病の改善
肥満の予防・改善

す。こうして血液中の中性脂肪値が下がると、中性脂肪といわばシーソー関係にある**善玉のHDLはふえていきます**。

さらに有酸素運動をつづけていくと、**しだいに悪玉のLDLコレステロールが減る**こともわかっています。

有酸素運動は、脂質異常症を引き起こしやすくする**内臓脂肪型肥満の解消に、とても効果的**です。同じ体脂肪でも内臓脂肪は皮下脂肪にくらべ、少なめの運動量でも簡単に減らせるのです。軽い有酸素運動をつづけるようにすれば、確実に内臓脂肪を消費することができます。

有酸素運動は**インスリン抵抗性も改善**してくれます。有酸素運動によってインスリンの過剰な分泌が抑えられることで、中性脂肪の合成が抑えられ、体脂肪が蓄積しにくくなります。もちろん、インスリンの働きをよくするわけですから、糖尿病も改善します。それに、全身の血行をよくして血圧を下げる効果もあります。このように、さまざまな動脈硬化の危険因子も改善されるため、動脈硬化の進行を食い止め、心筋梗塞、脳卒中などの予防にもつながります。

有酸素運動の例としては、ウォーキング（早足歩き）やジョギング、自転車、水泳などがあげられます。

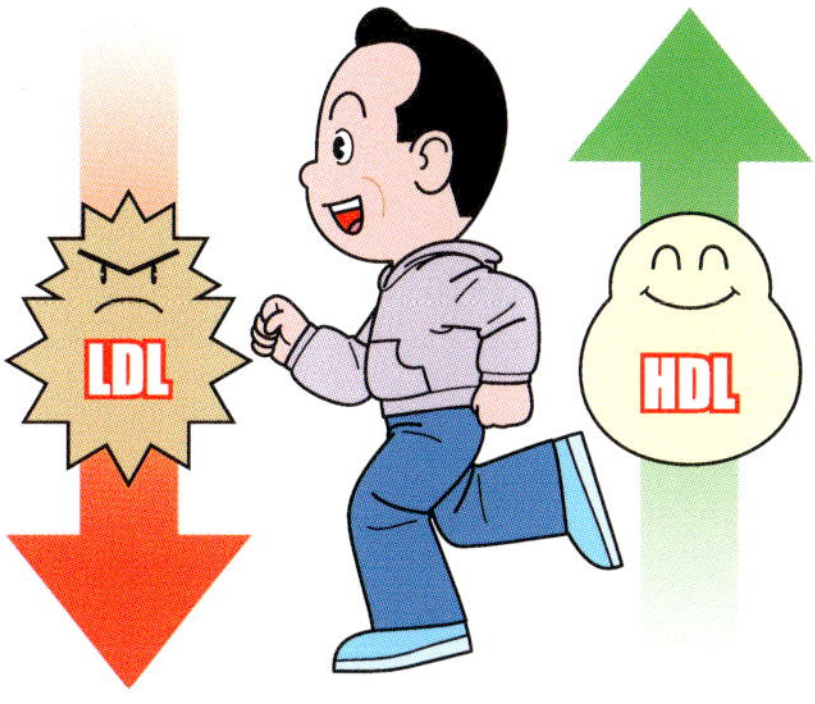

有酸素運動はHDLコレステロールをふやし、LDLコレステロールを減らしてくれます

◆健康づくりのための適当な運動の例

おおむね30代の健康な人を対象としたものです

1. 徒歩（100m／分）25分
2. エアロビクスダンス（軽く）25分
3. 自転車（18km／時間）25分
4. 水泳（ゆっくり）25分
5. ジョギング（120m／分）20分

◆こうすれば効果的

1. 少なくともひとつの運動を10分以上続ける
2. 1日の合計は20分以上
3. 原則として毎日行う

［資料］厚生省健康づくりのための運動所要量策定検討会議報告書

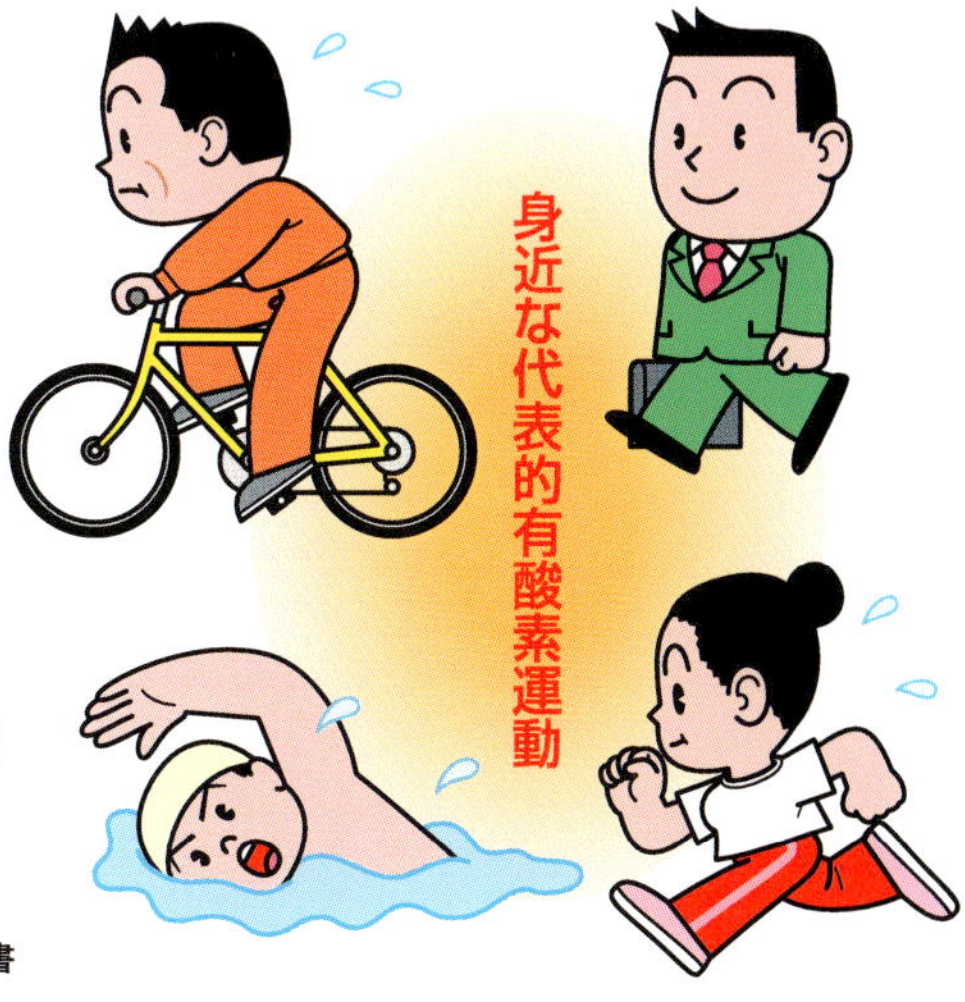

だれにもすすめることができて効果が大きい有酸素運動はウォーキングです

有酸素運動として何といってもおすすめなのが**ウォーキング**（早足歩き）です。普通の散歩のようになんとなく歩くのではなく、背すじを伸ばし、腕を前後に大きく振って、いつもより少し速く、大またで軽やかに歩くのがウォーキングです。

ウォーキングは、足腰や膝などへの負担が少なく、運動習慣のない人をはじめ、だれでもできます。それでいて全身運動であるため、大きな効果があります。

毎日の生活の中で無理なく、長期間実行できることもメリットです。

運動を行うようにすると、中性脂肪値やHDLコレステロール値は比較的早く改善しますが、LDLコレステロール値はある程度つづけないと下がってきません。長つづきできる運動であることが必要なのです。この条件に合っているのが、ウォーキングです。

ウォーキングは、特別な場所や施設、用具がいりません。また、スピードしだいで強弱をつけることができ、歩行距離や歩行時間でそれぞれの人に合った運動量に調節できるといった大きな利点も備えています。

ウォーキングは、いつから始めても効果があります。単に生活の中にウォーキングをとり入れるだけ、という気軽な気持ちで始めることです。

ウォーキングの足の正しい運び方

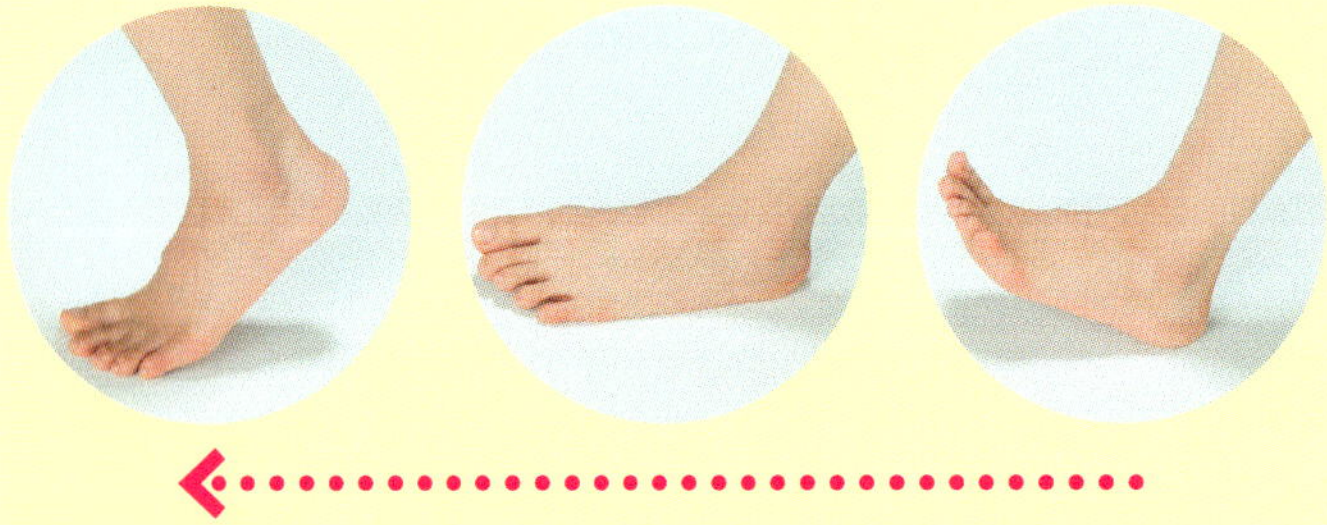

❶かかとから着地する

❷足の裏の小指側から親指側へと地面につける

❸つま先で地面を後方に勢いよくける

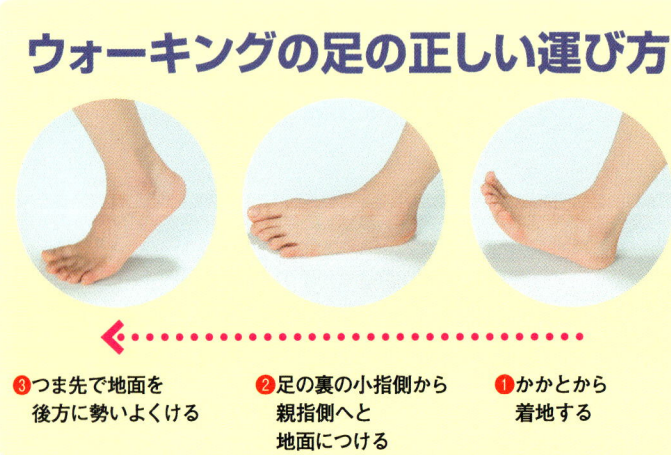

正しいウォーキング姿勢

運動効果を上げながら、体に不必要な負担をかけないために、
正しい姿勢でウォーキングをしましょう。

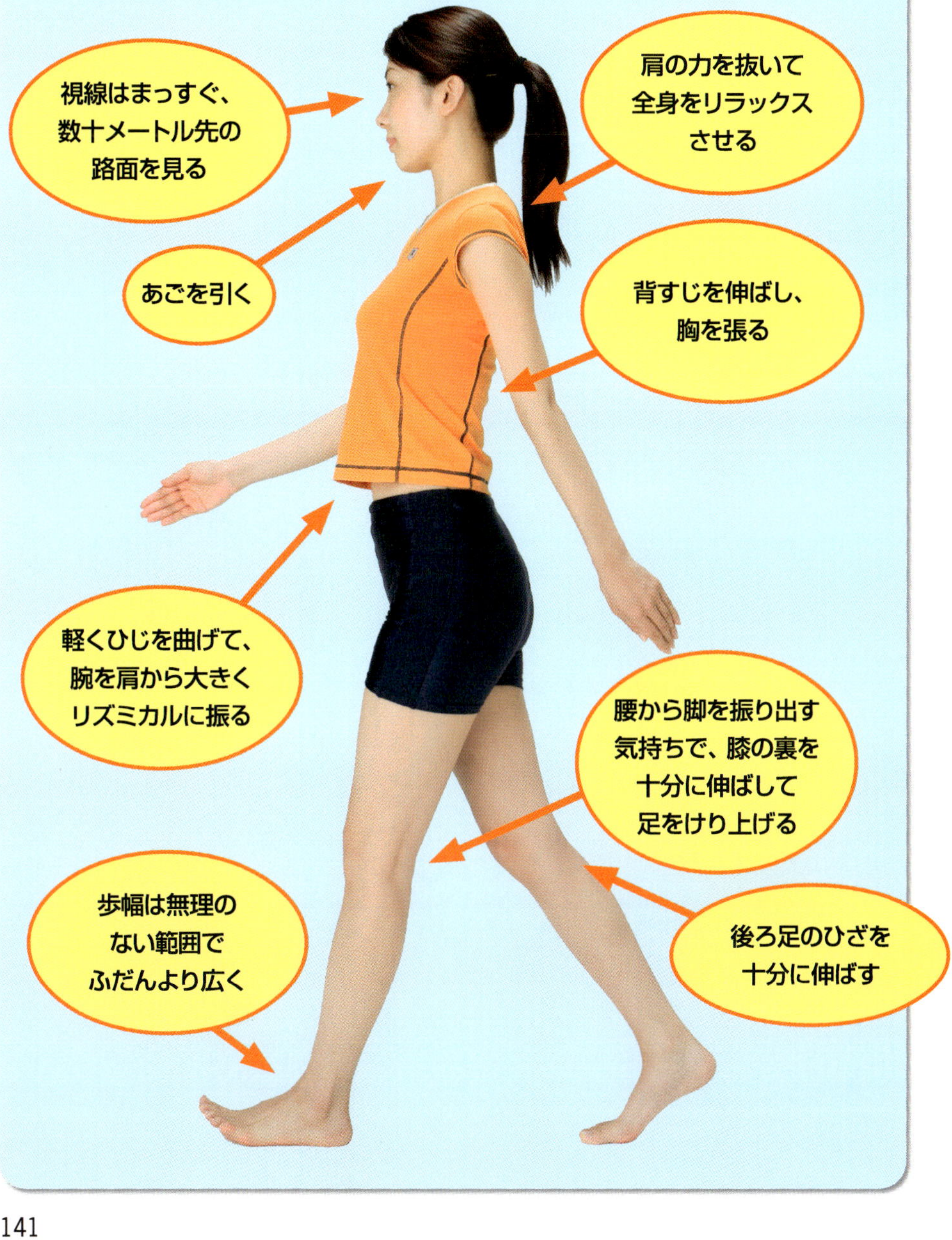
視線はまっすぐ、
数十メートル先の
路面を見る
肩の力を抜いて
全身をリラックス
させる
あごを引く
背すじを伸ばし、
胸を張る
軽くひじを曲げて、
腕を肩から大きく
リズミカルに振る
腰から脚を振り出す
気持ちで、膝の裏を
十分に伸ばして
足をけり上げる
歩幅は無理の
ない範囲で
ふだんより広く
後ろ足のひざを
十分に伸ばす

運動強度50％のウォーキングを、1日30分、週3日以上つづけると効果的です

ウォーキングをトラブルなく、長くつづけるには、自分に合った適度な運動量で行うことです。疲れがたまるまで行って体をこわしては何もなりません。

自分に合った適度な運動量にするには、歩く速さ、強さ、時間（歩数）、回数を調節します。それぞれの好ましい基準は、個々人の体力や運動歴、年齢、体格などによって違ってきます。以下にあげる程度が日安になるでしょう。

速さ　必ずしも速足歩きである必要はありませんが、「ふだんよりも速く歩く」ことです。サッサ、サッサとテンポよく元気に歩きます。息があまり上がらない、人とおしゃべりできる程度のスピードです。

両手を大きく振ると、自然に歩くピッチは速まり、歩幅も大きくなります。

強さ　運動の強さ（運動強度）は、歩く速さとも関係します。体がほてって少し汗ばみ、快い軽い疲れや体に多少の負担を感じる程度の強さが効果的です。左の**自覚的運動強度の判定表**を参考にするとよいでしょう。この判定表による日安としては、初心者や高齢者は「楽であ

◆自覚的運動強度の判定表

ボルグ・スケールといいます。これは運動したときの感覚（つらさ）を数字と言葉で表現し、それを運動強度の目安としたもの。「11(楽である)」から「13(ややきつい)」と感じる程度の運動をすると効果的です。また、左の数字を10倍にした数が心拍数の目安になります。たとえば、運動を行っている人に気分を尋ね、「かなりきつい」と答えたら、その人の心拍数は170拍／分前後と推測できます。

ボルグ・スケール

7	非常に楽である
8	
9	かなり楽である
10	
11	楽である
12	
13	ややきつい
14	
15	きつい
16	
17	かなりきつい
18	
19	非常にきつい
20	

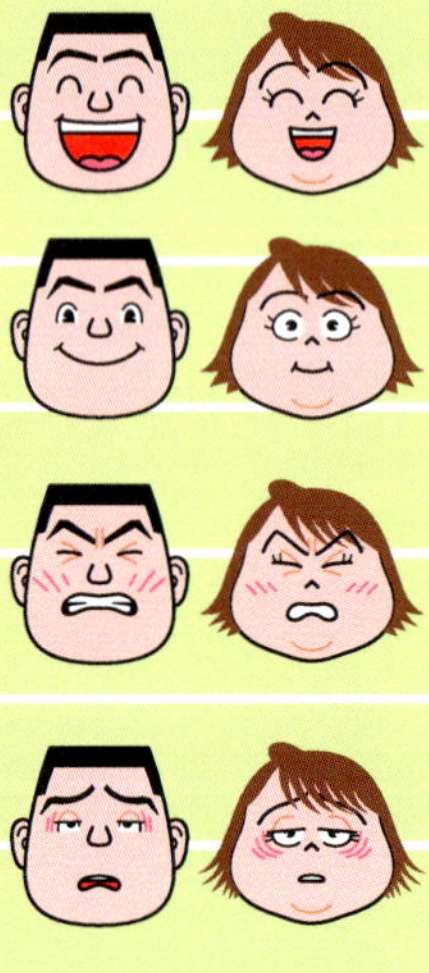

（Borg GA.Med Sci Sports 5,1973）

※この判定表は、できれば脈拍数（心拍数の代用）によって設定する運動強度の目標（左ページ参照）とあわせて利用すると、より安全で効果的な運動ができます。最近では、歩数だけではなく、脈拍数までカウントしてくれる歩数計が市販されているので、脈拍数はこうした器具ではかるとよいでしょう。

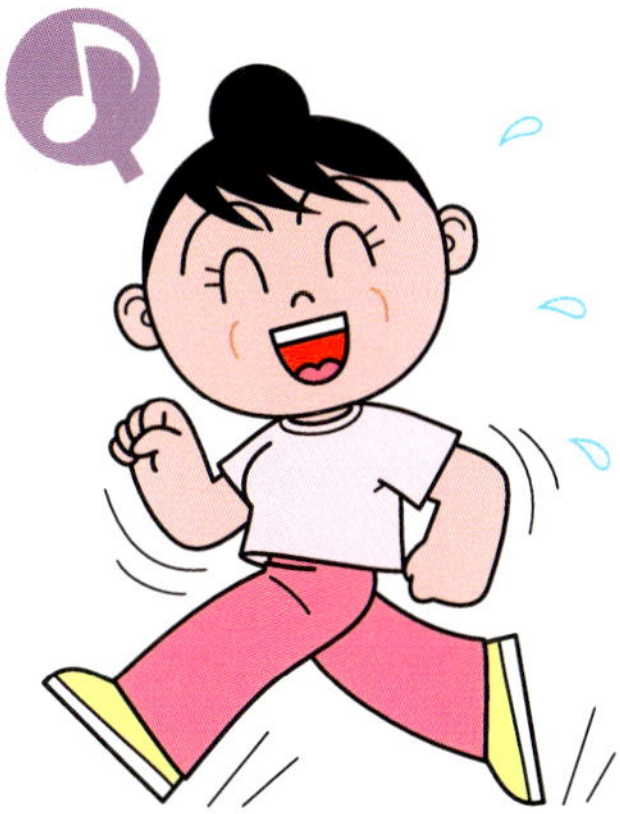

る」程度のスピードで、また、慣れてきたら「ややきつい」程度のスピードで行うようにします。

なお、運動強度を手軽にアップさせるには、ウォーキングの途中で歩道橋などの階段の上り下りを1～2カ所とり入れるようにします。階段の上り下りは、平地を歩くよりも、体に約4倍の負荷がかかるといわれます。

時間

運動を始めるとまず糖質がエネルギー源として使われます。体脂肪が分解されて生じた遊離脂肪酸がエネルギー源として利用されるのは、運動を始めて20分ほど

ウォーキングを最も効果的にする50%強度の目標脈拍数

運動強度は、一般には、運動による心拍数の増加を目安にします。実際には、心拍数のかわりに1分間あたりの脈拍数で代用します。一般的に、その人の最大脈拍数の60%程度に脈拍が上がる運動が最も適しているとされますが、体内の脂肪を効率よく消費して、LDLコレステロールや中性脂肪を最も効果的に減らすウォーキングの運動強度は、最大脈拍数の50%といわれます。

この、いわば「50%強度」の目標脈拍数は、下に示した計算式で求めることができます。

5分ほど歩いたら、立ち止まってすぐに脈をはかり、その脈拍数がこの目標脈拍数になっていればいいわけです。脈拍数が多ければ歩くスピードをゆるめ、少なければ少しスピードを上げるなどして歩くペースを調節します。何度かやっていくうちに、どのくらいのスピードで歩けば50%の強さになっているか、感覚的に覚えられるでしょう。

計算式にあてはめると、「50%強度」の運動は、40～60才では、およそ1分間に105～125拍くらいに脈を打つ運動です。このくらいの脈拍になるように歩けばよいのです。

50%強度の目標脈拍数の計算方法

50%強度の目標脈拍数 ＝（最高脈拍数 － 安静脈拍数）×0.5＋安静脈拍数

※最高脈拍数の目安は（220－年齢）で算出
※安静脈拍数はリラックスした安静状態での1分間の脈拍を計測

【例】60才で安静脈拍数が70の人なら

｛（220－60）－70｝×0.5＋70＝115拍／分となる

経ってからです。体に蓄えられた中性脂肪の減少のためには、ウォーキングでは1日の合計が30分以上になれば効果があるといわれています。1回に30分以上つづけてもいいし、15分ずつ2回に分けても、10分ずつ3回に分けてもかまいません。ただし、2〜3回に分けて行う場合は、1回に最低10分は歩きつづけること、やや速足でサッサと歩くことがポイントです。10分以内でやめたり、ゆっくりと歩いたのでは、効果はあまり期待できません。

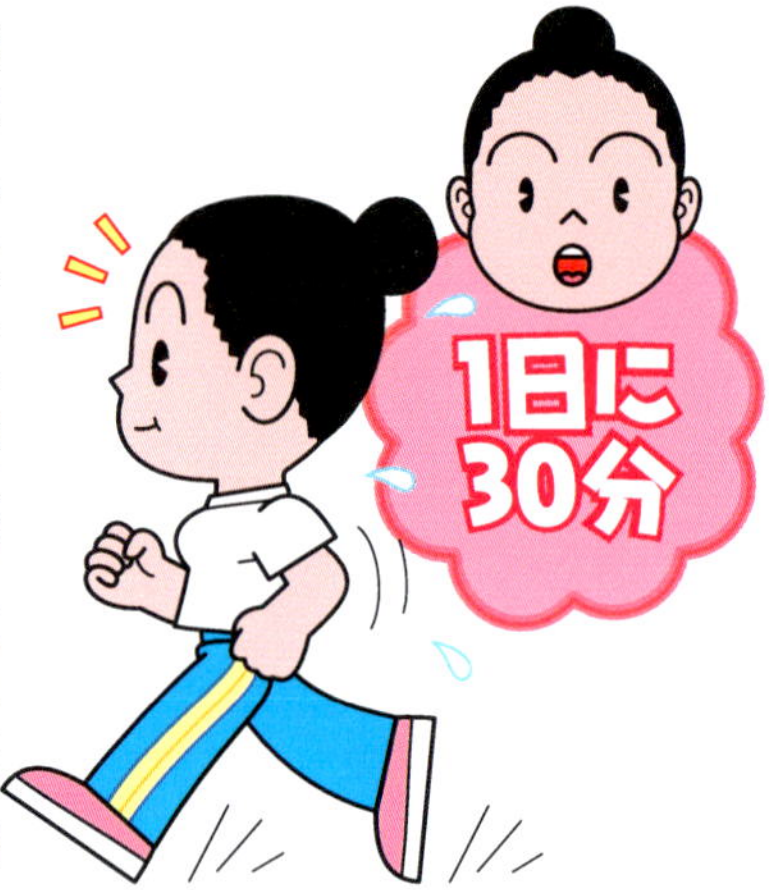

慣れてきたら、強さはそのままに、自分のペースに合わせて少しずつ時間を伸ばしていって、最終的には1日60分(歩数を目安にするなら8000歩程度)を目標にします。

歩数

歩数は時間のかわりの目安になります。歩数計を利用してカウントします。成人の場合、運動量としては「1日1万歩」が適当といわれます（消費エネルギーは、およそ200〜300kcal）。時間にすると、少し速足で約70〜90分かかります。ふだんまったく運動していない人が、いきなりこれだけの時間歩くと、ひざの関節や腰を傷めかねません。がんばりすぎるのもよくないので、徐々に歩数をふやしていき、最終的に1日8000歩程度を目標にします。

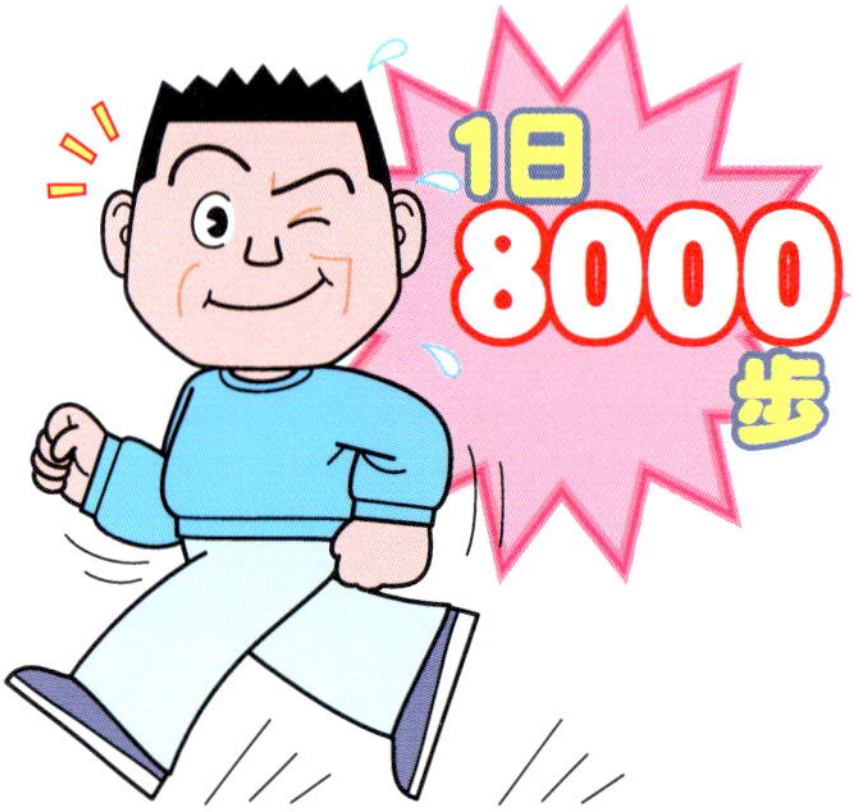

回数

ウォーキングは**できるだけ毎日つづけます**。運動は積み重ねていかないと効果があがりません。間隔があくと効果が蓄積されにくいのです。**毎日が無理なら、少なくとも週に3回（1日おき）**はつづけるようにしましょう。たいせつなのは継続することです。

もちろん、週に1回、スポーツジムやアスレチッククラブに通って軽く汗を流したり、休日にテニスやゴルフなどを楽しむのもよいことです。こうした運動は、日々の生活の中で行う規則的なウォーキングと組み合わせて行います。

ウォーキングは、食事の前か、食後30分~1時間たってから行うようにします

朝食前や起床直後のウォーキングは要注意

ウォーキングは各自の生活に合わせて時間のとれるときに行えばいいのですが、**食事の前か、食後30分~1時間たってから**行うのが適しています。

食事の前は、血液中にブドウ糖が少ないので、体脂肪の消費を早めることができます。

ただし、朝食前は、体への負担が大きいので、おすすめできません。朝起きてすぐ行うのも、血圧がやや高くなるため、血圧の高い人は避けたほうが無難です。

一方、食後についてですが、血糖値が1時間ほどで最高値を示し、中性脂肪値が30分ぐらいから上昇し始めるため、食事の30分から1時間後にウォーキングを行うようにすると、血液中のブドウ糖も中性脂肪も減らしやすくなります。

まったくの空腹状態のときや食事直後は避けます

いくら食事の前に行うのが適しているといっても、空腹でのウォーキングはよくありません。歩き始めにはエネルギー源として糖質が消費されますが、空腹で糖質の補給がないと、エネルギー源として体は急いで多くの遊離脂肪酸を血液中に放出し、それが結果的に不整脈など心臓に悪影響を与えます。歩き始める前に、とにかく糖質の吸収が速い軽い食べ物、たとえばバナナ1本でも口にすることです。

一方、食後すぐのウォーキングも禁物です。食べた直後は、消化のために血液が胃に集中しています。すぐに運動すると、胃に行かなくてはならない血液が筋肉に行ってしまい、きちんと消化できなくなります。腹痛を起こしたり、気持ちが悪くなるおそれがあります。**ウォーキングは、食後30分~1時間ほど休憩をとってから始めること**です。

ウォーキングは自分の生活に合った無理のない時間帯にとり入れて、生活パターンの一部となるように少しずつ実行していきましょう。

運動の前後に、ストレッチで必ず準備運動と整理運動を行うようにしましょう

準備運動と整理運動には、それぞれ目的があります

運動の前後には、必ず準備運動（ウォーミングアップ）と整理運動（クーリングダウン）を行いましょう。

運動を始める前に行う準備運動の目的は、体温を十分に上げ、血液の循環をよくして筋肉や関節の緊張をほぐし、急激な血圧の上昇や心臓への負担をやわらげて、運動中のさまざまな事故、たとえば肉離れやケイレン、狭心症などの発作を未然に防ぐことにあります。その日の体調をつかむのにも役立ちます。

一方、運動を終えたときに行う整理運動は、運動後の筋肉や関節にたまった疲労をとり除き、血圧や心拍を徐々に下げて心臓への負担を軽くするために行います。疲労の回復も早まります。

ストレッチを3～5分は行うようにします

どちらも**ストレッチ**を行います。ストレッチとは「伸ばす」という意味で、筋肉や腱、じん帯を引っぱって伸ばす動作や運動のことです。

準備運動としては、軽い運動を行う前なら3～5分程度、強い運動をするときは5～10分と入念に行うようにしましょう。特によく使う部分は十分にほぐしておきます。

整理運動としては、体温が下がり、呼吸が普通の状態まで戻り、心拍(脈拍)数も安静時の20拍増しくらいに下がるまで、ゆるやかに行います。時間としては、それまで行っていた運動の強度に合わせて調節しますが、最低でも3～5分は行いましょう。

ウォーキングをする前と後にも、下肢(腰や脚)のストレッチを行うことを心がけましょう。特に早朝に歩く場合は、ストレッチで準備運動をていねいに行うようにしてください。

148～149ページに、主な筋肉を伸張させるストレッチを紹介しておきます。どんな運動をするときも、ストレッチで準備運動と整理運動を行うことを習慣化しましょう。

ストレッチを行うときのポイントと注意点

ストレッチは、一般的に次のようなことにポイントをおいて行います。

1 リラックスして筋肉や腱だけをゆっくりと伸ばす

緊張した状態では、よけいなところに力が入って十分な効果は得られません。また、いきなりグイグイと伸ばすのではなく、筋肉を傷めないように、伸ばし始めは弱く、徐々に強さを増しながら、ゆっくりジワーッと伸ばすようにしましょう。元に戻すときも動作はゆっくり行い、少しずつ戻していきます。

2 反動やはずみをつけないで、筋肉や腱を静かに伸ばす

たくさん伸ばそうとして反動(はずみ)をつけると、かえって筋肉が緊張し、筋肉や腱を傷めかねません。静かに動作を行えば、筋肉をリラックスした状態で伸ばすことができます。

3 どの筋肉や腱を伸ばしているか意識しながら行う

ストレッチでは「伸びている」と意識することがたいせつです。伸ばしている筋肉部位に意識を集中しましょう。どの筋肉が伸びているのかがわかっていないと、効果は半減します。

4 息を止めないで、自然に呼吸をしながら行う

ストレッチの動作中は、決して息を止めないこと。息を止めると筋肉は緊張して、十分にほぐせません。筋肉を伸ばすときは必ずゆっくり息を吐きながら行い、あとは自然な呼吸を心がけます。

5 一つの部位をほどよい緊張感を感じるところまで伸ばしたら、そのまま5秒ほど静止する

6 伸ばし始めは弱く、徐々に強さを増して伸ばしていくが、痛みを感じるほど無理して引っぱったり、伸ばしたりしない

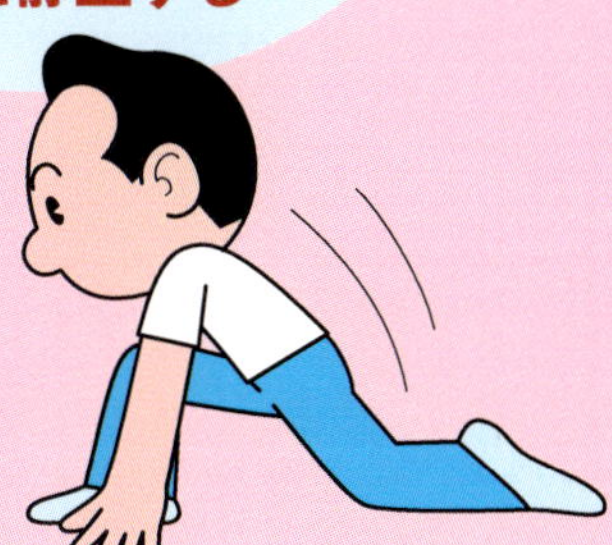

毎日、短時間でも行いたい厳選ストレッチ

下半身を中心に

ストレッチは、毎日行うことで、少しずつ関節や筋肉の動きがよくなってきます。

太ももの前側を伸ばす

【目的】片足をお尻に引き寄せることで、太ももの前側の筋肉を伸ばします

【回数の目安】左右で1回とし、余裕があれば2～3回

【やり方】

❶両足をそろえて立ち、左膝を曲げて足を後ろに折り曲げ、左手で左足の甲をつかむ。

❷右手をそえて、曲げた左足のかかとを、ゆっくり5までかぞえながらお尻のほうへ引き寄せ、左膝を軸の右足より後ろに引いていく。左太ももの前側が十分に伸びていると感じたら動きを止め、そのままの姿勢でゆっくり5までかぞえる。足を右足にかえて同様に行う。

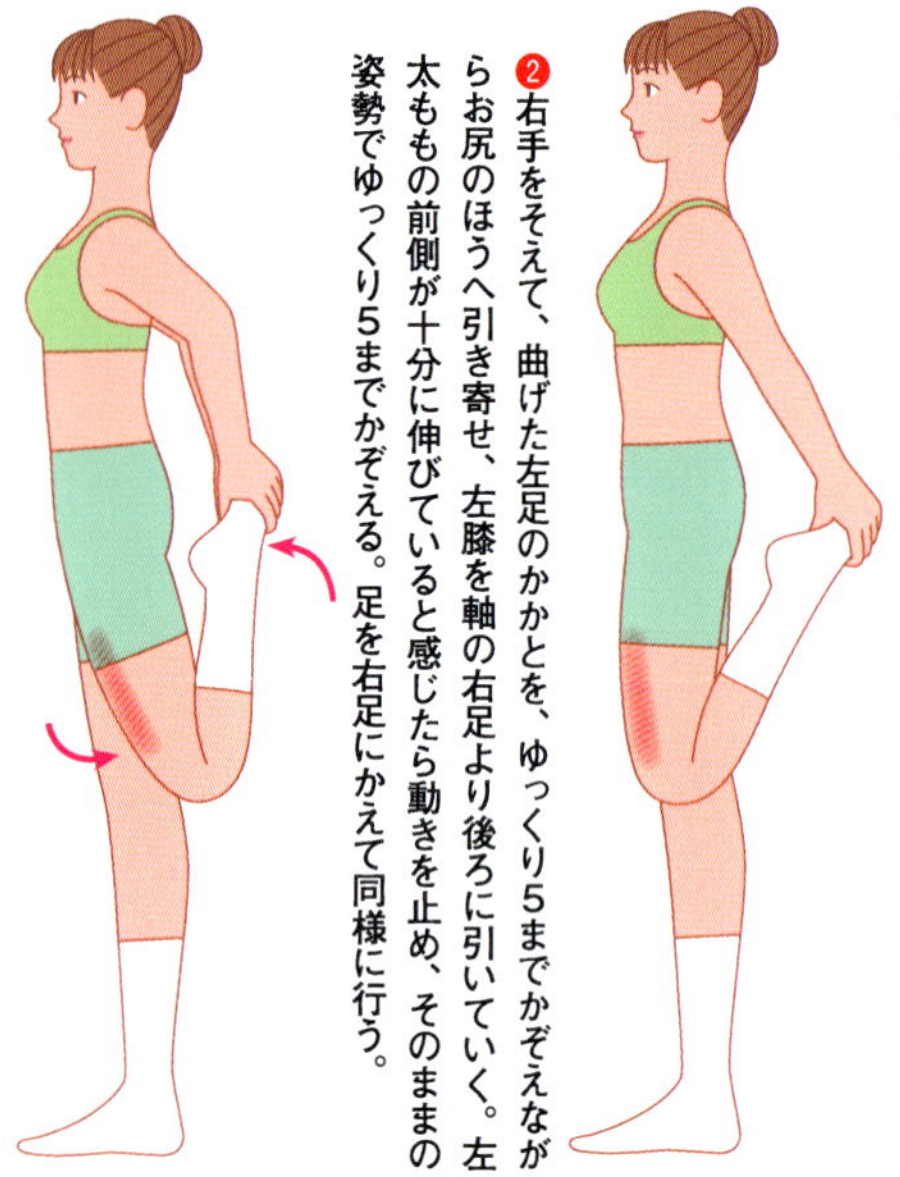

太ももの後ろ側を伸ばす

【目的】お尻を後ろへ引くことで、前足の太ももの後ろ側を伸ばします

【回数の目安】左右で1回とし、余裕があれば2～3回

【やり方】

❶両足をそろえて立った姿勢から、左足を1歩前に踏み出しておく。左足のかかとは床につけ、つま先は正面に向ける。両手は両ももの上におき、背すじを伸ばし、胸を張る。

❷ゆっくり5までかぞえながら、息を吐くとともにお尻を後ろに引いて右膝を曲げ、上体を前に倒していく。太ももにおいた手で上体を支える。左膝を曲げないようにし、左の太ももの後ろ側が伸びていると感じたところで動作を止め、そのままの姿勢でゆっくり5までかぞえる。足をかえて右足も同様に行う。

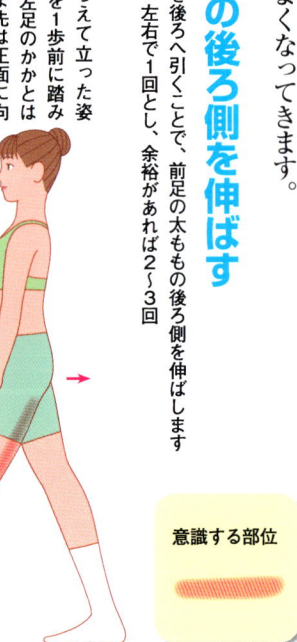

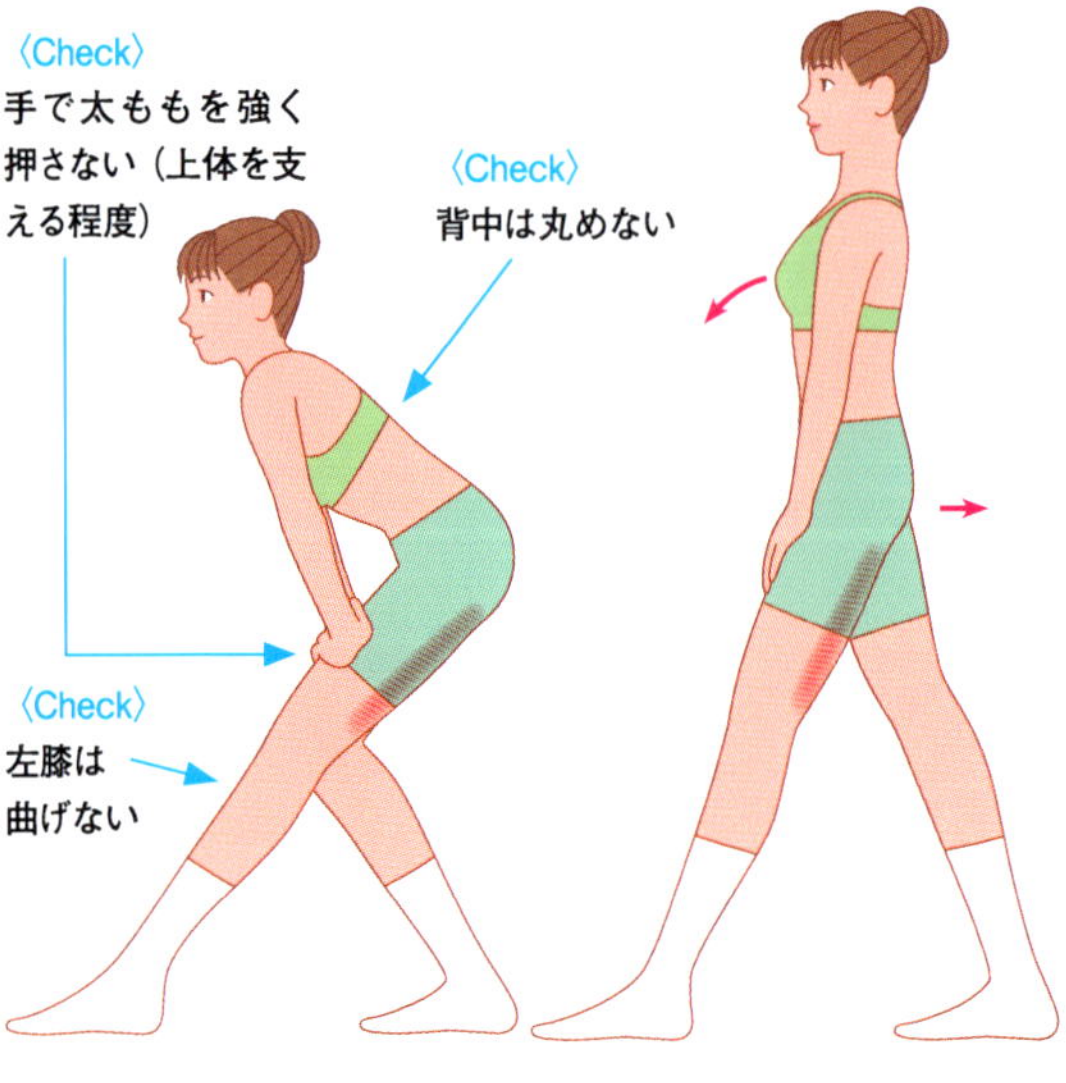
〈Check〉
手で太ももを強く押さない（上体を支える程度）
〈Check〉
背中は丸めない
〈Check〉
左膝は曲げない

意識する部位

股関節を伸ばす

［目的］床に片膝をつき、上半身の重心を少しずつ前に移動することで、後ろの足のものつけ根と前面を伸ばします

［回数の目安］左右で1回とし、余裕があれば2～3回

［やり方］

❶床に左足の膝をつき、右足は前方へ踏み出しておく。背すじは伸ばして両手は右の太ももの上におき、左足の甲は床につける。

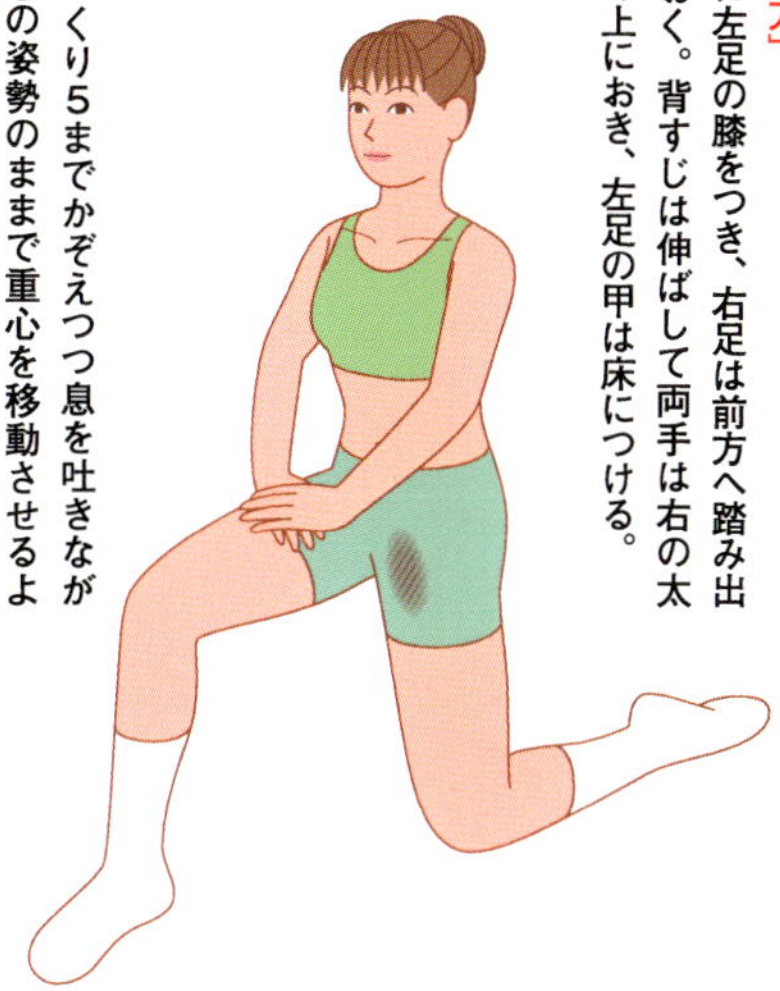

❷ゆっくり5までかぞえつつ息を吐きながら、①の姿勢のままで重心を移動させるように上半身を前へ押し出すと同時に、左足を徐々に後ろに引いていく。左足のもものつけ根と前面が伸びていると感じたら動きを止め、そのままの姿勢でゆっくり5までかぞえる。足をかえて右足も同様に行う。

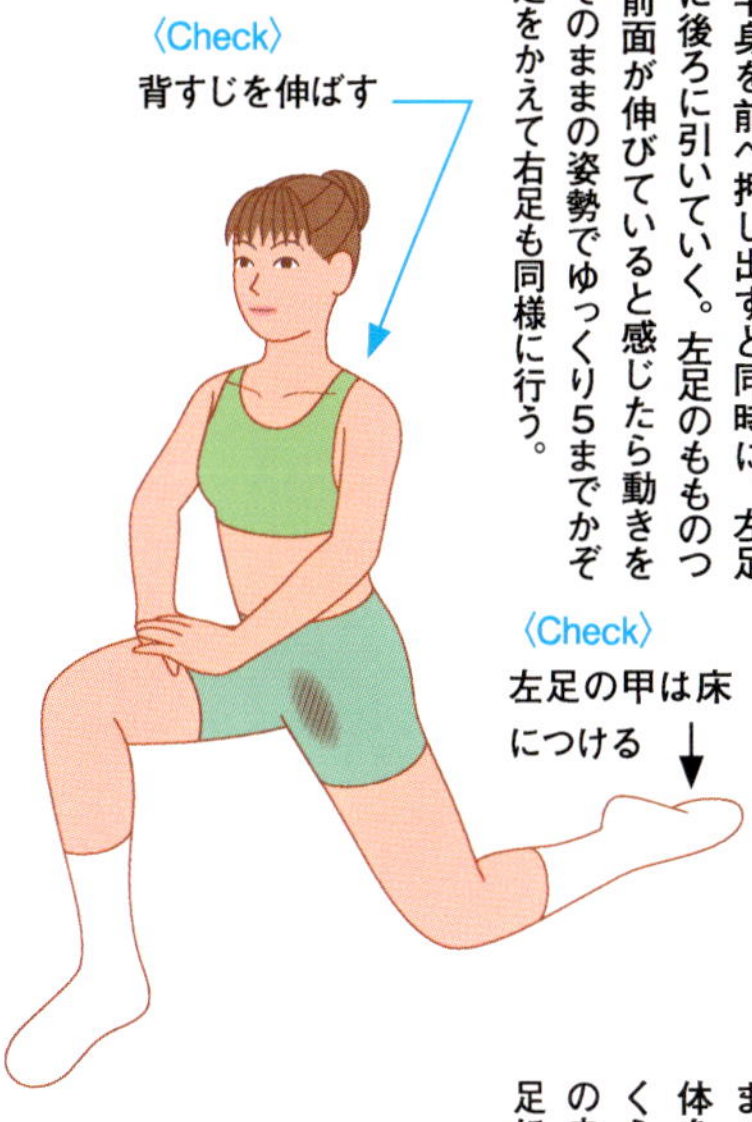
〈Check〉
背すじを伸ばす
〈Check〉
左足の甲は床につける

ふくらはぎを伸ばす

［目的］両足を前後に開き、前足に体重をかけることで、後ろ足のふくらはぎを伸ばします

［回数の目安］左右で1回とし、余裕があれば2～3回

［やり方］

❶背すじを伸ばして立ち、右足を前にして両足を前後に2歩分くらい開く。両足のつま先は正面に向け、両手は右の太ももの上におく。

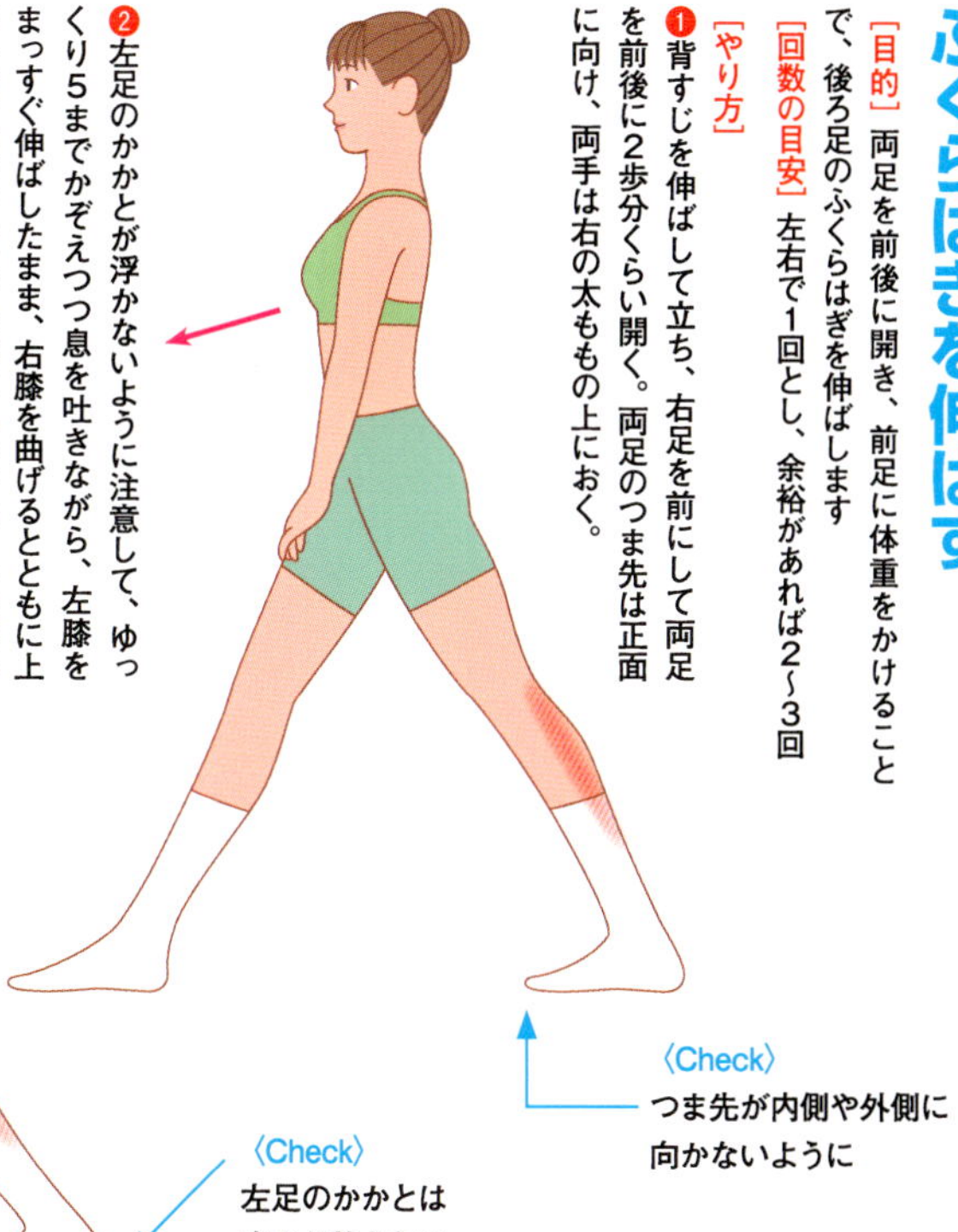

❷左足のかかとが浮かないように注意して、ゆっくり5までかぞえつつ息を吐きながら、左膝をまっすぐ伸ばしたまま、右膝を曲げるとともに上体を前に傾けて右足に体重をかけていく。左のふくらはぎが伸びていると感じたら動きを止め、そのままの姿勢でゆっくり5までかぞえる。足を右足にかえて同様に行う。

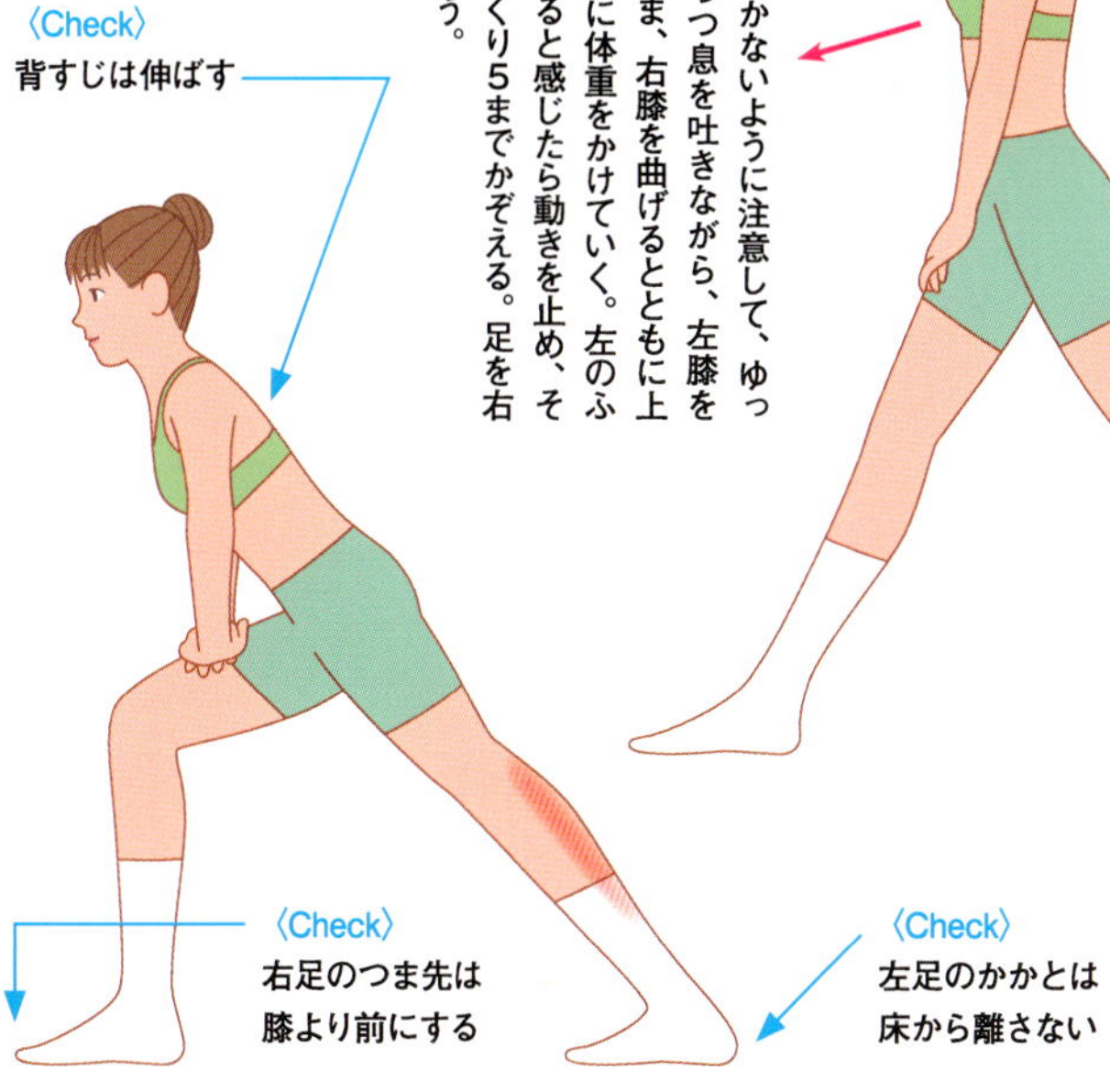

体脂肪を消費しやすい体をつくる筋肉を鍛える運動もあわせて行います

基礎代謝の高い体をつくるために筋肉を鍛えます

体脂肪を減らすには、**基礎代謝の高い体をつくる**こともたいせつです。この目的には、**筋力トレーニング**を行います。

筋肉は、基礎代謝の多くを占める体温をつくり出すのに大きくかかわっています。その燃料として血液中の中性脂肪とブドウ糖の大部分をとり込んで消費します。運動中だけでなく、睡眠中や安静にしているときにも消費しています。**筋肉は、最もエネルギーを消費する組織**なのです。

◆デスクワークであっても、エネルギーの90%は筋肉で消費されます

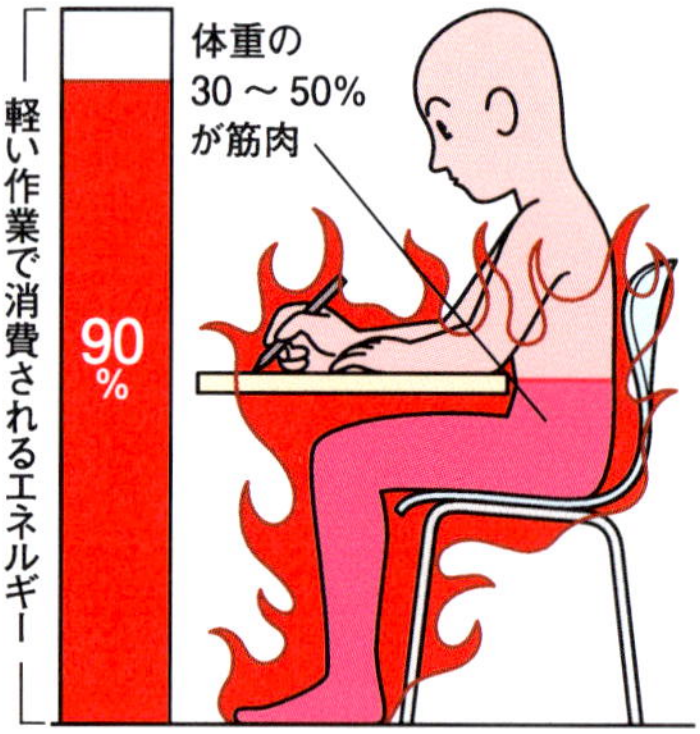

今ある筋肉を維持したうえで、少しずつ筋肉を鍛えていきます

そこで、効果的に基礎代謝を高め、ふだんからエネルギーを消費しやすい体にするために行うのが筋力トレーニング（略して〝**筋トレ**〟）です。

筋トレといっても、ハードな運動ではありません。また、筋肉量をふやすためのものでもありません。むしろ主眼は、**筋肉に日常生活で与える以上の刺激を与えて発達させ、代謝の活性を促す**ことにあります。実際、筋トレなどで筋肉を使うと、交感神経が一気に緊張するため、効率的に代謝を上げることができます。

体の筋肉は、だれでも加齢とともに徐々に減っていきます。日常的に行う筋トレは、こうした**筋肉量の減少をくい止める**のにも役立ちます。

脂質値を改善するための筋トレとしてたいせつなのは、まず、今ある筋肉を維持しながら、少しずつ筋肉を鍛えていくことです。それには、毎日

数回、わずかな時間、筋肉に軽い負荷をかける運動をゆっくり行うようにします。

こうした運動は、中高年の人や運動経験のない人にも手軽にできます。自分の体の重みを負荷にして自分の力で行う運動ですから、場所も選びませんし、無理なくつづけられます。

筋トレは、最も基本である足腰の運動を行うようにします

筋トレをつづければ、確実に筋力がついていきます。特に足腰の筋トレは最も基本の運動です。太ももの筋肉やお尻の筋肉、腰筋といった足腰の筋肉は大きいこともあって、この部位の筋力の維持とアップは、基礎代謝の向上には欠かせません。

最も基本的な足腰の筋トレの代表的な種目を、152〜153ページに紹介しました。ぜひ実行してみましょう。

行うのに最もよい時間帯は、食事後1〜2時間たってからです。

食事の直前、直後や空腹時は避けます。また、入浴後や就寝前も避けたいものです。入浴後は筋肉がゆるんでいて負荷がかかりにくく、就寝前は筋トレで血流がよくなると睡眠が妨げられることがあるからです。

筋トレを安全に効果的に行うためのポイント

1 筋トレの前後に必ずストレッチを行う

2 動作は反動をつけずに、ゆっくり行う

3 自然な呼吸で行う

4 正しいフォームで行う

5 どの筋肉を鍛えているか意識しながら行う

6 1日に行う回数は5〜10回から始める

7 週に3〜4回を目安に行う

8 無理をしすぎず、がんばりすぎず、少し余力を残すくらいで行う

習慣にしたい、いつでもどこでもできる簡単筋トレ

下半身を中心に

今までほとんど運動習慣のなかった人ための、簡単なメニューです。まずは、1日1エクササイズから始めましょう。膝や腰などに故障がある場合は、その故障を治してから行うようにします。

ステーショナリーランジ

[目的] 両足を前後に開いて体を沈めることで、主に太ももの前側の筋肉とお尻の筋肉を鍛えます。

[回数の目安] 前後の足をかえて5〜10回ずつ×1〜2セット

[やり方]

❶両足を前後にバランスがとれる程度に開き、両手を腰に当て、まっすぐに立つ。膝とつま先は正面に向ける。

❷上半身はまっすぐのまま、後ろ足のかかとを上げながら、両膝と前の脚のつけ根をしっかり曲げて、ゆっくりと両足の中央、真下に上半身を沈めていき、後ろ足の膝が床につく直前で、ゆっくり上半身を真上に上げる。前後の足をかえて同様に行う。

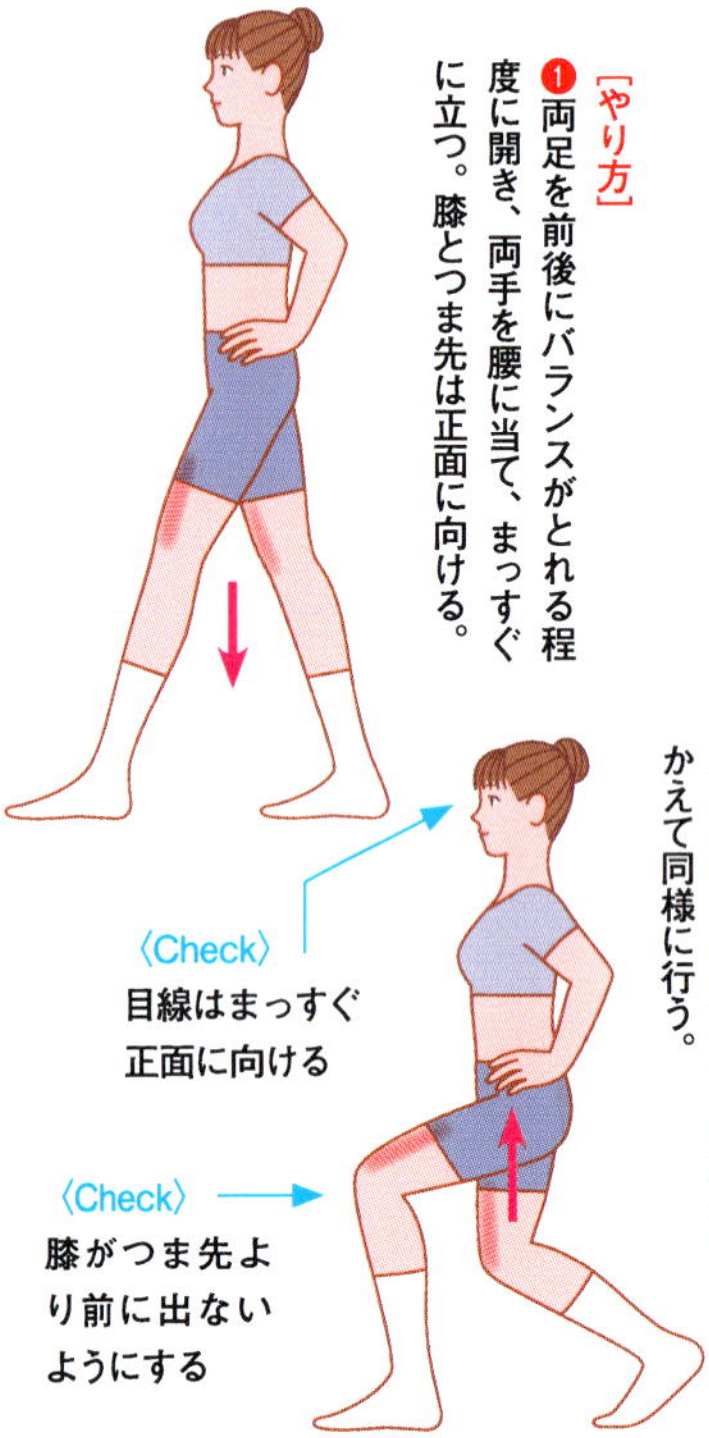

レッグカール

[目的] 膝を曲げて後ろに上げることで、太もも後ろ側の筋肉を鍛えます。

[回数の目安] 左右の足をかえて5〜10回ずつ×1〜2セット

[やり方]

❶体を支えるために壁などに片手をついて立ち、背すじを伸ばす。壁の反対側の足の膝を90度に曲げて、つま先を手前に引き、かかとを突き出しておく。

❷太ももの後ろ側を意識しながら、曲げた足の膝から下を、90度の角度を保ったまま、はずみをつけずにゆっくり後ろ側に上げていく。上げられるところまで上げたら、足をゆっくり元の位置に戻す。反対側の足でも同様に行う。

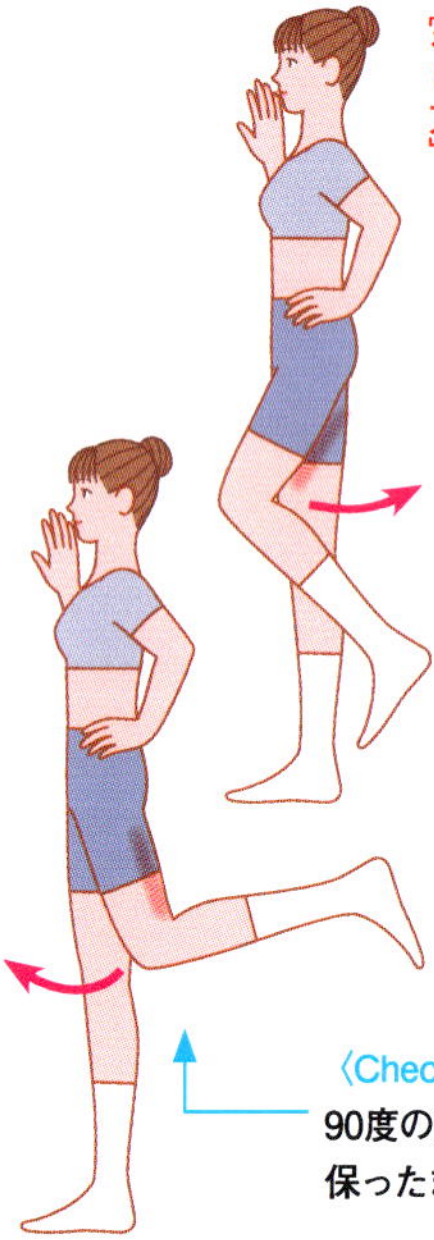
〈Check〉
90度の角度を保ったままで

意識する部位

バックレッグレイズ

【目的】片足を膝を伸ばしたまま後ろに上げることで、お尻の大きな筋肉を鍛えます。

【回数の目安】左右の足をかえて5～10回ずつ×1～2セット

【やり方】

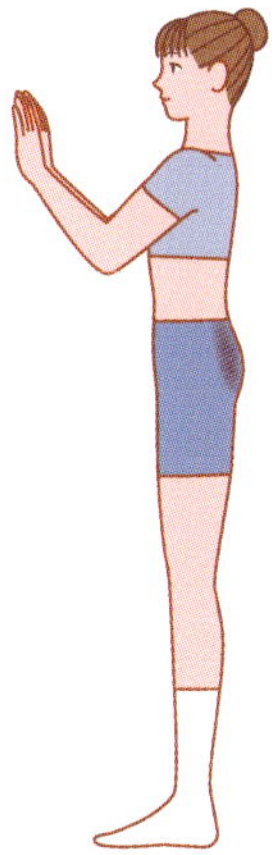

❶壁に向かって足1つ分離れ、両足を肩幅に開いて背すじを伸ばす。壁に両手をついて体を軽く支え、腰がそらないように上半身をやや前に傾ける。

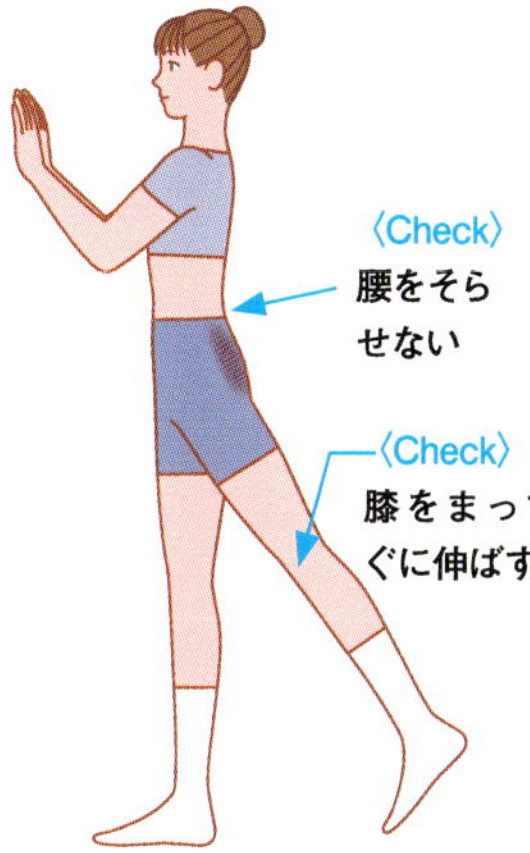

〈Check〉
腰をそらせない
〈Check〉
膝をまっすぐに伸ばす

❷膝をまっすぐに伸ばしたままの左足を、息を吐きながらゆっくり後ろに振り上げていき、30～45度の角度を目安に上げきったところで一瞬止めて、息を吸いながらゆっくり元に戻す。右足も同様に行う。

サイドレッグレイズ

【目的】片脚を左右横に上げることで、お尻上部の両脇の筋肉と太ももの内側の筋肉を鍛えます。

【回数の目安】左右の脚を交互に5～8往復ずつ×1～2セット

【やり方】

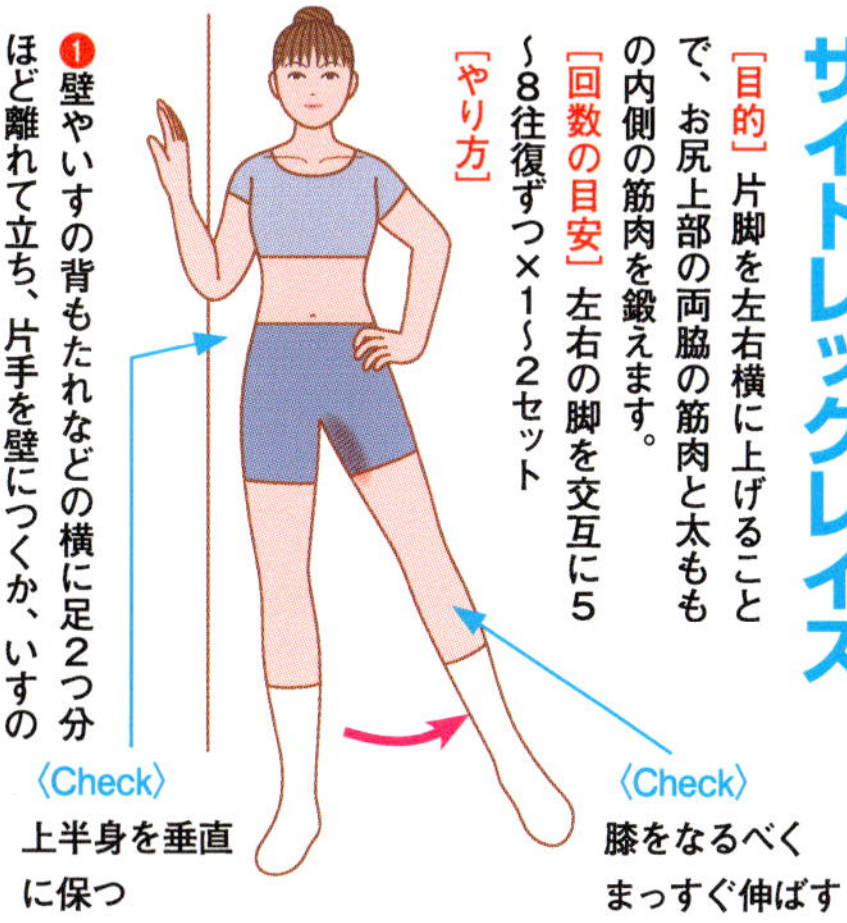

〈Check〉
上半身を垂直に保つ
〈Check〉
膝をなるべくまっすぐ伸ばす

❶壁やいすの背もたれなどの横に足2つ分ほど離れて立ち、片手を壁につくか、いすの背もたれにおくかして軽く体を支え、もう片方の手は腰におく。壁と反対側の脚を、膝をまっすぐに伸ばしたまま、自然に呼吸しながらゆっくり横に振り上げていき、30～45度の角度を目安に上げきったところでいったん空中で止める。

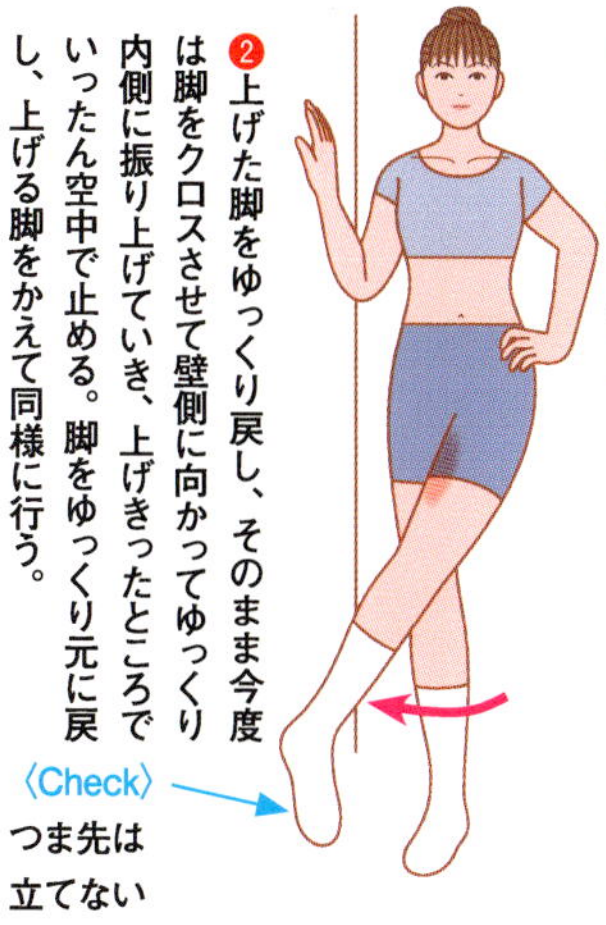

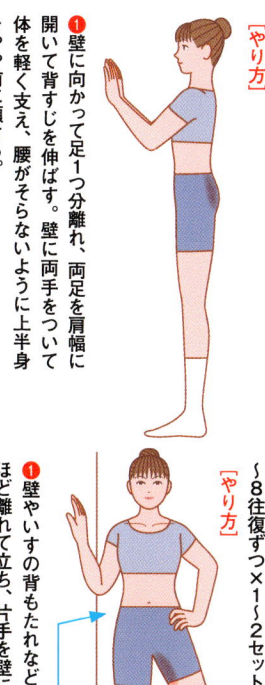

〈Check〉
つま先は立てない

❷上げた脚をゆっくり戻し、そのまま今度は脚をクロスさせて壁側に向かってゆっくり内側に振り上げていき、上げきったところでいったん空中で止める。脚をゆっくり元に戻し、上げる脚をかえて同様に行う。

ヒップフレクション

【目的】浮かせた片足を前後に上げることで、お腹の奥にある腸腰筋という筋肉を鍛えます。

【回数の目安】左右の足それぞれ5往復ずつ×1～2セット

【やり方】

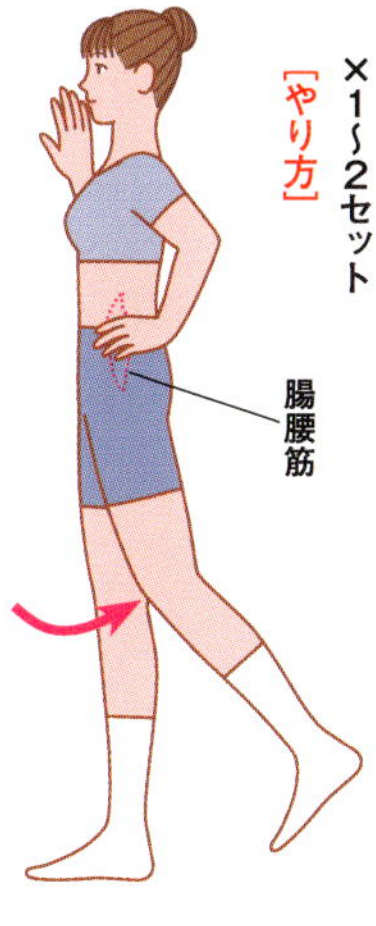

❶体を支えるために壁などに片手をついて立ち、背すじを伸ばす。壁の反対側の足の膝を軽く曲げて床から浮かせ、ゆっくり5までかぞえながら後ろに上げていく。上げきったところでいったん空中で止める。

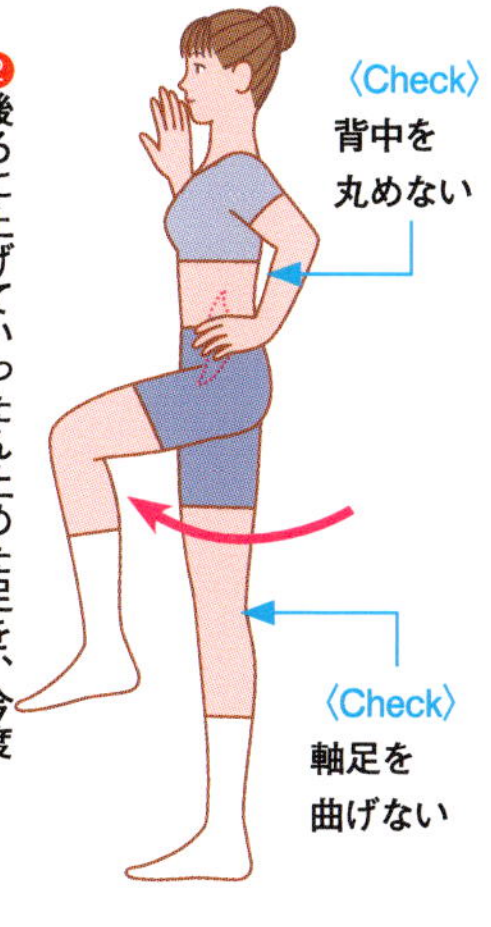

〈Check〉
背中を丸めない
〈Check〉
軸足を曲げない

❷後ろに上げていったん止めた足を、今度は、ゆっくり5までかぞえながら後ろから前に運んで上に持ち上げていき、太ももを腰の高さまで上げたらいったん空中で止めて、ゆっくり5までかぞえ、再び①の動作へ。5往復繰り返したら、足をかえて行う。

運動をするときは、こんな注意点を守るようにします

既往症や持病があるときは医師に相談します

脂質異常症だけでなく、高血圧や糖尿病などの合併症を持っている人や、腰痛、関節痛などがある人、狭心症や心筋梗塞など既往症のある人は、必ず主治医や専門医に相談して、運動をしてもいいかどうか許可を受けてください。その際、自分に適した運動を指導してもらってもよいでしょう。

運動はコツコツとつづけましょう

はじめのうちは「運動は疲れる」「きつくて楽しくない」と思う人もいるかもしれません。しかし、つづけていけば、必ず効果はあらわれてきます。「だんだんよくなる」と期待しながら実行し、運動量や運動強度が少しずつ上がってくれれば、体を動かすことがおっくうではなくなるでしょう。

無理は禁物。場合によっては運動を中止しましょう

運動をするときの最大の注意点は、けっして無理をしないことです。運動は、継続することもたいせつですが、必要以上にがんばりすぎないことも重要です。無理をして行うと、体を傷める結果に終わりかねません。

また、天気の悪い日や、左ページに示した体調のとき、症状があるときは、迷うことなく運動を中止しましょう。飲酒後も運動は避けます。

1日や2日休んだところで、それまでの努力がムダになることはありませ

◆運動について医師の判断が必要な人

次にあげるような人は、運動を始める前に必ず医師と相談し判断を仰ぎましょう

- ①心臓に病気を持っている人
- ②狭心症がある人
- ③脳血管に障害のある人
- ④不整脈のある人
- ⑤高血圧や糖尿病、痛風などの病気のある人
- ⑥腎臓病で血圧の高い人

ん。そのときどきの体調や環境に合わせて柔軟に、臨機応変に対応することも、運動を長つづきさせるコツです。

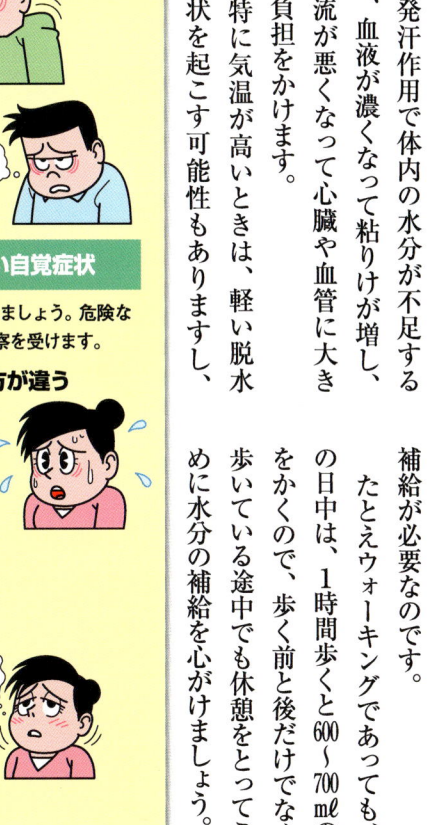

運動中は水分を補給しましょう

季節を問わず、運動中に大量に汗をかくときや、のどの渇きを感じたときは、水分を補給します。

発汗作用で体内の水分が不足すると、血液が濃くなって粘りけが増し、血流が悪くなって心臓や血管に大きな負担をかけます。

特に気温が高いときは、軽い脱水症状を起こす可能性もありますし、熱中症になる危険性もあります。

こうしたことを防ぐために、水分補給が必要なのです。

たとえウォーキングであっても、夏の日中は、1時間歩くと600〜700㎖の汗をかくので、歩く前と後だけでなく、歩いている途中でも休憩をとってこまめに水分の補給を心がけましょう。

運動を避けるとき、中止するとき

■運動前、運動中の体調・自覚症状チェック

運動前にまずチェックしたい体調・自覚症状

運動する前に次にあげる項目にひとつでもあてはまるようなら、その日の運動は中止します。

①少し熱がある（平熱より体温が高い）
②いつもより血圧が20㎜Hg以上高い
③安静時の脈拍数が1分間に90以上ある
④動悸がしたり胸が痛む
⑤二日酔いで胃がむかむかする
⑥頭痛がする
⑦吐きけがする
⑧睡眠不足で非常に疲れている
⑨腹痛や下痢を起こしている
⑩全身がだるい、気分がすぐれない

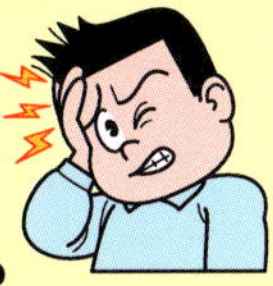
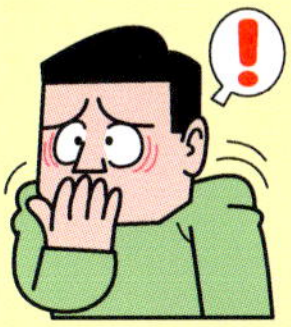
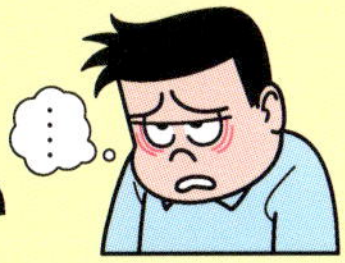

運動の途中でも中止したほうがいい自覚症状

次にあげる症状が出たら、すぐに運動を中止しましょう。危険な状態のこともあるので、できるだけ早く医師の診察を受けます。

①冷や汗が出るなど、いつもと汗の出方が違う
②呼吸が苦しい
③胸が苦しかったり、ドキドキする
④頭痛がする
⑤足がもつれる
⑥めまいがする
⑦意識が薄れてくる
⑧むかむか吐きけがする
⑨いつもより疲れやだるさが強い
⑩筋肉や骨に痛みや違和感を感じる
⑪ふくらはぎがケイレンする

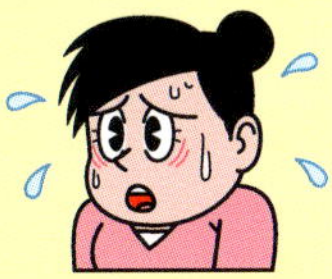
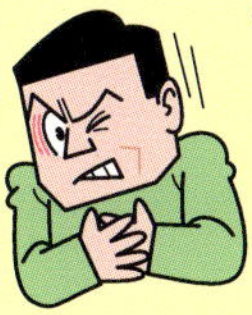
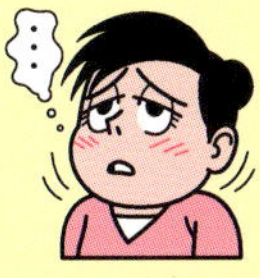

毎日の生活の中で体をまめに動かすようにすれば立派な運動になります

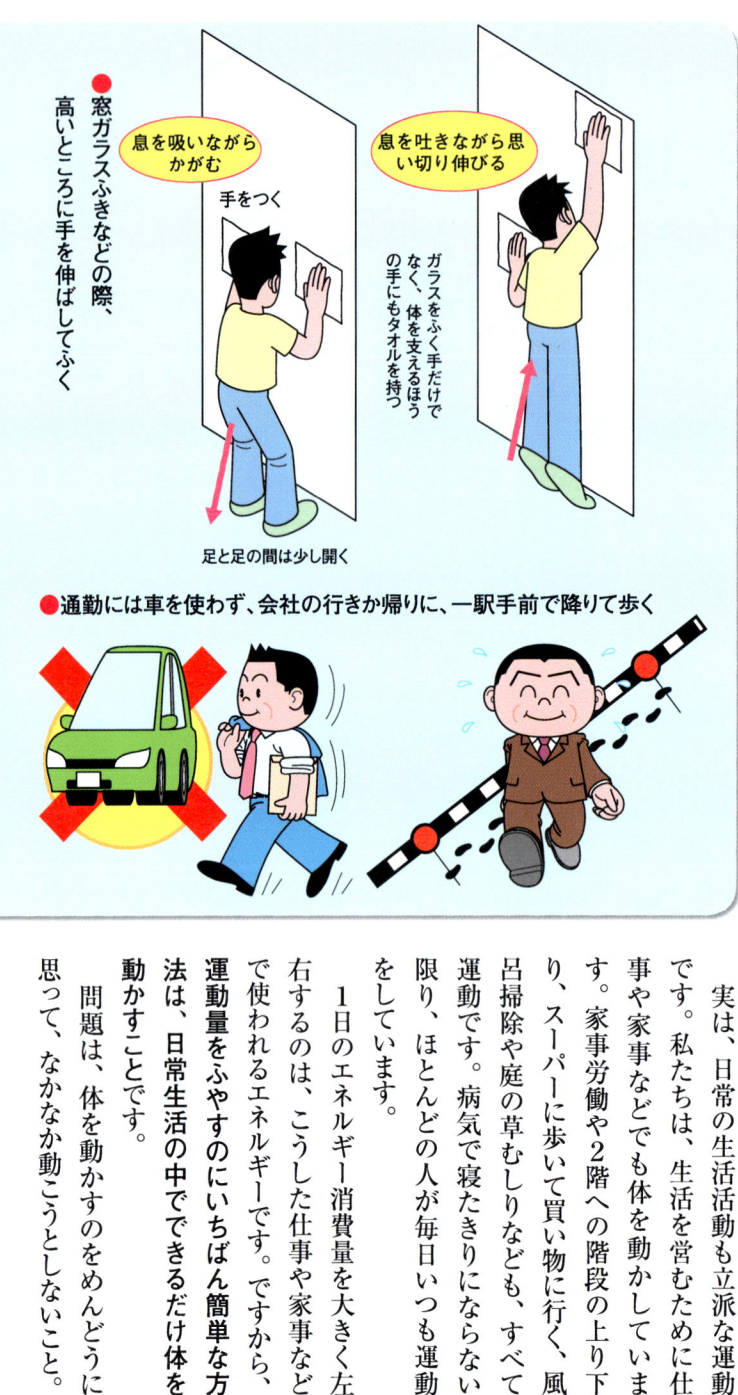

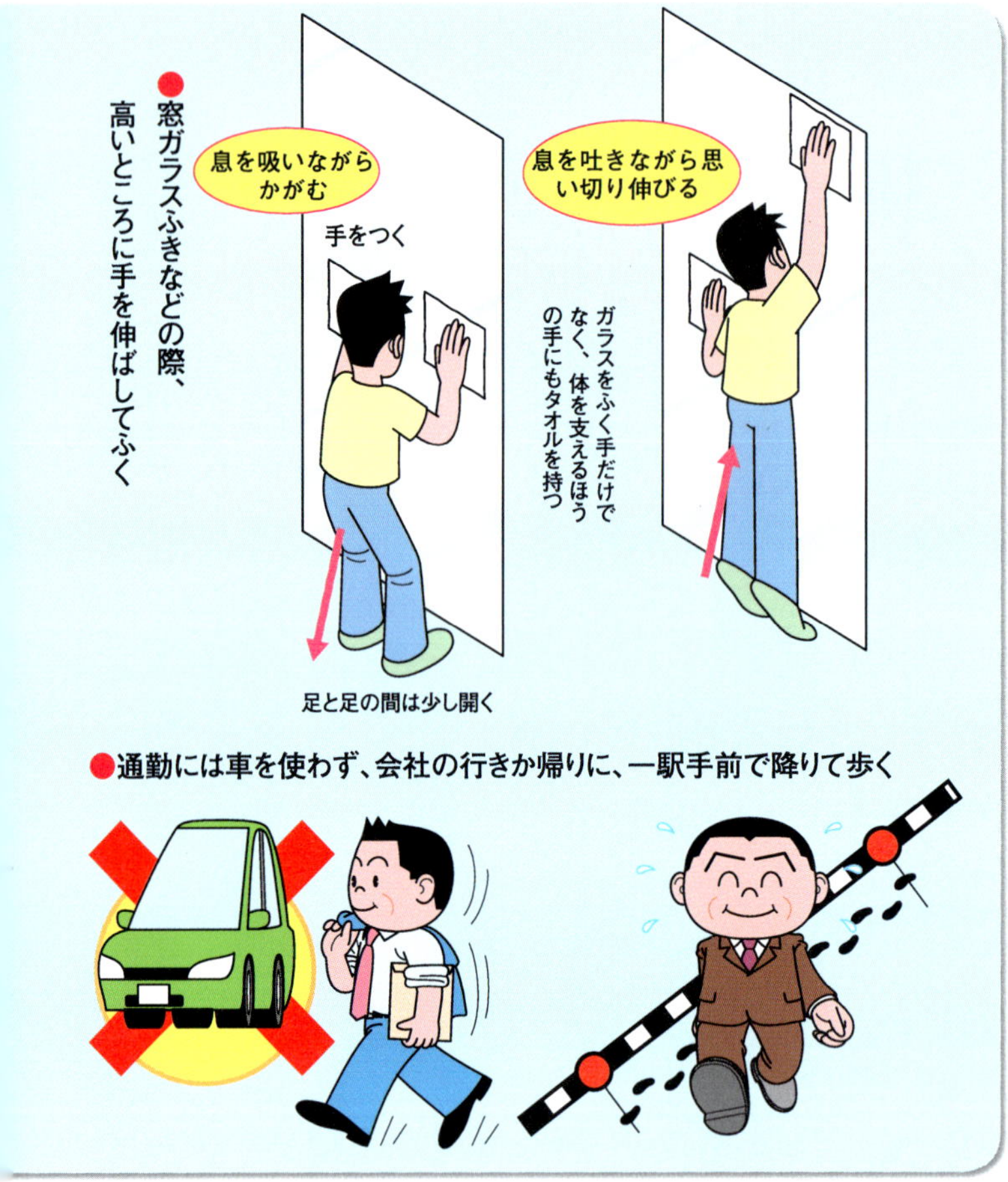
●窓ガラスふきなどの際、高いところに手を伸ばしてふく
息を吸いながらかがむ
手をつく
足と足の間は少し開く
息を吐きながら思い切り伸びる
ガラスをふく手だけでなく、体を支えるほうの手にもタオルを持つ
●通勤には車を使わず、会社の行きか帰りに、一駅手前で降りて歩く

実は、日常の生活活動も立派な運動です。私たちは、生活を営むために仕事や家事などでも体を動かしています。家事労働や2階への階段の上り下り、スーパーに歩いて買い物に行く、風呂掃除や庭の草むしりなども、すべて運動です。病気で寝たきりにならない限り、ほとんどの人が毎日いつも運動をしています。

1日のエネルギー消費量を大きく左右するのは、こうした仕事や家事などで使われるエネルギーです。ですから、**運動量をふやすのにいちばん簡単な方法は、日常生活の中でできるだけ体を動かすこと**です。

問題は、体を動かすのをめんどうに思って、なかなか動こうとしないこと。

日常生活の中のどこでもちょっと運動

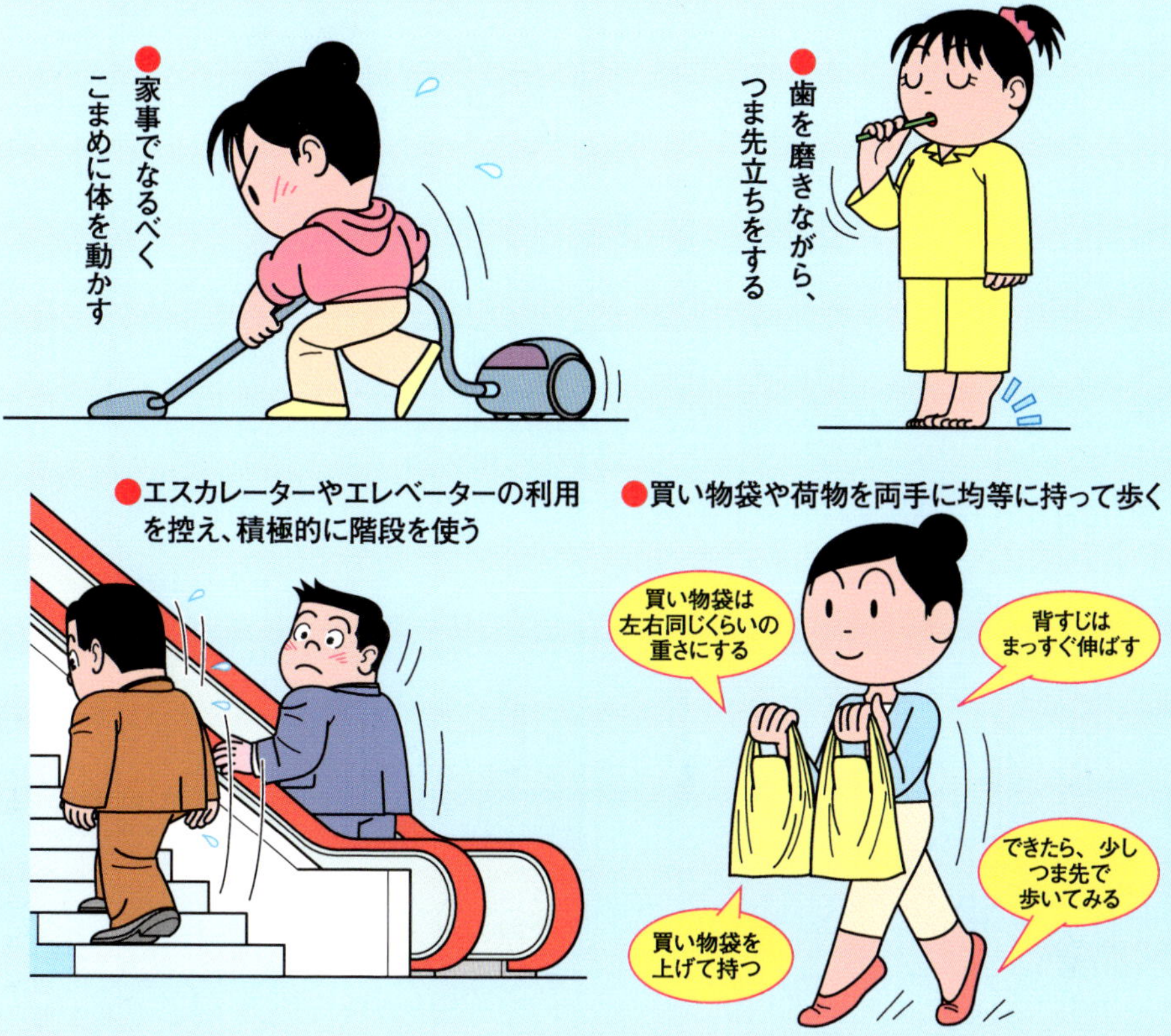
●家事でなるべくこまめに体を動かす
●歯を磨きながら、つま先立ちをする
●エスカレーターやエレベーターの利用を控え、積極的に階段を使う
●買い物袋や荷物を両手に均等に持って歩く
買い物袋は左右同じくらいの重さにする
背すじはまっすぐ伸ばす
できたら、少しつま先で歩いてみる
買い物袋を上げて持つ

まず動こう、少しでもいいから動いてみよう、そういう気持ちを持つことから始めてみましょう。そして、**活動的な生活習慣を築き上げていく**のです。

簡単にいえば、毎日の生活全体の中で〝まめに体を動か〟し、こまごました日常活動の量をふやしていきます。「すわるより立つ」「すわっている時間を少なくしてテキパキ動く」「こまめに家事をする」「積極的に出歩く」「乗り物に乗るより歩く」「エスカレーターやエレベーターを使わずに階段を上り下りする」などちょっとした工夫をするのです。

このように、ふだんの生活を意識して見直し、できる範囲で体を動かす工夫をすれば、運動のためにあえて時間を割かなくても、日常生活の中でも十分に運動はできますし、無理なくつづけられるでしょう。消費エネルギー量もふえて運動不足の解消にも役立ち、基礎代謝アップの一助にもなります。

巻末付録

知っておきたい薬物療法に使われる薬

脂質異常症の薬（脂質代謝改善薬）は、**主にLDLコレステロール値を下げる薬**と、**主に中性脂肪値を下げる薬**に大別できます。それぞれにさまざまな種類があり、作用も異なります。医師は、その中から個々の患者さんに最も適した薬を選んで処方します。

薬は、基本的に1種類だけを使います。それで効果が出なければ、医師の判断で、いくつかの薬が併用される場合もあります。

なお、薬物療法を始めても、食事や運動など生活習慣の改善をつづけないと、薬の十分な効果は期待できません。薬物療法は、血液中のコレステロールや中性脂肪を減らすという対

◆主にＬＤＬコレステロール値を下げる薬

↓＝ダウン　↑＝アップ　—＝ほぼ変化なし

□＝効果が高い　□＝効果がある　□＝効果がない

種類	各脂質値に対する効果 LDLコレステロール値	HDLコレステロール値	中性脂肪値	一般名（薬品名）	主な商品名
スタチン系製剤（HMG－Co A還元酵素阻害剤）	↓↓↓ 25%以上ダウン	↑ 10～20%アップ	↓ 10～20%ダウン	プラバスタチン シンバスタチン フルバスタチン アトルバスタチン ピタバスタチン ロスバスタチン	メバロチン リポバス ローコール リピトール リバロ クレストール
陰イオン交換樹脂剤（レジン）	↓↓ 20～25%ダウン	↑ 10～20%アップ	— 10%ダウン～10%アップ	コレスチラミン コレスチミド	クエストラン コレバイン
プロブコール系薬剤	↓ 10～20%ダウン	↓↓ 20～25%ダウン	— 10%ダウン～10%アップ	プロブコール	シンレスタール ロレルコ
小腸コレステロールトランスポーター阻害薬	↓↓ 20～25%ダウン	↑ 10～20%アップ	↓ 10～20%ダウン	エゼチミブ	ゼチーア

その他、メリナミド（アルテス）、γ－オリザノール（ハイゼット）、酪酸リボフラビン（ハイボン）、エラスターゼ（エラスチーム）などの薬が知られている。

※これらの薬は、街の薬局や薬店で売られていません。医師の指導のもとで処方を受けるものです。
※各薬剤は、異なる商品名で、複数のメーカーから発売されていることもあります。

症療法で、脂質異常症の原因をとり除くものではないからです。薬は補助であり、治療の基本は、あくまでも生活習慣の改善です。

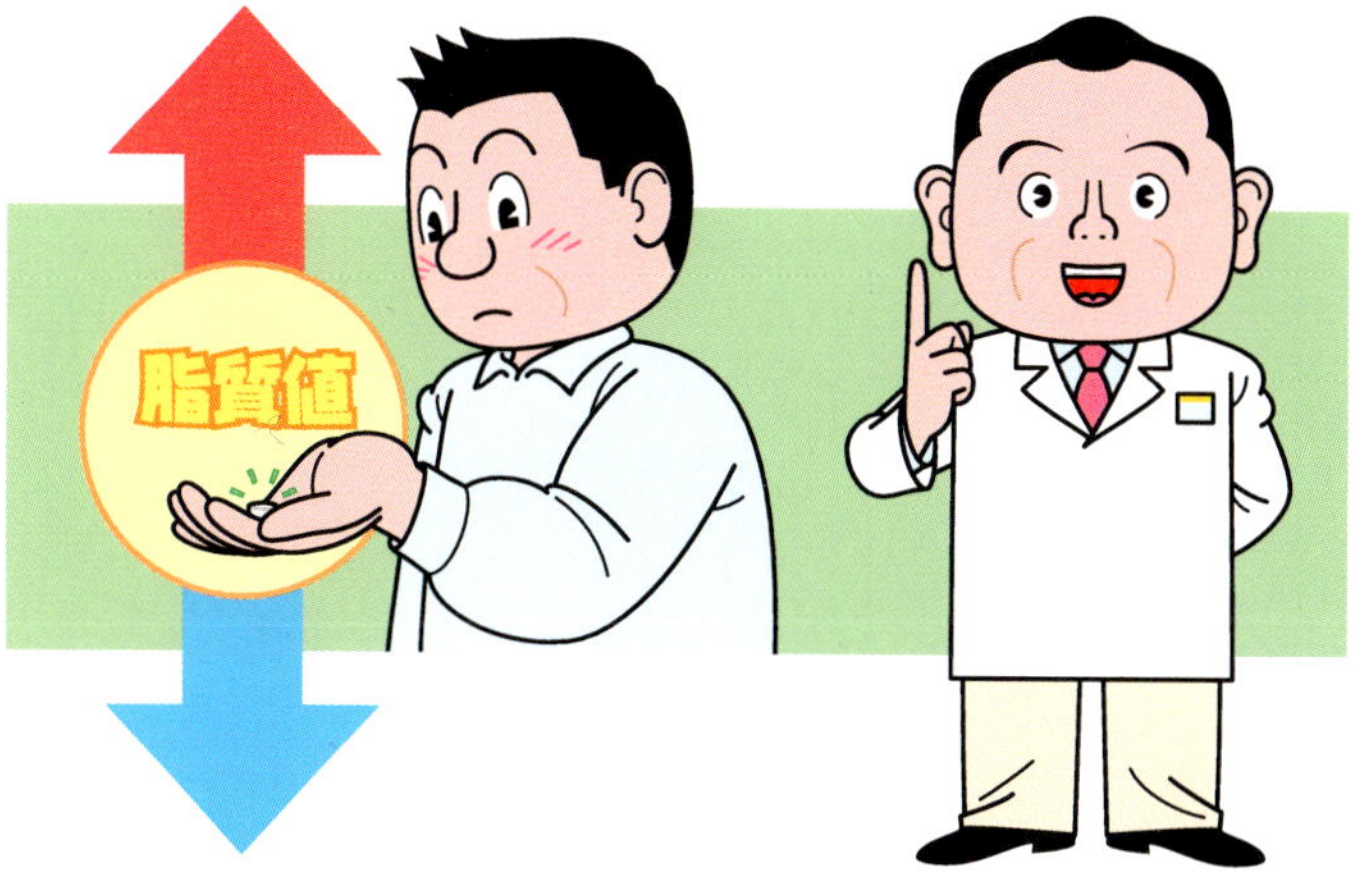

◆主に中性脂肪値を下げる薬

↓＝ダウン　↑＝アップ　―＝ほぼ変化なし

□＝効果が高い　□＝効果がある　□＝効果がない

種類	各脂質値に対する効果			一般名（薬品名）	主な商品名
	LDLコレステロール値	HDLコレステロール値	中性脂肪値		
フィブラート系製剤	↓ 10～20% ダウン	↑ 20～30% アップ	↓↓↓ 20%以上 ダウン	クロフィブラート	ピポセロール アモトリール コレナール アルフィブレート
				クリノフィブラート	リポクリン
				ベザフィブラート	ベザトール SR ベザリップ
				フェノフィブラート シンフィブラート	リピディル・トライコア コレソルビン
ニコチン酸誘導体	↓ 10～20% ダウン	↑ 10～20% アップ	↓↓ 20～25% ダウン	ニコチン酸トコフェロール	ユベラニコチネート ユベラN
				ニコモール	コレキサミン
				ニセリトール	ペリシット
EPA 製剤	― 10%ダウン～10%アップ	― 10%ダウン～10%アップ	↓ 10～20% ダウン	イコサペント酸エチル オメガ-3脂肪酸エチル	エパデール ロトリガ

その他、デキストラン硫酸ナトリウムイオウ（MDSコーワ）、パンテチン（パントシン）、ポリエンホスファジルコリン（EPL）などの薬が知られている。

※これらの薬は、街の薬局や薬店で売られていません。医師の指導のもとで処方を受けるものです。
※各薬剤は、異なる商品名で、複数のメーカーから発売されていることもあります。

■監修者紹介
石川俊次（いしかわ としつぐ）
内科医師。医学博士。1969 年、慶應義塾大学医学部卒業後、同大学医学部助手、のち東京慈恵会医科大学附属青戸病院内科講師、1988 年准教授。その後、1991 年防衛医科大学校第 1 内科講師、1997 年同大学校准教授、1999 年ソニー株式会社人事部門産業保健部統括産業医、2010 年神奈川工科大学応用バイオ科学部教授を歴任。2014 年たまち徳栄ビルクリニック内科、現在に至る。専門は脂質代謝、動脈硬化。

カラー最新図解《さいしんずかい》
悪玉《あくだま》コレステロールを下《さ》げて善玉《ぜんだま》コレステロールを上《あ》げる本《ほん》

編　者　主婦の友社
発行者　平野健一
発行所　株式会社主婦の友社
〒141-0021　東京都品川区上大崎 3-1-1 目黒セントラルスクエア
電話（編集）03-5280-7537
（販売）03-5280-7551
印刷所　大日本印刷株式会社

■本書の内容に関するお問い合わせ、また、印刷・製本など製造上の不良がございましたら、主婦の友社（☎03-5280-7537）にご連絡ください。
■主婦の友社が発行する書籍・ムックのご注文は、お近くの書店か主婦の友社コールセンター（☎0120-916-892）まで。
＊お問い合わせ受付時間　月～金（祝日を除く）　9:30～17:30
■主婦の友社ホームページ　https://shufunotomo.co.jp/

ISBN978-4-07-422505-7

に-022812